ERNÄHRUNGS-DOC
DR. MATTHIAS RIEDL
MIT ANNA CAVELIUS

ARTGERECHTE ERNÄHRUNG

*Heilung von Beschwerden,
die Ärzte ratlos machen*

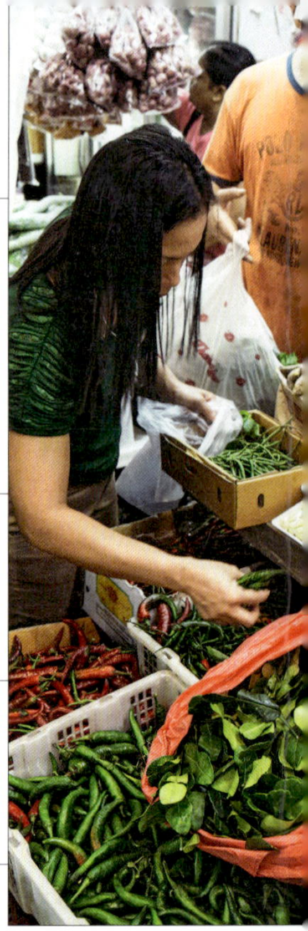

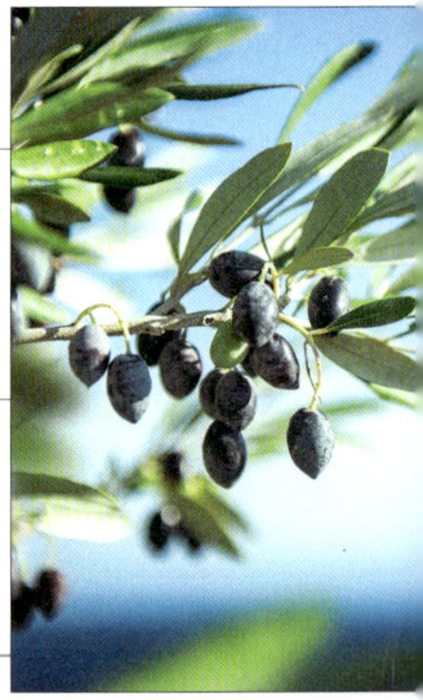

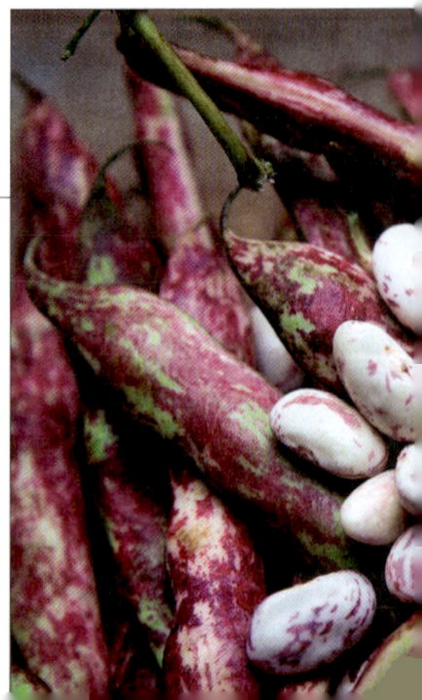

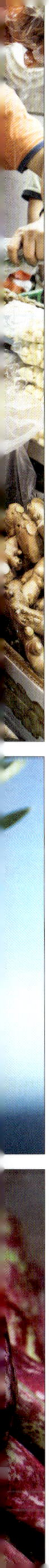

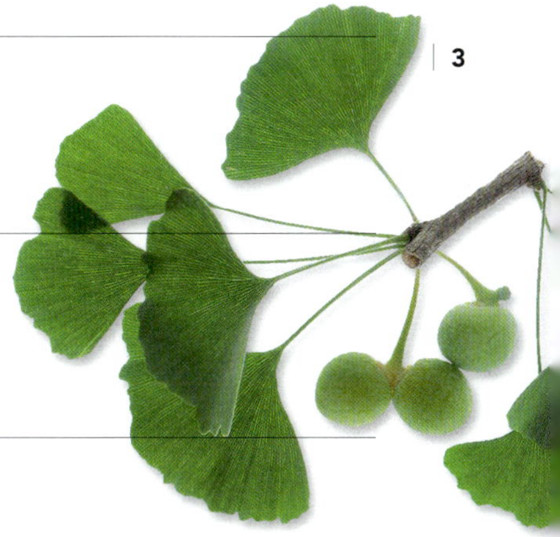

88 Krankheiten von A bis Z

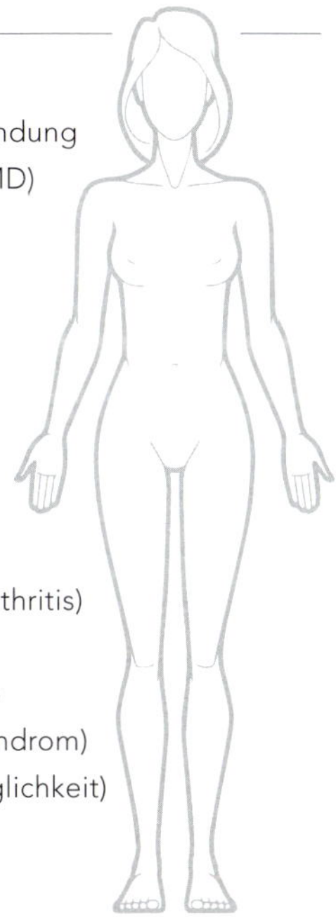

210 Service

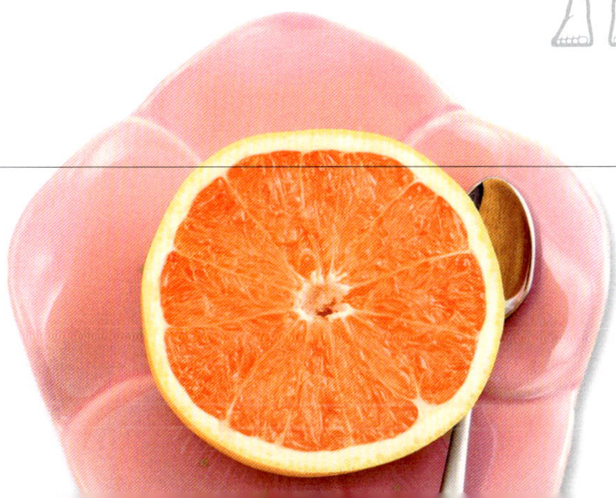

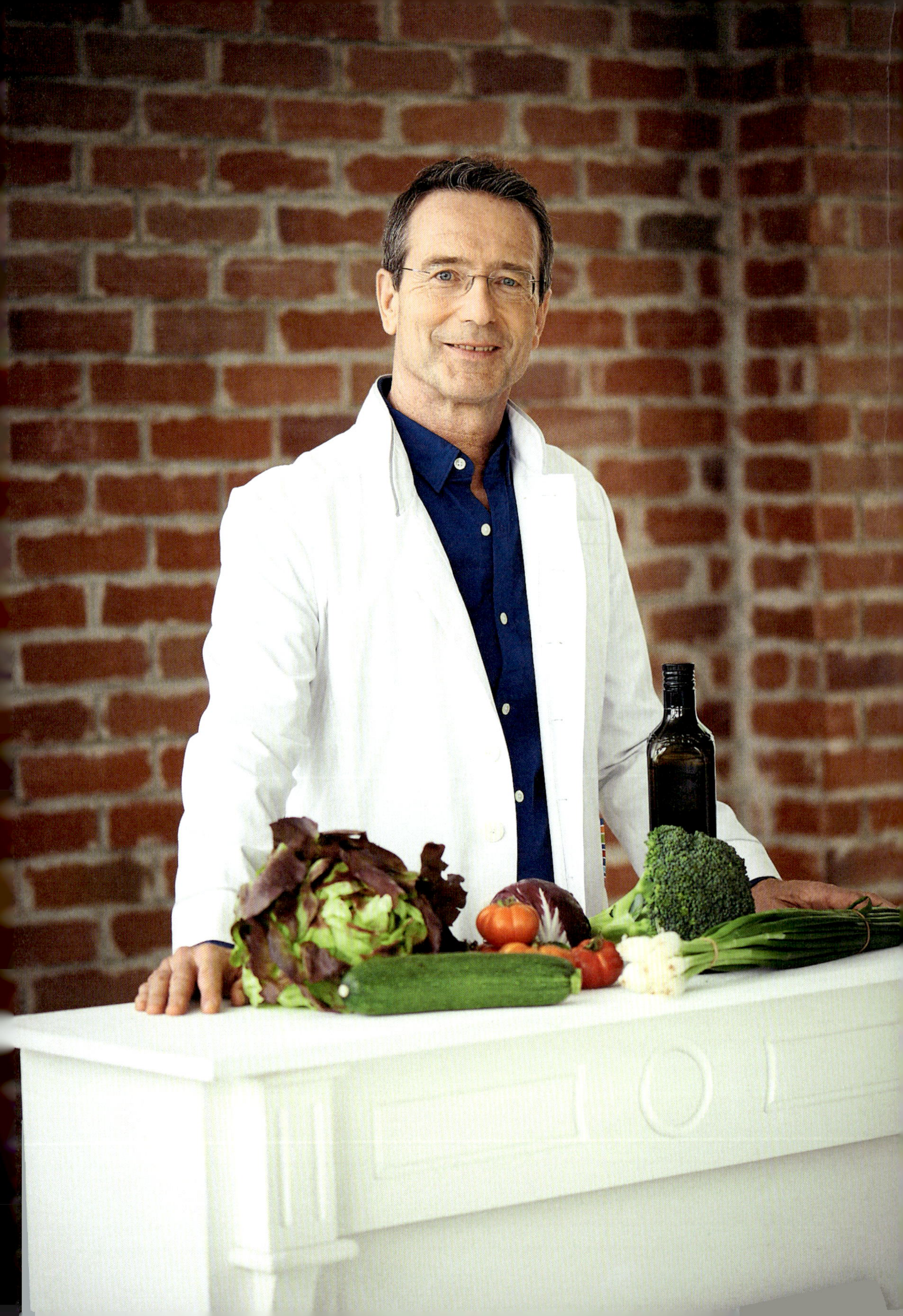

Ein Wort zuvor

Die technischen Fortschritte unserer Zeit sind oft auch Rückschritte für unsere Gesundheit. Wir müssen uns nicht mehr bewegen, also schwindet die Muskulatur, die nicht nur für die Gelenke, sondern auch für den Stoffwechsel enorm wichtig ist. Das eigene Immunsystem attackiert den Körper, überall bilden sich unbemerkt Entzündungen – bis erste Krankheiten auftreten. Zu essen gibt es immer, überall, fertig zubereitet, ins Haus geliefert – also nehmen wir mehr Energie zu uns, als wir verbrennen. Oft enthalten die Speisen Unmengen an Zucker und Zusatzstoffen. Das alles belastet Immunsystem, Darm und Stoffwechsel zusätzlich.

Unsere Arbeit wird komplexer, die Zeit rast – wir haben Stress, der uns nicht mehr beflügelt, sondern krank macht, weil er die Entzündungen in unserem Körper weiter befeuert. Dadurch altert der Körper rasant. Heute sind 80 Prozent aller Krankheiten und 40 Prozent der Krebsfälle durch ein Verhalten erworben, das sich nicht mit den Bedürfnissen unseres Stoffwechsels deckt. Das sollte uns eine Warnung sein.

Jedes wild lebende Tier beharrt auf artgerechter Lebensweise und Ernährung. Nur wir Menschen tun uns offenbar schwer. Lange haben Diätgurus über den richtigen Weg gestritten – immer gewürzt mit einer guten Portion Dogmatismus. Diese Zeit ist vorbei. In der Abteilung für Ernährungsmedizin im *medicum Hamburg* wenden wir die artgerechte Ernährung an – schon seit zwei Jahrzehnten. Zuerst bei Typ-2-Diabetes, dann bei immer mehr Krankheiten. Jetzt sind es schon über 80 Beschwerdebilder und immer wieder stellen wir erstaunt fest, was sich alles im Körper der Patienten zum Besseren wendet. Immer mehr Studien bestätigen, dass wir, mein Team und ich, auf dem richtigen Weg sind.

Warum wird diese riesige Chance vertan? Politik, Krankenkassen und Ärzteschaft haben lange eindeutige Ergebnisse aus Bevölkerungsstudien der langlebigsten Menschen ignoriert und versäumt, die preisgünstigste – und menschenfreundlichste, weil leckerste – Therapie zu fördern.

Warten Sie deshalb nicht auf die Politik: Sie selbst müssen aktiv werden. Vergessen Sie alles, was Sie über Diäten wissen. Erfahren Sie, wie artgerechte Ernährung heilt. Nebenwirkungen? Fehlanzeige – außer, dass Sie sich körperlich und geistig fitter fühlen.

Kommen Sie mit auf eine spannende Reise um die Welt und lernen Sie die Vielfalt der gesunden, artgerechten Ernährung kennen!

Ihr Matthias Riedl

Ernährung, die heilt

Heute sind wir der Wahrheit so nah wie noch nie in der Medizingeschichte: Krankheiten können verhindert, gelindert oder geheilt werden, wenn wir die Schlüsselfunktion der Ernährung begreifen. Sie wird zum Heilmittel, wenn sie artgerecht ist.

Warum »artgerecht«?

——— Hinter dem Begriff einer artgerechten Ernährungsweise verbirgt sich weit mehr als bestimmte Nährstoffkomponenten. Sie umfasst einen gesamten Lebensstil, zu dem auch die Erhaltung und der Schutz der regionalen Nahrungsmittel gehört, die wir verzehren.

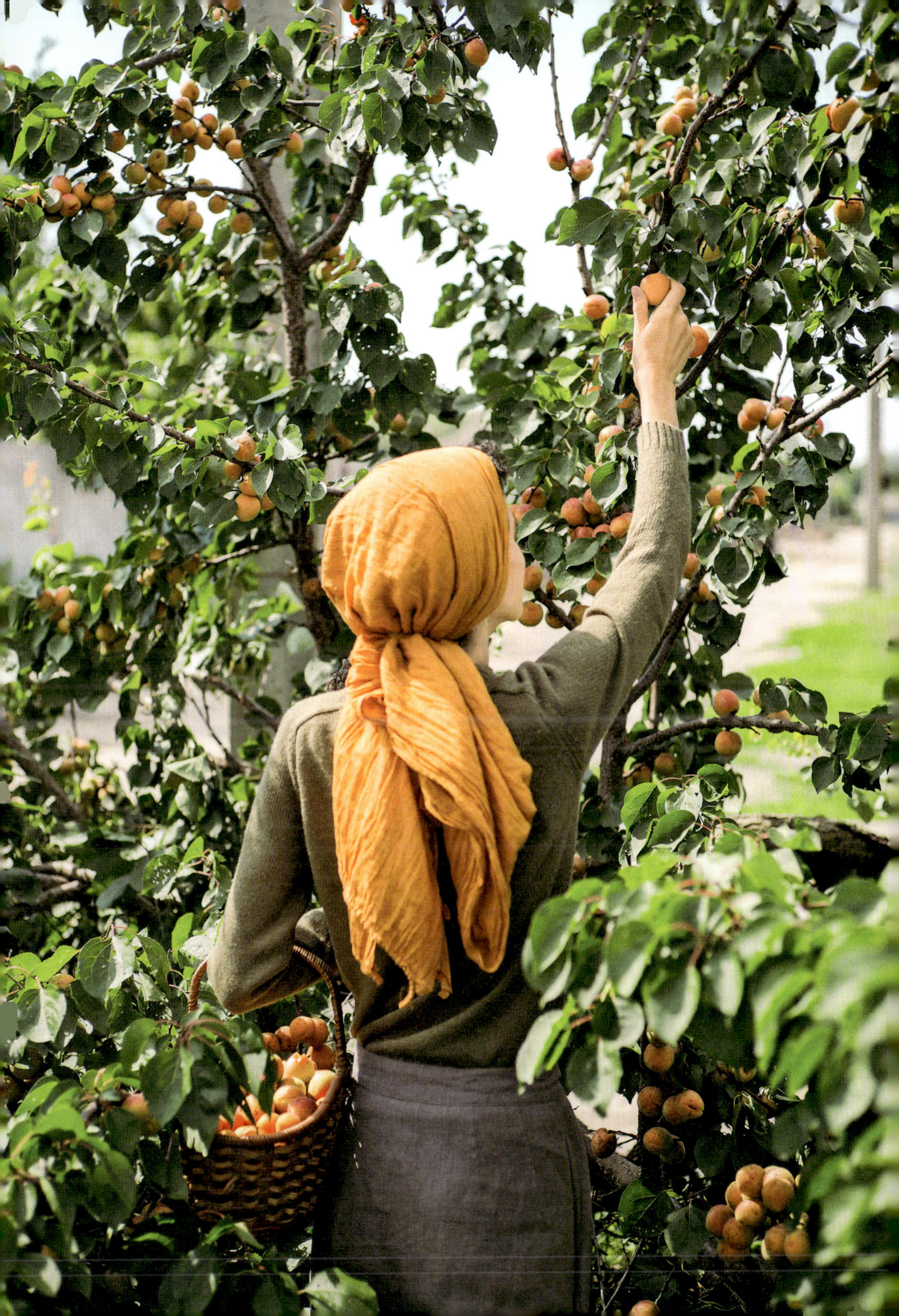

Meine Mission

_______ Warum altern manche Menschen schneller als andere? Was bremst den Alterungsprozess, was beschleunigt ihn? Wie ernähren sich besonders langlebige Völker? Was sind die entscheidenden Bestandteile einer Ernährungsweise, mit der sich typische Altersleiden und Zivilisationserkrankungen, wie Übergewicht, Herz-Kreislauf-Erkrankungen, Typ-2-Diabetes, Rheuma bis hin zu Krebs, vermeiden lassen?

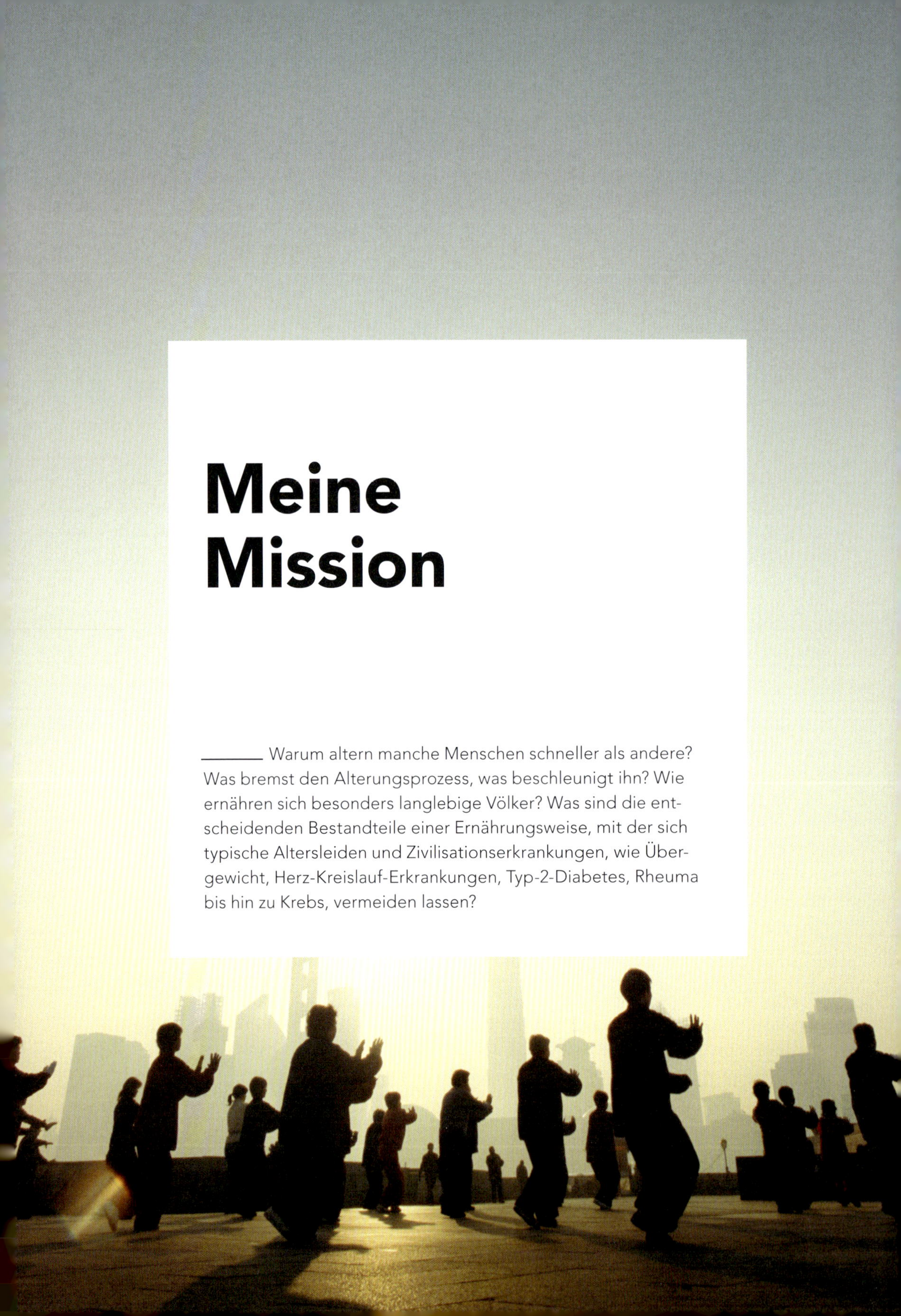

»Warum bekomme ausgerechnet ich einen Infarkt? Ich war immer gesund!« So ein 40-jähriger Hamburger Kaufmann, der mit Bluthochdruck, Arthrose, erhöhten Blutfetten, Diabetes und diversen anderen, ausschließlich ernährungsbedingten Beschwerden zu mir kam und so krank war, dass er die nächsten 15 Jahre nicht überleben würde. Wenn das Schicksal zugeschlagen hat, stellen Menschen genau diese Frage – immer wieder. Und immer öfter entpuppt sich die individuelle Lebensweise als Verursacherin dieser Erkrankungen. Heute sind schätzungsweise 80 Prozent unserer Erkrankungen und 40 Prozent der Krebsfälle darauf zurückzuführen. Dabei stellt die Ernährung die weitaus häufigste Ursache dar – noch vor Alkohol- und Tabakkonsum. Sogar Krankheiten, die man zunächst gar nicht mit Essen in Zusammenhang bringt und die als unheilbar gelten, sind oft ernährungsbedingt – wie etwa Unfruchtbarkeit (siehe Seite 202–205).

Grund genug also, sich auf die Suche nach der einzig richtigen – also der artgerechten – Ernährung zu begeben. Das ist dringend nötig, da in der Vergangenheit zahlreiche widersprüchliche Empfehlungen verbreitet wurden, aus denen sich quasi religionsartige und immer dogmatische Ernährungsrichtungen entwickelt haben, die nun den Kampf um die Deutungshoheit antreten. Wer hat recht? Low Carb, Low Fat, vegan, paleo – was ist denn nun gut für mich? So wird die Verwirrung nur noch größer. Unsere Psychotherapeuten im *medicum Hamburg* sprechen dann von Consumer Confusion, das heißt Konsumentenverwirrung.

Therapie ohne Nebenwirkungen

Viele Erkrankungen sind mit bestimmten Lebensmitteln positiv oder negativ beeinflussbar. Chronische, nicht übertragbare Krankheiten wie Diabetes oder Übergewicht lassen sich außerdem durch eine artgerechte Ernährung mit Zuckerreduktion, körperlicher Bewegung, maßvollem Alkoholkonsum und dem Verzicht auf Tabak vorbeugen, lindern oder sogar heilen. Mehr noch: Ich erlebe immer wieder, dass allein durch die Umstellung auf eine artgerechte Ernährung unklare Beschwerden oder Krankheiten verschwinden. Anders als Medikamente hat diese »Behandlung« nur Vorteile und nie Nebenwirkungen.

Ich will, dass Sie gar nicht erst krank werden

Höchste Zeit also der Frage nach der artgerechten Ernahrung für den Menschen nachzugehen und klare, in der ernährungsmedizinischen Praxis tausendfach erfolgreich erprobte Empfehlungen zu geben. Warum? Weil davon Menschenleben und viel – unnötiges – Leid abhängen. Ich habe in den vergangenen 30 Jahren unzählige Schicksale erlebt, die vermeidbar gewesen wären. Meine Aufgabe als Arzt darf sich aber nicht nur auf das Kurieren von Krankheiten beschränken. So verstehe ich meinen Beruf nicht. Ich möchte, dass die Menschen gesund bleiben, und zwar so lange wie möglich! Fatalerweise gibt es aber Erkrankungen, die nicht zu kurieren sind, sodass die Vorbeugung enorm wichtig ist, wie etwa bei Erblindung oder Autoimmunerkrankungen wie Rheuma.

Das Tückische an falscher Ernährung ist, dass sie schleichend und über Jahrzehnte krank macht, sodass der ursächliche Zusammenhang vielen Menschen nicht klar werden kann. Manchmal beginnt das Unheil schon im Mutterleib, durch frühe Prägung. Die Krankheit kommt Jahrzehnte später. Selten ist der Zusammenhang so klar wie bei einem Colitis-Patienten, der nach einem Fast-Food-Menü blutigen Durchfall bekommt. Bevor diese gefährliche Darmentzündung allerdings entsteht, aktiviert eine falsche Ernährungsweise die fatalen Entzündungskaskaden, die dann nur noch gelindert werden können. Auf der Suche nach der Wahrheit über die artgerechte Ernährung für unsere Spezies Mensch möchte ich Sie auf zwei Reisen einladen: eine Zeitreise und eine Weltreise – natürlich unter der Berücksichtigung neuster wissenschaftlicher Studien.

Zurück zu unseren Vorfahren

Der Blick in unsere menschliche Vergangenheit liefert wertvolle Hinweise auf die richtige artgerechte Ernährung. Gehen wir zurück in eine Zeit, in der sich der Mensch noch intuitiv und seiner natürlichen Umgebung gemäß ernährt hat. Kommen wir nach Kenia, der Wiege der Menschheit. Der Frühmensch *Paranthropus boisei* lebte noch als reiner Pflanzenfresser im Regenwald – ähnlich wie heute die Gorillas. Durch die zunehmende Trockenheit wurde die Vegetation knapper. Außerdem stellte es sich angesichts der Versteppung für das Überleben als sinnvoll heraus, den aufrechten Gang zu entwickeln. So konnten unsere Vorfahren in der Savanne Feinde früher erkennen. Der aufrecht gehende *Homo erectus* nahm schließlich als erster Mensch tierische Lebensmittel zu sich, um zu überleben: Insekten, Würmer, Kleintiere – wohlgemerkt als Beikost. Rotes Fleisch war für ihn unerreichbar – außer in Form von Aas. Wildtiere waren entweder zu groß, zu schnell oder zu gefährlich. Heute wissen wir, dass zu viel rotes Fleisch Krebs, Übergewicht und Diabetes fördert. Deshalb empfiehlt die Weltgesundheitsorganisation WHO nicht mehr als 500 Gramm rotes Fleisch pro Woche. Einer Paleo-Diät mit ihrem hohen Anteil an tierischen Lebensmitteln sind unsere Vorfahren also nicht gefolgt – eher einer Mischung aus Fisch, Ei oder Pflanzen, aber ohne industriell gefertigte Produkte aus Weizen, Reis, Mais und Co. Die gab es erst rund zwei Millionen Jahre später.

Waren unsere Vorfahren Vegetarier?

Als Waldbewohner im heutigen Kenia waren unsere Vorfahren Vegetarier wie die Orang-Utans heute noch. Erst später kam die tierische Beikost hinzu. Sie hat durch mehr Eisen, Jod, Vitamin B_{12} und Eiweiß die Hirnentwicklung zum intelligenten, modernen Menschen gefördert. Der *Australopithecus boisei* aß alles, was er kriegen konnte, und das waren neben Pflanzen auch Insekten, Würmer und Aas.

Eine im März 2018 publizierte schwedische Studie von der Universität Lund belegt, dass je nach Region Fisch eine wichtigere Rolle in der Ernährung gespielt hat als bislang erwartet. Immer wieder gab es evolutionäre Sprünge: Die Besiedelung des UV-armen Nordens wurde übrigens nur möglich durch ausreichenden Fisch-, Ei- und Milchkonsum. Das hat den milchzuckerspaltenden Mutanten, die jetzt Nordeuropa bewohnen, einen enormen Überlebensvorteil gebracht.

Reisen in die blauen Zonen und zum Volk der Tsimane

Auf dem Weg zur Wahrheit über die artgerechte Ernährung begeben wir uns auf eine Weltreise zu den Regionen der Erde, in denen die Menschen besonders gesund sind und alt werden, den *blue zones*. Diese Zonen gibt es überall auf der Welt in Ecuador, Japan, Sardinien oder Nicaragua.
Die Gemeinsamkeiten oder Elemente dieser Ernährung sind in letzter Zeit genauer erforscht worden und liefern uns wertvolle Hinweise zur artgerechten Ernährung.

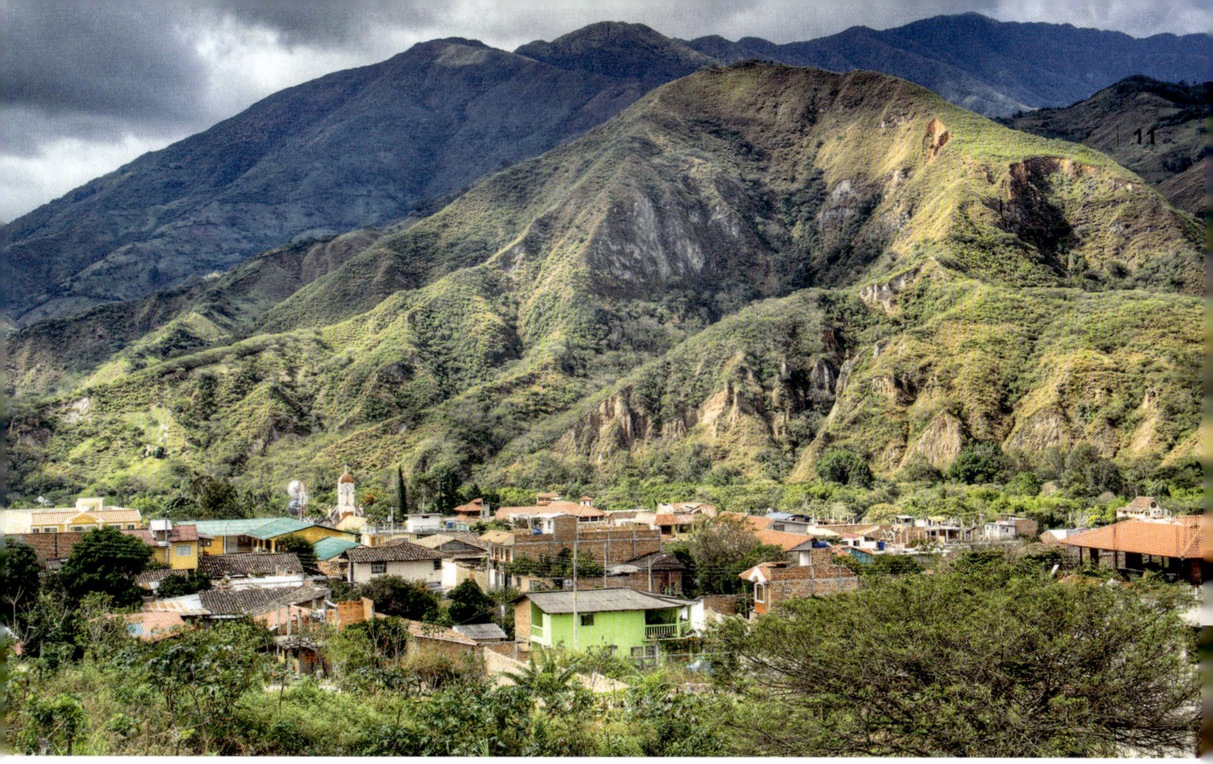

Vilcabamba in Ecuador wird auch »Tal der Hundertjährigen« genannt.

Im Jahr 2002 reiste Michael Gurven und sein Team von der University of California in Santa Barbara in die Regenwälder Boliviens. Er untersuchte hier den Gesundheitszustand einer Volksgruppe mit etwa 8000 Angehörigen, der Tsimane. Die Amazonas-Ureinwohner sind sehr aktiv, gehen tagtäglich auf die Jagd und zum Fischen und legen dabei zu Fuß viele Kilometer zurück. Außerdem bauen sie in kleinerem Maßstab Nutzpflanzen für den Eigenbedarf an. Nur zehn Prozent ihres Tagesablaufs verbringen sie in Ruhe – also sitzend oder liegend. Kein Wunder, dass Übergewicht nur bei weniger als zwei Prozent der Tsimane auftritt. Auch Bluthochdruck ist äußerst selten. Typ-2-Diabetes, die Geißel der westlichen Zivilisationen, trat in der Beobachtungsphase gar nicht auf. Atherosklerose, Herzinfarkte oder Schlaganfälle sind extrem selten – anders als in der westlichen Gesellschaft.

In der medizinischen Fachzeitschrift *The Lancet* wurde 2016 eine weitere Studie unter der Leitung von Hillard Kaplan von der University of New Mexico veröffentlicht. Sie zeigt, dass die Arterien der Tsimane gesünder sind als bei allen anderen untersuchten Menschen. Im Durchschnitt sind die Blutgefäße eines 80-jährigen Tsimanen so geschmeidig wie die eines 55-jährigen Amerikaners. Verantwortlich dafür seien laut Kaplan die Ernährung – wenig gesättigte Fettsäuren, viele Ballaststoffe –, extrem viel Bewegung und dass sie so gut wie nicht rauchen.

Länger leben

In einigen Regionen der Welt leben besonders viele Hundertjährige: in Sardinien, Okinawa, Loma Linda, Nicoya-Peninsula und Ikaria. Vier Faktoren tragen zur Langlebigkeit bei: natürliche Bewegung (wie langes, gemäßigtes Arbeiten oder wandern), richtige Perspektive (seine Lebensaufgabe kennen, sich Zeit lassen), artgerechte Ernährung und soziales Eingebundensein. Von den *blue zones* können wir viel über die artgerechte Ernährung lernen.

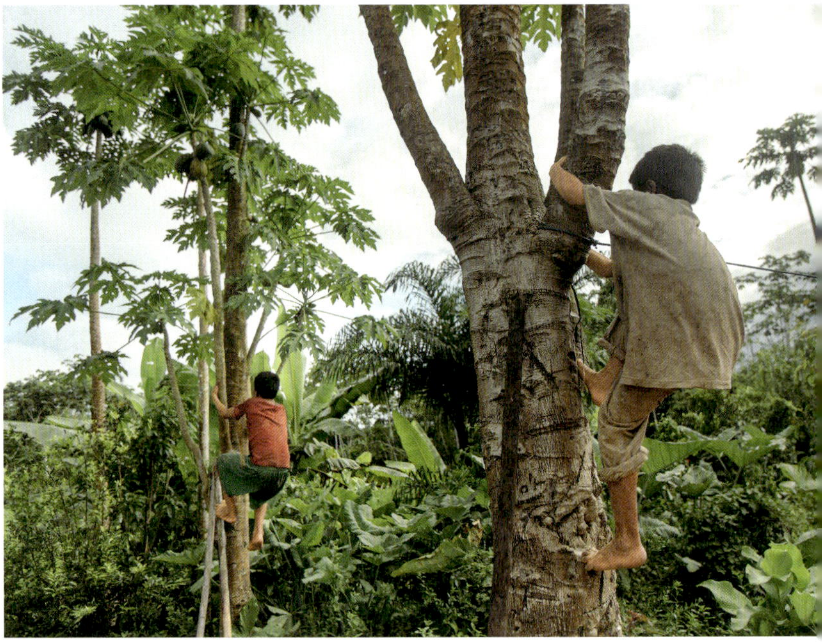

Dank ihres aktiven Lebensstils haben die Tsimane gesunde Arterien.

Artgerechter Speiseplan

Fast drei Viertel des Tsimane-Speiseplans besteht aus Kohlenhydraten und Ballaststoffen – in Form von Reis, Maniok, Kochbananen, Mais, Nüssen und Früchten. Hinzu kommen wenig Proteine durch Fleisch und Fisch (14 Prozent) und ebenso wenig Fett. Für Menschen, die den ganzen Tag in Bewegung sind, ist die kohlenhydratreiche Kost kein Problem. Außerdem wird mit dem Gemüse und den Nüssen eine Riesenmenge an Ballaststoffen (für die gesunde Darmfunktion und -flora) und sekundären Pflanzenstoffen gegen Bluthochdruck, Diabetes, Krebs und Co. aufgenommen.

Was den Tsimane allerdings zu schaffen macht, hängt mit der fehlenden medizinischen Grundversorgung zusammen: Infektionskrankheiten und Parasiten. Darauf ist die Hälfte der beobachteten Todesfälle zurückzuführen. Aufgrund der hohen Rate an Infekten sind auch chronische Entzündungen häufig. So weist das Blut der Tsimane extrem hohe Konzentrationen des C-reaktiven Proteins (CRP) auf. Dieses Eiweißmolekül produziert der Körper bei Entzündungen. Für einen im Westen ausgebildeten Arzt mutet das seltsam an. Denn »normalerweise« gelten chronische Entzündungen zusammen mit hohen CRP-Werten als Risikofaktoren für Gefäßverengung (Atherosklerose), der Vorstufe für Herz-Kreislauf-Krankheiten, die laut WHO Todesursache Nummer eins sind.

Das lässt vermuten, dass Entzündungen allein gar nicht so schädlich für die Gefäße sind wie bisher angenommen. In der keimarmen Umgebung der westlichen Welt wird das Immunsystem mit unnatürlichen Substanzen wie Konservierungsstoffen und Geschmacksverstärkern sowie einer unnatürlich hohen Aufnahme von Zucker und Weizenprodukten beschäftigt – und das im Dauerbombardement durch ständiges Snacking. Übergewicht aktiviert überdies ständige Entzündungen. Das ruiniert auf Dauer den Körper, insbesondere die Gefäße, und setzt der Bauchspeicheldrüse enorm zu. Dazu passt, dass Atherosklerose und ihre Folgen in vorindustriellen Zeiten nahezu unbekannt waren.

Vielleicht haben die Tsimane eine besondere genetische Veranlagung? Wahrscheinlich beweisen sie uns aber auch, dass der Mensch nicht für eine Welt gemacht ist, in der industriell gefertigte Lebensmittel jederzeit und ohne körperliche Anstrengung verfügbar sind. Die Tsimane leben einen artgerechten Alltag in einer Welt mit einer artgerechten Ernährung. Damit sind wir bei der Suche nach der Wahrheit über die menschliche Ernährung ein Stück weitergekommen. Wenn diese These stimmt, müssen die Menschen, die in den *blue zones* leben, Elemente dieser Ernährung aufweisen, ebenso wie gesündere Völker.

Wie passt das zu den aktuellen Studien?

Ungläubiges Staunen erlebe ich regelmäßig, wenn ich auf Kongressen von den Ergebnissen der PREDIMED-Studie berichte. Untersucht wurden hier fast 8000 Hochrisikopatienten mit Typ-2-Diabetes oder anderen Risikofaktoren wie Bluthochdruck. Das Ergebnis ist frappierend und deutlich: Bei den Teilnehmern, die viel Olivenöl oder Nüsse auf dem Teller hatten, sank das Gewicht und das Krebs-, Diabetes- und Infarktrisiko verringerte sich. Gesundes Fett macht also schlank und gesünder! Die PURE-Studie von 2017, in der Menschen aus 18 Ländern untersucht wurden, hat gezeigt: Wer 68 Prozent oder mehr seines Energiebedarfs durch Kohlenhydrate abdeckt, dessen Sterberisiko erhöht sich um 28 Prozent.

Esst mehr Fett!

Lange galt eine fettreiche Ernährung als ungesund. Das ist hinlänglich widerlegt. Die geltenden Ernährungsregeln müssen also umgeschrieben werden: Mehr besonders gutes Fett und weniger Kohlenhydrate können demnach die Sterblichkeit verringern.

Walnüsse enthalten gesunde Fette und zell- und gehirnschützende Antioxidantien.

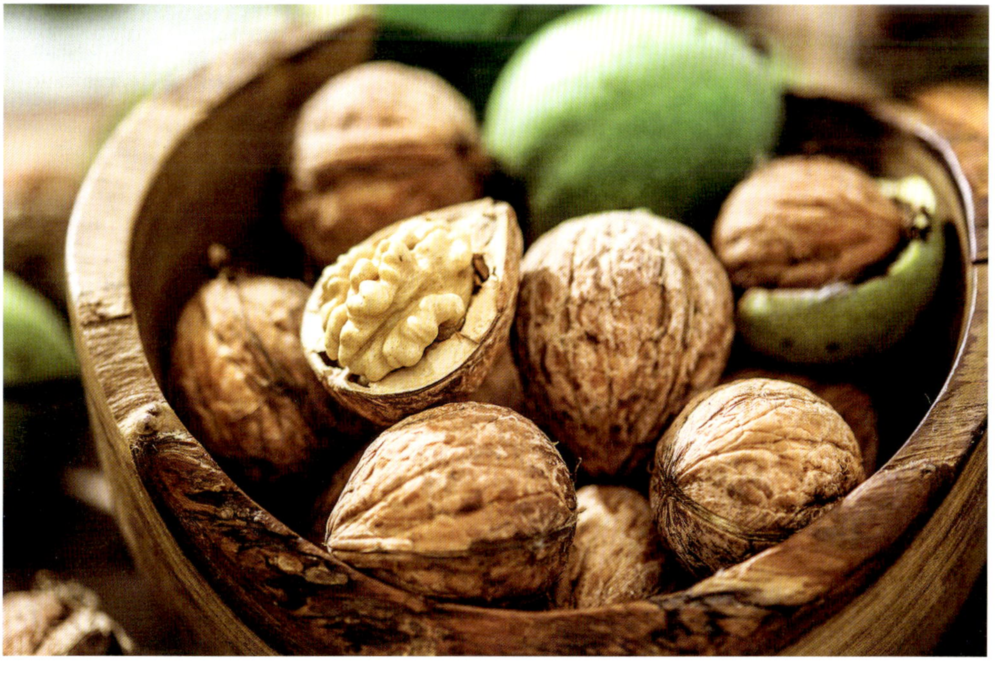

Wer dagegen nur 35 Prozent durch Fett abdeckt, dessen Sterberisiko ist um 23 Prozent niedriger als das von Menschen mit geringem Fettkonsum.

Mehr Fett und weniger Kohlenhydrate können die Sterblichkeit verringern. Es wird immer klarer: Fett macht nicht fett, sondern besonders gesundes Fett aus guten Ölen und Nüssen macht gesünder. Kohlenhydrate sind kein Problem, wenn sie von frischen Pflanzen kommen und nicht aus Weizen, Zuckerrüben und Co. Diese Kohlenhydrate fördern in unserem Körper Entzündungen und Zivilisationskrankheiten. Die entzündliche Neigung unseres Immunsystems nimmt durch Zucker, Weizen und schlechtes Fett zu. Am Ende dieser Entzündungen stehen Autoimmunerkrankungen, Arthritis, Demenz und Herzinfarkt. Der gesamte Alterungsprozess wird durch eine generelle Entzündung gefördert. Dagegen wirken die Ballaststoffe und die noch immer unterschätzten unzähligen sekundären Pflanzenstoffe, die als Bitter-, Farbstoffe und Aromen in Gemüse vorkommen. Das ist unsere evolutionäre Verbindung zu Pflanzen.

Mediterran = artgerecht

Eine mediterrane Ernährung, wie sie in Italien, Spanien, Griechenland, Israel und Südfrankreich gepflegt wird, ist reich an pflanzlichem Fett aus Olivenöl, Nüssen und Samen. Sie senkt das Körpergewicht besser als eine fettarme Diät. Außerdem wird das Risiko für Herzinfarkt, Schlaganfall und Krebs signifikant reduziert.

Die Praxis beweist, dass wir auf dem richtigen Weg sind

Als ich vor 20 Jahren beschloss, meine Praxis um eine Schwerpunktpraxis Ernährungsmedizin zu erweitern, dachte ich zunächst nur daran, Typ-2-Diabetiker zu behandeln, um ihren Krankheitsverlauf zu verlangsamen. Schnell haben mein Team und ich jedoch gemerkt, dass wir viel mehr erreichen können: Tatsächlich sind viele Patienten ihren Diabetes über Jahre hinweg losgeworden. Insulin konnte abgesetzt, die Lebensqualität verbessert werden und viele andere Beschwerden wie Trigeminusneuralgien, Arthroseschmerzen oder Migräne verschwanden. Die Suche nach den Prinzipien der wahren artgerechten Ernährung war geboren und hat mich bis heute nicht losgelassen.

Ich möchte, dass alle Menschen davon profitieren. Dafür setze ich mich als Ernährungsdoc im NDR, auf Vorträgen und als Vorstandsmitglied des Bundes Deutscher Ernährungsmediziner ein. Aus dieser Keimzelle – meiner Praxis – ist Europas größtes ambulantes Zentrum für Diabetes, Ernährungsmedizin und angrenzende Fachgebiete geworden: das *medicum Hamburg.* Wir behandeln heute weit über 70 Indikationen für Ernährungsmedizin von Adipositas über Parodontitis bis zu Zöliakie. Manchmal verschwinden sogar für die Schulmedizin unerklärliche Beschwerden wie eine Trigeminusneuralgie unter artgerechter Ernährung. Deswegen ist sie bei unklaren Beschwerden immer einen Versuch wert! Denn artgerechte Ernährung hat keine Nebenwirkungen.

Und immer wieder sagen meine Patienten nach der Ernährungstherapie: »Ich fühle mich fitter – geistig wie körperlich. Komisch, dabei habe ich gar nicht so viel geändert!« Mittlerweile behandeln wir auch Olympia-

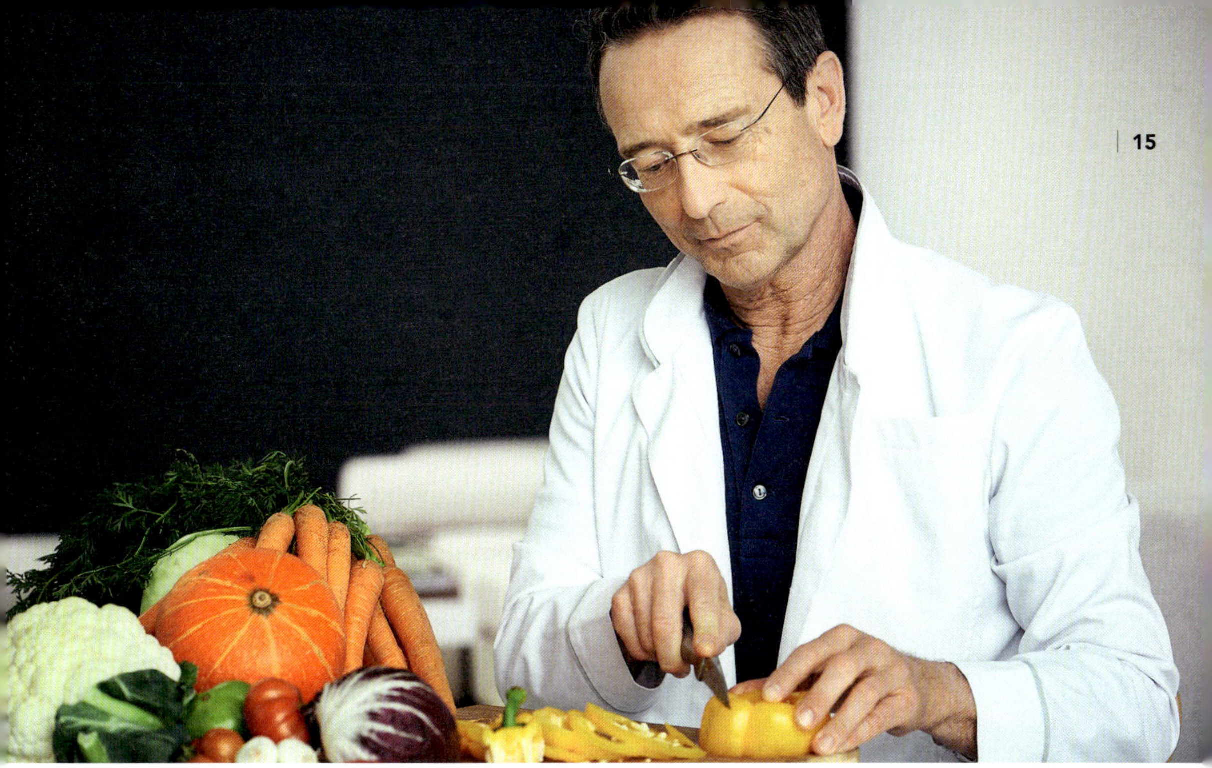

Die beste Medizin: artgerechte Lebensmittel frisch zubereiten!

athleten nach unserer Methode der artgerechten Ernährung – zur Leistungssteigerung. Außerdem muss eine Beachvolleyballerin auch manchmal drei Kilo weniger wiegen oder eine Seglerin zwei Kilo mehr …

Worin das Geheimnis liegt? Es ist die artgerechte Versorgung des Körpers, der dadurch leistungsfähiger wird. Ähnlich wie der Löwenzahn in der Mauerritze, der nur wenige Zentimeter groß wird, während er auf der Wiese bis zu einem halben Meter hoch heranwachsen kann. Und wir überfordern die Menschen nicht, die zu uns kommen: Umgesetzt werden nur die wichtigsten Änderungen nach dem 20:80-Prinzip (siehe Anhang Seite 213). Beides ist der Kern des Erfolges. Noch niemals in der Geschichte der Medizin waren wir so nah an der Wahrheit über die richtige, die artgerechte Ernährung. Die Tage der Diäten sind gezählt! Dass wir auf dem richtigen Weg sind, beweisen mir Briefe von Patienten, Lesern und NDR-Ernährungsdocs-Zuschauern.

So erhielt ich von Lina L. folgende Zeilen, die mir zeigen, dass wir viele Menschen erreichen und ihnen beim Gesundwerden helfen können: »Durch die Sendung *Die Ernährungs-Docs* und mithilfe Ihres Kochbuchs *Genussvoll den Blutzucker im Griff* habe ich es geschafft, meine Blutzuckerwerte drastisch zu senken. Meine Mutter ist an den Folgen eines Diabetes Typ 2 verstorben, weil wir nichts über den Zusammenhang mit

Nachweisbare Effekte

»Es ist für mich ein Wunder, ich nehme jede Woche ab! Die 70-Kilo-Marke habe ich bereits geknackt! So wenig habe ich zuletzt als Teenager gewogen! Ich fühle mich wohler, bin nicht mehr so müde, sondern voller Energie und Lebenslust! Und die Parodontitis ist schon fast weg.« Eine Patientin vom *medicum Hamburg*.

der Ernährung wussten. Das wird mir nicht passieren. Vor einigen Tagen erhielt ich den Laborbefund mit einem HbA1c von 5,5. Normalerweise schwankte der bei mir immer zwischen 6,3 und 6,5. Einen Ausreißer hatte ich mit 7,1, da ging bei mir die Alarmglocke an. Leider neigt mein Internist eher zum Rezept, also ging ich das Problem selber an! Gewichtsreduktion: 15 Kilo, Blutdruckmedikamente auf null! Ergebnis: Diabetes und Bluthochdruck sind weg.«

Der Bloomberg Health Index

Das international renommierte Informationsdienstleistungsunternehmen Bloomberg aus New York gibt regelmäßig den Bloomberg Health Index heraus – eine Rangliste, die darstellt, wie es um die Gesundheit der Weltbevölkerung bestellt ist. Dazu werden bestimmte Faktoren herangezogen, etwa Lebenserwartung, Todesraten bei bestimmten Krankheiten und Gesundheitsrisiken – wie Bluthochdruck und Tabakkonsum – sowie Todesursachen, Unterernährung, Verfügbarkeit von sauberem Wasser usw. Mit Wirtschaftskraft hat die Gesundheit der Bevölkerung eines Landes im Übrigen nicht unbedingt etwas zu tun: Spitzenreiter Italien ist in deutlich besserer in Form als die USA (Platz 34) oder Großbritannien (Platz 23), wo Bluthochdruck und Übergewicht den Menschen das Leben schwer machen. Und das, obwohl Italien auf einem riesen Schuldenberg sitzt und eine hohe (Jugend-)Arbeitslosigkeit hat.

Von den zehn Besten lernen

Die gesündesten Menschen haben alle eine Gemeinsamkeit: Sie leben in umweltbewussten Ländern mit hervorragender Infrastruktur und starken Gesundheitssystemen. Und sie essen gut und artgerecht, denn Essen liefert nicht nur Energie. Alles, was wir zu uns nehmen, kommuniziert mit jeder einzelnen Zelle in unserem Körper darüber, ob Nahrung heilend wirken kann oder nicht.

Die Spitzenplätze als gesündeste Länder der Welt, nehmen nach Italien, Island, die Schweiz, Singapur, Australien, Spanien, Japan, Schweden, Israel und Luxemburg ein. Fazit: Am ältesten werden die Italiener. Ein Baby, das heute in Rom geboren wird, hat eine Lebenserwartung von 80 Jahren. 2800 Kilometer weiter südlich – in Sierra Leone – sind es nur 52 Jahre. Deutschland liegt im Bloomberg Health Index übrigens auf Platz 16, zwei Plätze hinter Frankreich.

Dass die Lebenserwartung auch mit der Ernährung zusammenhängt, liegt auf der Hand. Denn nimmt man die landestypischen Rezepte genauer unter die Lupe, fällt zweierlei auf: Es stimmt einfach nicht, dass Italiener ständig Pasta essen, die Schweden zu viel Süßes, die Spanier zu viel Kartoffeln und die Luxemburger zu viel fettes Fleisch. Die Landsleute dort sind genauso wie in Singapur, Island und Australien echte Genießer und stolz auf ihre einheimischen Zutaten und Spezialitäten – wie Olivenöl, Fisch, bestimmte Gewürze, Gemüse, Obst und Wein.

Guckt man sich die Speisepläne in den Top-Ten-Ländern an, fällt auf, dass viele Gerichte reich an Zutaten sind, die zellschützend und antientzündlich wirken – oder den Zellstoffwechsel anregen oder eine positive Wirkung auf die Gesundheit bestimmter Organe haben wie den Darm, das Gehirn oder das Herz. So verzichten Italiener an keinem Tag auf

Platz	Land	GW	Platz	Land	GW
1	Italien	93,11	19	Neuseeland	84,48
2	Island	91,21	20	Griechenland	84,28
3	Schweiz	90,75	21	Portugal	82,97
4	Singapur	90,23	22	Irland	82,52
5	Australien	89,24	23	Großbritannien	82,28
6	Spanien	89,19	24	Südkorea	82,06
7	Japan	89,15	25	Malta	81,27
8	Schweden	88,92	26	Belgien	80,96
9	Israel	88,14	27	Slowenien	80,81
10	Luxemburg	87,87	28	Dänemark	80,36
11	Norwegen	86,81	29	Chile	77,18
12	Österreich	86,34	30	Tschechien	75,76
13	Niederlande	85,83	31	Kuba	74,23
14	Frankreich	85,59	32	Libanon	74,03
15	Finnland	84,80	33	Costa Rica	73,14
16	Deutschland	84,78	34	USA	73,05
17	Kanada	84,57	45	Uruguay	65,40
18	Zypern	84,52	50	Albanien	62,01

Amerikaner und Briten lieben Fast Food, Softdrinks und Fertignahrung, was sich auf den Gesundheitswert (GW) und die Platzierung auswirkt. In Deutschland besteht ebenfalls Handlungsbedarf. Quelle: Bloomberg Health Index 2017

Olivenöl, die Isländer und Schweden nicht auf *Skyr* oder *Filmjölk*, die Schweizer nicht auf Käse, die Singapurer nicht auf Reisbrei, die Australier nicht auf ihr Bush Food, die Spanier nicht auf Knoblauch, die Japaner nicht auf Algen oder Sushi und die Israelis nicht auf Sesam.

Die artgerechte Ernährung schöpft also aus dem Vollen und ist extrem vielseitig – anders als Ernährungstrends wie Low Carb, Low Fat, Paläo-Diät, vegane, laktose- oder glutenfreie Ernährung. Und das ist immer das, was die jeweilige Region hergibt – am besten selbst zubereitet, mit Genuss verzehrt und von einer positiven Lebenseinstellung begleitet. Denn Essen ist nie nur Nahrungsaufnahme, sondern sollte immer auch Lebensfreude sein. Auch das können wir von den Langlebigen dieser Welt lernen, ganz gleich, ob sie aus Industrieländern stammen oder Mitglieder von Naturvölkern sind.

Wissenschaftliche Basis

Wer sich also schon mal aufgemacht hat, um die ultimativ gesunde Kost für sich zu finden, wird nach einigen Experimenten mit Low Carb, Low Fat, Paleo-Diät, veganer, laktose- oder glutenfreier Ernährung wahrscheinlich resigniert festgestellt haben, dass es die ideale Ernährung vermutlich gar nicht gibt. Es gibt sie doch! Sie heißt artgerecht. Und die Ernährungsformen, die die besten Studienresultate erzielen, kommen der artgerechten Ernährung am nächsten.

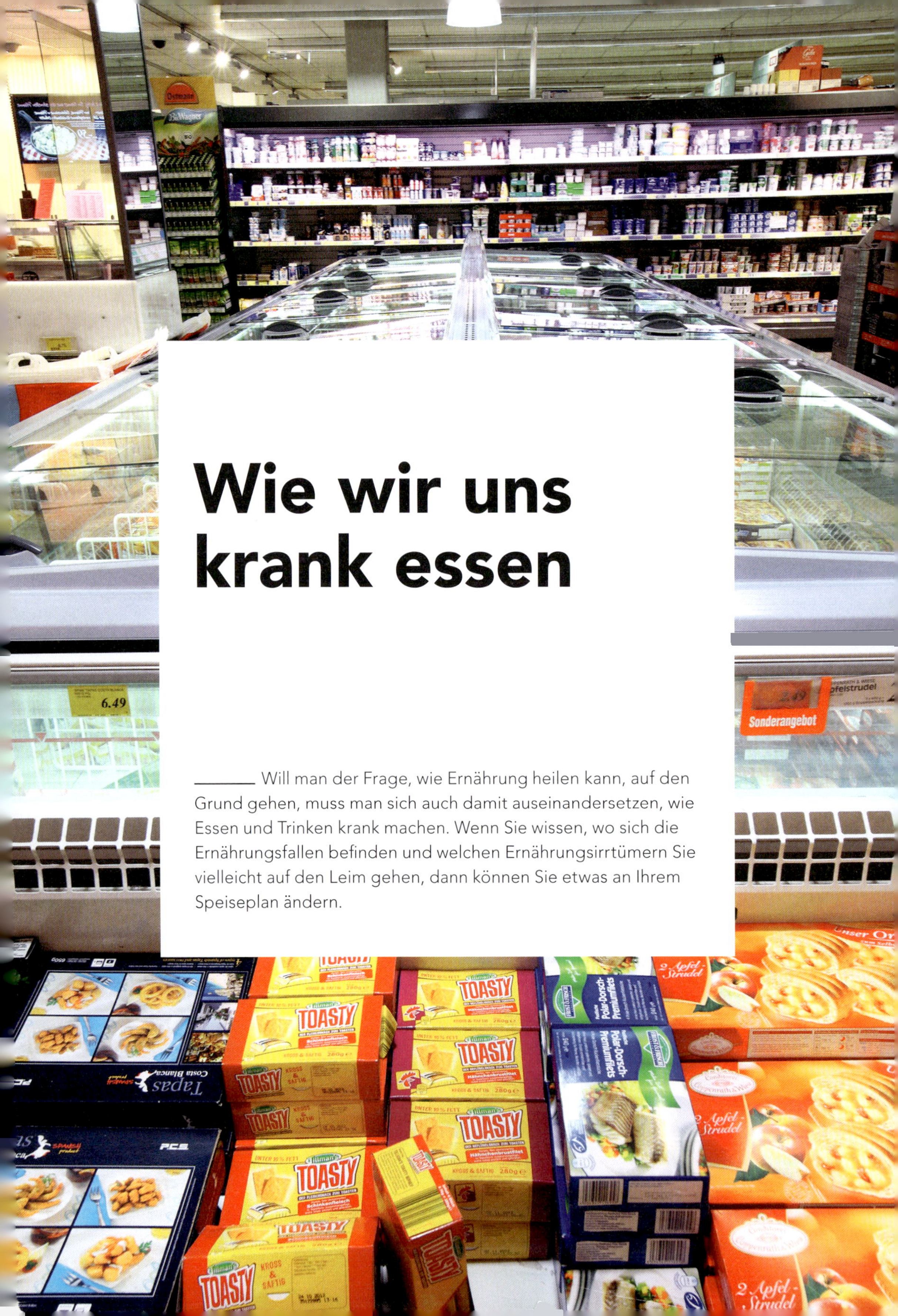

Wie wir uns krank essen

Will man der Frage, wie Ernährung heilen kann, auf den Grund gehen, muss man sich auch damit auseinandersetzen, wie Essen und Trinken krank machen. Wenn Sie wissen, wo sich die Ernährungsfallen befinden und welchen Ernährungsirrtümern Sie vielleicht auf den Leim gehen, dann können Sie etwas an Ihrem Speiseplan ändern.

Dass Essen krank machen kann, davon können Menschen, die auf Milch, Weizen oder Obst empfindlich reagieren, ein Lied singen. Gleichzeitig beobachten Wissenschaftler und Ärzte seit 30 Jahren, dass bislang als unheilbar geltende Krankheiten wie Typ-2-Diabetes oder Alzheimer in erschreckendem Maße zunehmen. Wie lässt sich diese Situation, die Gesundheitsexperten und Krankenkassen gleichermaßen beunruhigt, erklären? Wer sind die Hauptverantwortlichen für dieses Szenario?

Populäre Irrtümer über die Ernährung

Die Schuldigen sind schnell genannt: eine vergiftete Umwelt und unsere Ernährung, eine skrupellose Lebensmittelindustrie und Verbraucher, die durch Unwissen oder widersprüchliche wissenschaftliche Studien auf dem Ernährungsholzweg sind. Zusätzlich propagiert die Forschung teilweise Ernährungskonzepte jenseits des gesunden Menschenverstands, denen aber sowohl die Politik als auch die Wirtschaft und sogar teilweise die Deutsche Gesellschaft für Ernährung (DGE) folgen. Man denke nur an Behauptungen, die lange Zeit als wissenschaftlich belegt galten, wonach Fett dick mache oder der Verzehr von Eiern den Cholesterinspiegel in die Höhe treibe. Die Liste dieser längst widerlegten Ernährungsweisheiten lässt sich endlos fortsetzen. Hinzu kommen Empfehlungen von Lobbyisten, denen Politiker oft lieber zuhören als Wissenschaftlern. So kommen dann »Wahrheiten« zustande wie das von der Zuckerindustrie gepflegte Märchen, dass nur Fett fett mache. Oder die Empfehlung der DGE, fünfmal täglich Obst und Gemüse zu essen, obwohl zu viel Obst zu Zuckerüberladung führt. Überdies denken viele nun, dass man fünfmal täglich Obst essen soll. Das ist Snacking und eine Ursache für Übergewicht, Diabetes, Fettleber und Co. Sie können ohne Obst leben, aber nicht ohne Gemüse!

Das Aus für »Five a Day«

Kleinste Mahlzeiten zwischendurch wurden jahrelang als das Nonplusultra (nicht nur bei Diabetes) propagiert – und viele sind in die Falle gelaufen. Es ist eben nicht gut, den kleinen Hunger zwischendurch zu stillen, auch dann nicht, wenn man dies mit Obst tut. Im Gegenteil: Sie fördern stille Entzündungen in allen Organen und fördern die Alterung und Diabetes.

Fataler Dauertrend: Fertigprodukte und Industriefood

Jährlich werden 140 000 Tonnen Pestizide auf europäischen Feldern versprüht. Die Menge der weltweit produzierten Chemikalien ist seit dem Zweiten Weltkrieg von einer Million auf 400 Millionen Tonnen pro Jahr gestiegen. Ein Europäer braucht 92 Kilo Kunststoff jährlich, 40 Prozent davon in Form von Kunststoffverpackungen für Lebensmittel. In dem Plastik ist Bisphenol A enthalten, das in den Hormonkreislauf eingreift. All diese Gifte landen vermehrt auf unseren Tellern, wenn wir industriell gefertigte Lebensmittel essen, die oft reich an Zusatzstoffen sind.

Die Zulassungsbehörden sind auch keine Partner der Verbraucher, weil sie unter dem Einfluss der Lebensmittel- und Chemieindustrie sowie der Agrarwirtschaft stehen. So sind heute 316 Zusatzstoffe erlaubt, bei Bioprodukten immerhin auch noch 44. Und wer versteht schon die Angaben auf den Verpackungen, die sich wie die Anleitung eines Chemiebaukastens lesen? Das Gleiche gilt für Obst und Gemüse aus konventioneller Landwirtschaft und Fleisch von Tieren aus Massentierhaltung. Krankheiten wie Krebs, Herz- und Gefäßprobleme, neurodegenerative Erkrankungen wie Parkinson und Alzheimer, Immunschwächekrankheiten und Stoffwechselstörungen wie Typ-2-Diabetes oder Unfruchtbarkeit haben eklatant zugenommen. Fazit: Überall, wo in hohem Maße industriell verarbeitete Nahrungsmittel konsumiert werden und wenig selbst gekocht wird, folgen bald Fettleibigkeit, Diabetes und Herzkrankheiten.

Kohlenhydratmast und Bewegungsmangel

Unser moderner Lebensstil passt nicht zu unserem noch weit vor der Steinzeit stammenden Stoffwechsel. Wir bewegen uns weniger als unsere Großeltern, futtern aber viel mehr Brot, Kartoffeln und Süßes. Was schnelle Energie liefert, wird jedoch in einem bewegungsarmen Alltag nicht verbrannt. Hierzulande schuften noch zehn Prozent der Menschen Tag für Tag körperlich, Kinder gehen nicht mehr zu Fuß zur Schule – sie werden mit dem Auto gebracht. Wir Erwachsenen benutzen das Auto, um einzukaufen, oder für kleine Erledigungen und kurze Wege.

Zusammen mit der bisher von der DGE propagierten Kohlenhydratmast, die nicht ausreichend unterscheidet zwischen Kohlenhydraten aus Brot und aus Gemüse, macht dieser Lebensstil auf lange Sicht schwer krank. Die meisten Ernährungsmediziner haben die Empfehlungen der DGE deshalb schon vor 15 Jahren beerdigt, denn die moderne Ernährungsweise verringert nachweislich die Lebenserwartung. Da sind sich die Forscher einig – nur berücksichtigt man die negativen Folgen von Übergewicht und Bauchfett noch nicht – und die sind dramatisch. Die Krankenkassen haben bemerkt, welche immensen Kosten die Folgeerkrankungen durch falsche Ernährung verursachen. Weshalb immer mehr Kassen Ernährungstherapien finanzieren oder bezuschussen. Den Facharzt für Ernährungsmedizin gibt es jedoch noch immer nicht!

Was alles falsch ist an moderner Ernährung

In den vergangenen 160 Jahren ist der Zuckerkonsum sprunghaft gestiegen. Mancherorts werden bis zu 67 Kilogramm Zucker pro Person und Jahr verbraucht. Das ergibt mehr als 500 Kalorien Zucker pro Tag. Ein Deutscher kommt pro Jahr auf rund 35 Kilogramm. Die Industrie behauptet, dass der Zuckerverbrauch nicht gestiegen sei. Schaut man aber 150 Jahre zurück, erkennt man, dass sich der Konsum im Lauf des industriellen Zeitalters deutlich erhöht hat: Laut Zollpapieren des Deutschen Reichs lag der Pro-Kopf-Zuckerkonsum 1874 noch bei 6,2 Kilo.

Der meiste Zucker steckt in Süßigkeiten, Getränken und Fertiggerichten. Wir nehmen mehr Zucker zu uns, als unser Körper verarbeiten kann. Unzählige Studien beweisen, dass viel Zucker zu schweren Stoffwechsel-

Bewegung ist Medizin

Zahlreiche Studien zeigen, dass Arthrose, Krebs, Diabetes, Rückenschmerzen, chronische Müdigkeit, Osteoporose oder Herzinfarkt durch eine einfache »Medizin« gelindert oder gar geheilt werden können: Bewegung! Sie ist erfolgreicher als Pillen und Co. Leistungssport ist dazu nicht erforderlich, denn bereits maßvolle natürliche Alltagsaktivität hält den Stoffwechsel gesund und den Geist wach – und zwar in jedem Alter. Der Mensch ist ein moderater Ausdauergeher. Die Gelenkprobleme vieler Leistungssportler beweisen das. Übrigens: Mehr als fünf Stunden Sport pro Woche steigern den Gesundheitseffekt nicht mehr, danach überwiegen die Nachteile. Auch schlechte Ernährung kann man nur bedingt durch Sport ausgleichen. Ich kenne jedoch schlanke Leistungssportler, die sich durch einen zu hohen Fruktosekonsum eine Fettleber zugezogen haben.

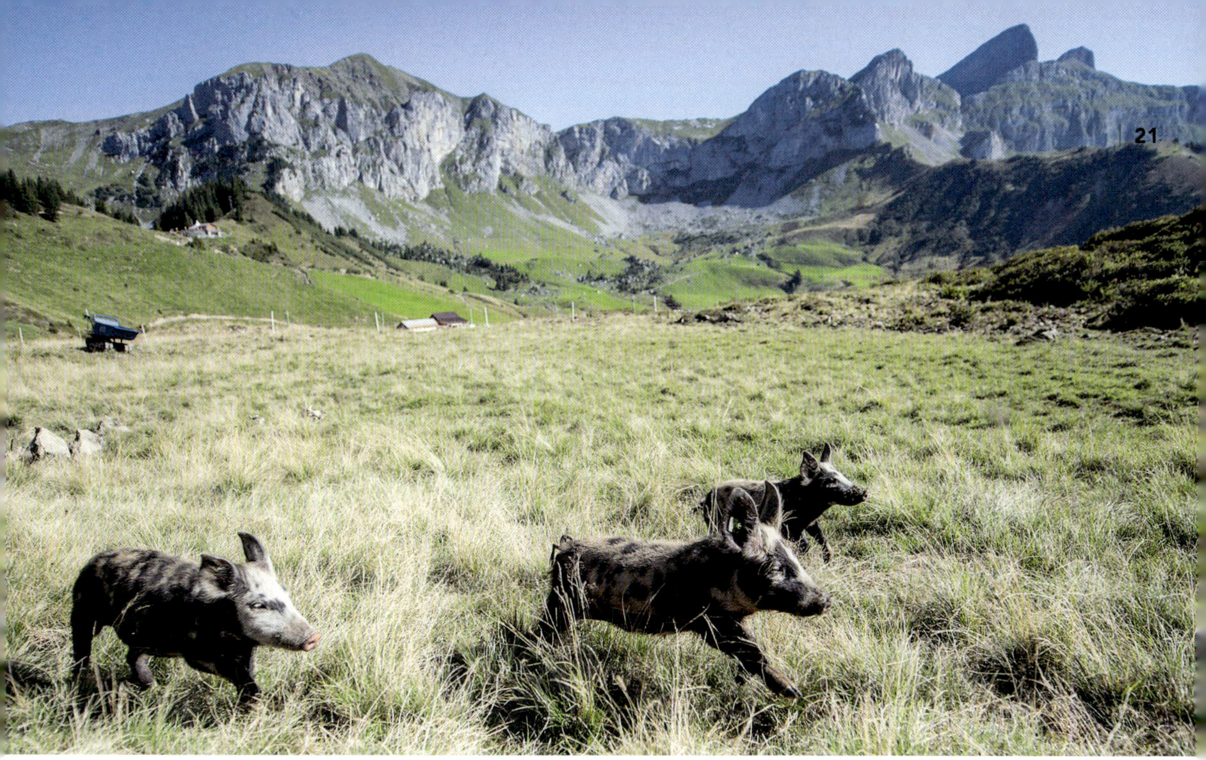

Das Fettsäuremuster von Weidetieren ist so gesund wie das von Wildfleisch.

problemen führen kann wie Insulinresistenz oder einem erhöhten Cholesterin- oder Triglyzeridspiegel. Viel Zucker ist damit eine der Hauptursachen für Krankheiten wie Fettleibigkeit, Typ-2-Diabetes, Herzkrankheiten, Demenz und Krebs. Er fördert auch die Entzündungsneigung des Körpers. Schnell kommt zur Arthrose noch eine schmerzhafte Entzündung dazu. Die stille Entzündungsneigung kommt durch zu viel Zucker aus dem Gleichgewicht. Die Folge: Alterungsprozesse galoppieren.

Lange wurden gesättigte Fette für Herzkrankheiten verantwortlich gemacht und empfohlen, auf herkömmliche Fette wie Butter (mit herzschützenden Nährstoffen wie Vitamin K_2), Schmalz oder Kokosnussöl zu verzichten. Stattdessen wurden raffinierte Pflanzenöle und gehärtetes Öl mit Transfettsäuren, wie in Margarine, propagiert, die reich an Omega-6-Fettsäuren sind. Viel Omega-6-Fette und Transfettsäuren lassen aber Arterienverkalkung gedeihen, wie beim Verhältnis dieser Omega-6-Fettsäuren zu den Omega-3-Fettsäuren mit 8:1. Doch ist gerade das Verhältnis dieser beiden Fettsäuren zueinander entscheidend für ihren Gesundheitsfaktor. Ideal ist 5:1. Auch fettes Fleisch stand auf dem Index, in Mode kam mageres von Schwein, Rind und Geflügel aus Industriemast, das voller Medikamente steckt und weniger Omega-3-Fette enthält. Das Ergebnis: Die Zahl der Herzkrankheiten stieg – auch durch ein schlechtes Fettverhältnis und in der Masse zu viel (rotes) Fleisch.

Entzündungskiller

Einige unserer Körperzellen sind mit Omega-3-Empfangsstellen (Rezeptoren) ausgestattet. Sobald eine Omega-3-Fettsäure an eine solche Zelle andockt, setzt das einen Prozess in Gang, der verschiedene Gene entweder aktiviert oder stilllegt. In der Folge bedeutet dies: Schädliche Entzündungsprozesse werden heruntergefahren und damit u. a. Alterungsprozesse gemindert.

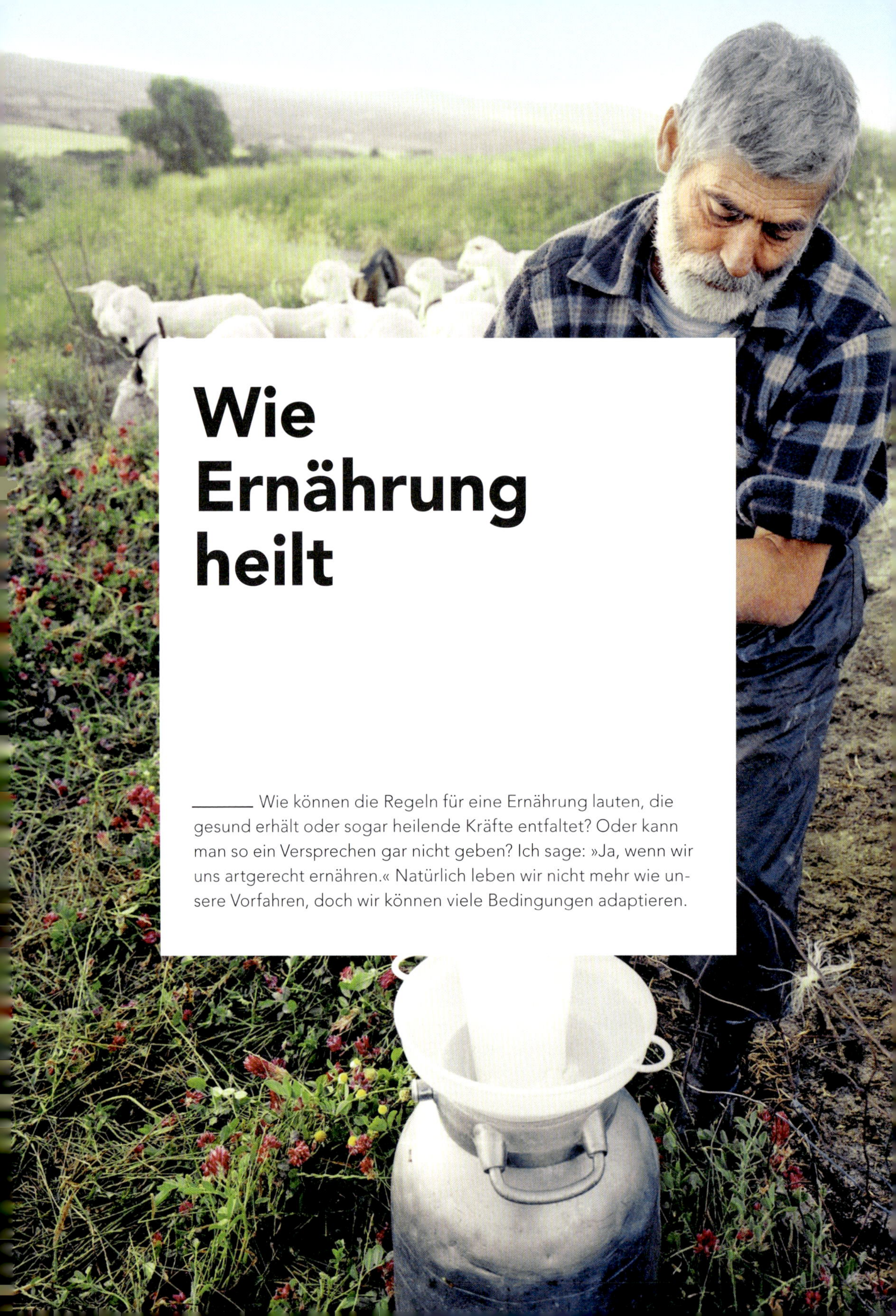

Wie Ernährung heilt

Wie können die Regeln für eine Ernährung lauten, die gesund erhält oder sogar heilende Kräfte entfaltet? Oder kann man so ein Versprechen gar nicht geben? Ich sage: »Ja, wenn wir uns artgerecht ernähren.« Natürlich leben wir nicht mehr wie unsere Vorfahren, doch wir können viele Bedingungen adaptieren.

Essen ist nicht nur ein Energielieferant. Jeder Bissen, jeder Schluck kommuniziert mit jeder Zelle des Körpers. Nahrung enthält also Informationen. Das erklärt, warum manche Fette – etwa Oliven- oder Nussöl – uns nicht dick machen, sondern vor Erkrankungen schützen – ja diese sogar heilen können. Das gilt auch für Eiweißlieferanten wie Eier, Fisch, Fleisch von artgerecht gehaltenen Weidetieren, Hülsenfrüchte und Nüsse. Auch Kohlenhydrate sind nicht per se schlecht – KEIN Lebensmittel ist per se schlimm. Nichts ist verboten. Alles ist gut, wenn die Dosis stimmt, und dann natürlich, was ballaststoffreich ist und dem Darm guttut, also Vollkornprodukte und reichlich faserreiches Gemüse. Das bietet nebenher noch sekundäre Pflanzenstoffe, die zellschützend, gegen Krebs, Entzündungen, Arterienverkalkung und Diabetes wirken.

Was bedeutet artgerecht essen?

Wenn wir eine artgerechte Ernährung definieren wollen, ist der Blick in verschiedene Kulturen hilfreich. So kann man anhand ihrer Ernährungsmuster Rückschlüsse auf den Gesundheitszustand ihrer Menschen ziehen. Der Bloomberg Health Index (siehe Seite 16–17) zeigt, dass Zivilisationskrankheiten dort deutlich seltener sind, wo eine Ernährung auf naturbelassene, ballaststoff- sowie nährstoffreiche Lebensmittel setzt und die Menschen zugleich einen hohen Aktivitätsradius haben.

Die Geschichte des Menschen zeigt eine enorme Anpassungsfähigkeit. Woran er sich bislang noch nicht angepasst hat, ist an die moderne Ernährung. Dass sie Milchzucker (Laktose) verdauen können, verdanken die Europäer einer Mutation vor 10 000 Jahren, die sich besonders in Nordeuropa verbreitet hat. Deshalb vertragen viele Menschen im Rest der Welt Milchzucker nicht oder kaum. Leider lässt die Enzymaktivität im Alter auch in unseren Breiten manchmal nach. Würden wir uns wie die Tsimane ernähren, wäre das gesund, sofern die körperliche Bewegung zur Kohlenhydratmenge passt. Immerhin machen Gemüse und Co wegen des Volumens satter und die Gefahr zu snacken wird geringer.

Von den Naturvölkern lernen – nicht zwangsläufig

Uns steht heute eine riesige Vielfalt an Nahrungsmitteln zur Verfügung, vielen Naturvölkern dagegen nur ein sehr einseitiges und begrenztes Lebensmittelangebot. Wie lässt sich also eine gesunde Ernährungsweise anhand dieses Vergleichs herleiten? Die Inuit und die Massai ernähren sich fast ausschließlich von tierischen Lebensmitteln – im Gegensatz zu den Buddhisten auf Okinawa, die vornehmlich vegetarisch leben.

Die Arktisbewohner müssen immer als Paradebeispiel für die Vorzüge einer ketogenen Diät herhalten. Die Inuit leben in Nordkanada und Grönland und ernährten sich fast ausschließlich von ihrer Jagdbeute – Walen oder Robben. Eine Ernährung, die vornehmlich aus Fisch

Esst mehr Pflanzen!

Als grobe Faustregel gilt: Je mehr pflanzliche Lebensmittel und je weniger tierische man isst, desto länger und gesünder ist das Leben. Außerdem wird der Alterungsprozess verlangsamt. Dies lässt sich in allen Langlebigkeitszonen der Welt beobachten. Die Ernährung hier ist ausnahmslos pflanzenbasiert – dabei können die Gemüse, Kräuter und Früchte regional unterschiedlich sein. Am besten natürlich, wenn sie frisch auf den Tisch kommen. Das ist artgerecht.

oder Meerestieren besteht, führt zu einer hohen Konzentration an Omega-3-Fettsäuren im Blut, schützt jedoch nicht zwangsläufig vor Herz-Kreislauf-Erkrankungen. Die jüngere Generation der kanadischen Inuit hat landesweit die kürzeste Lebenserwartung und die höchste Rate an Herz-Kreislauf-Erkrankungen sowie Krebs.

Die Massai in Ostafrika halten Rinder und jagen. Hauptnahrungsquellen sind Fleisch, Blut und Milch. Allerdings ist die wissenschaftlich fundierte Studienlage über die Massai sehr dünn. Eine medizinische Studie von 1972 ergab, dass viele Massai an Atherosklerose litten, es aber kaum Herz-Kreislauf-Erkrankungen gab, was mit ihrem enorm hohen Bewegungspensum begründet wurde. Außerdem wird durch die stets vorhandene starke Sonne vermehrt Stickstoffmonoxid (NO) hergestellt, was die Gefäßwände elastisch weit hält. Auch gilt, dass nicht jede ursprüngliche Ernährung auf der Welt alle Elemente der artgerechten Ernährung erfüllt. Aber: Je artgerechter desto länger und gesünder das Leben. Heute plädieren Ernährungswissenschaftler für eine stark pflanzenbetonte Kost – wie etwa bei den Langlebigen auf Sardinien, Okinawa oder in Australien. Einige anatomische und physiologische Merkmale deuten darauf hin, dass sie für den Menschen ideal ist – die Länge des Verdauungstraktes, die fehlende Vitamin-C-Synthese, das Stärke-spaltende Enzym (Amylase) im Speichel oder die fehlende Urikase, ein wichtiges Enzym beim Harnsäureabbau.

Was die Zellen jung hält

In jeder Zelle steuern bestimmte Mechanismen den Alterungsprozess. Dabei regen vor allem tierische Eiweiße Zellwachstum an, zum Beispiel das der Muskeln bei entsprechendem Training, aber auch die Alterung, wenn man sich zu wenig bewegt. Ideal sind deshalb immer pflanzliche Eiweißquellen, auch wenn man regelmäßig Sport treibt. Pflanzeneiweiß reduziert langfristig das Infarktrisiko.

Die Vorteile dieser Ernährung werden durch viele wissenschaftliche Arbeiten bestätigt. Verglichen mit den Menschen in Italien oder Südostasien, die mit einer pflanzen- und fettdominierten Kost die weltweit höchste Lebenserwartung aufweisen, ist die Lebenserwartung der Inuit deutlich geringer. Ernährungsformen wie die der Tsimane lassen sich nicht ohne Weiteres auf unsere Zivilisation übertragen, weil wir uns einfach nicht so viel bewegen wie sie. Auf der anderen Seite zeigen uns Bevölkerungsgruppen mit einer stark pflanzenbasierten Ernährung die wesentlichen Vorteile für unsere Gesundheit. Ein weiteres Indiz für die Vorteile einer pflanzenbetonten Ernährung brachte 2016 die Eiweiß-Studie: Ein hoher Konsum tierischen Proteins ist assoziiert mit hoher kardiovaskulärer Sterblichkeit. Andersherum verhielt es sich mit viel pflanzlichem Eiweiß: Die Sterblichkeit und Infarktrate war umso niedriger, je mehr Pflanzeneiweiß gegessen wurde – besonders unter jenen, die mindestens einen Lifestyle-Risikofaktor aufweisen. Der Verzicht auf hochverarbeitetes rotes Fleisch in Wurst zugunsten pflanzlicher Proteine verstärkte den Rückgang der Sterblichkeit noch. Ein Plädoyer für Hülsenfrüchte, Nüsse und Gemüse. Also liegen die Tsimane ganz richtig. Die wissenschaftliche Studienlage einer solchen artgerechten Ernährungsform ist ausgereifter, übertragbar und somit eine deutlich geeignetere Orientierungsgröße für die Auswahl unserer Lebensmittel.

So geht artgerecht essen

Die Erfahrung hat gezeigt, dass sich die LOGI-Pyramide (*LOw Glycemic and Insulinemic*) als Grundlage für eine gesunde oder auch heilsame Ernährungsweise herauskristallisiert. Das Wichtigste hier im Überblick:

Gemüse, Obst und **gesunde Fette** – Sie sollten zu jeder Mahlzeit auf den Tisch. Allerdings nicht in fünf Portionen am Tag: **Zwei bis drei Mahlzeiten** sind besser, damit der Blutzucker nicht Achterbahn fährt. Empfohlene Mengen pro Tag; mindestens 400 Gramm Gemüse, maximal 200 Gramm Obst. Statt Obst kann auch mehr Gemüse gegessen werden. Andersherum geht es nicht, weil man sonst zu viel Fruchtzucker zu sich nimmt. Ein erhöhter Gemüsekonsum von über 500 Gramm am Tag steigert übrigens den gesundheitlichen Effekt nicht messbar. Ballaststoffe fördern die guten Darmbakterien und senken viele Krankheitsrisiken.

Sekundäre Pflanzenstoffe, es gibt 100 000, haben nachgewiesenermaßen direkte Gesundheitseffekte. Sie sind die »neuen Vitamine«, von denen die meisten von uns übrigens über die Lebensmittel genug zu sich nehmen – sieht man mal von Vitamin D ab.

Eiweiß – Fisch (aus nachhaltigem Fischfang), **Fleisch** (aus artgerechter Haltung), **Milchprodukte, Bio-Eier** (ebenfalls aus artgerechter Haltung), **Nüsse, Hülsenfrüchte:** Essen Sie täglich 1 bis 1,2 Gramm Protein pro Kilogramm Körpergewicht – gleichmäßig verteilt auf die Hauptmahlzeiten. Neue Studien der Harvard-Universität legen nahe: Wer vermehrt auf pflanzliche Proteine setzt, etwa in Form von Bohnen, Linsen und Nüssen (statt auf Fleisch), darf mit einem längeren Leben rechnen. Die Rangliste der Eiweiße: Pflanzeneiweiß, Fisch, Geflügel, Ei, Milchprodukte mit Abstand gefolgt von rotem Fleisch und mit noch größerem Abstand von Wurst aus rotem Fleisch.

Kohlenhydrate: Von Brot über Pasta und Reis bis hin zu Kartoffeln: Leicht verwertbare Kohlenhydrate, die typischen Sättigungsbeilagen, sollten nur sparsam auf dem Teller landen. Grundregel: Gemüse muss, Kartoffeln und Co. können gegessen werden. Mein Tipp: Wer sich viel bewegt, darf auch mehr Kohlenhydrate essen.

Desserts, Süßes und alkoholische Getränke: Wer gesund werden oder bleiben will, sollte Kuchen und Süßes (auch zuckerhaltige Getränke) auf eine Zuckermenge von 50, besser 25 Gramm, und Alkohol auf 20 Gramm pro Tag beschränken. Es gibt leider keine unbedenkliche Alkoholmenge. Das Risiko für Krebs und Herzrhythmusstörungen nimmt kontinuierlich zu.

Wasser, ganz klar ohne Zucker: Jeder Mensch braucht 0,03 Liter pro Kilogramm Körpergewicht am Tag. Bei Sport und Hitze 0,5 Liter mehr. Dabei ist Leitungswasser in Deutschland die beste Wahl. Übrigens, wenn der Durst erstmal gestillt ist, sinkt unsere Lust auf einen Snack enorm – und wir können spielend darauf verzichten.

Kurzfassung ARTGERECHT

Gemüse und gesundes Eiweiß sind die beiden Hauptkomponenten einer artgerechten Ernährung. Zufällig machen diese beiden Komponenten auch richtig satt und belasten den Blutzuckerspiegel nicht – neben der geeigneten Wasseraufnahme. Und wer satt ist, snackt nicht. Die Gefahr, die falschen Kohlenhydrate aus Weizen, Zucker und schlechtem Fett zu essen, sinkt.

Darmgesunde Ballaststoffe

Sie verhindern nicht nur Hämorrhoiden, Darmkrebs und Divertikel, sondern halten unsere Darmflora gesund, die über das Risiko von Diabetes, Bluthochdruck und Co. mitentscheidet. Ein Beispiel aus der Forschung: Im Max-Planck-Institut wurden alternde Kilifischmännchen, die schlapp und blass geworden waren, mit der Darmflora von vitalen, bunteren Kilifischjünglingen versorgt. Das Ergebnis war verblüffend: Die alten Männchen wurden bunter und lebendiger.

Lernen von den Besten

——— Ein langes und gesundes Leben ist in manchen Gegenden der Welt viel selbstverständlicher als in anderen. Woran liegt das? Welche Rolle spielt die Ernährung, um gesund zu bleiben? Wir nehmen die zehn gesündesten Regionen und Länder, die im Bloomberg Health Index 2017 an der Spitze des Rankings standen, unter die Lupe.

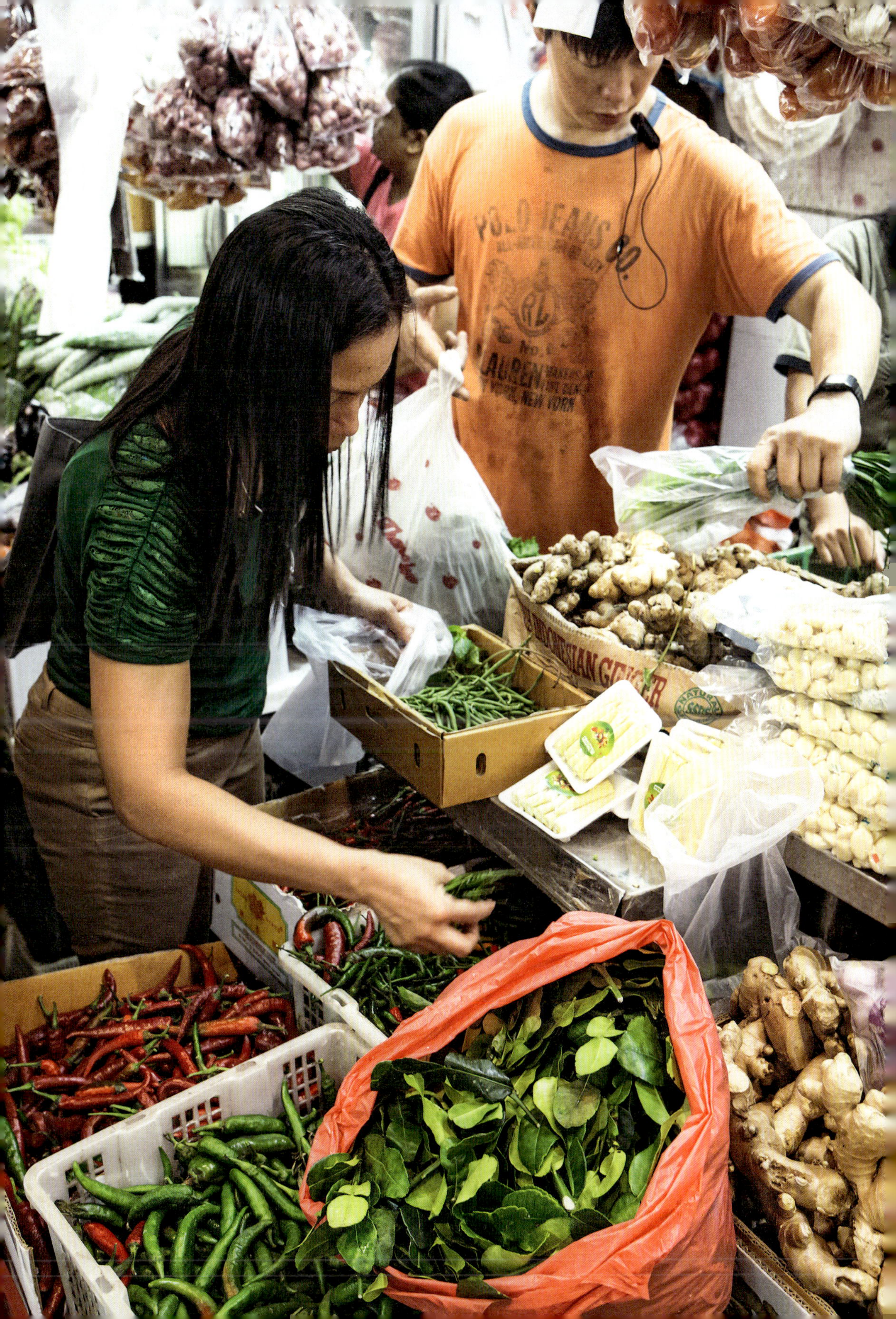
LAUREN
NEW YORK

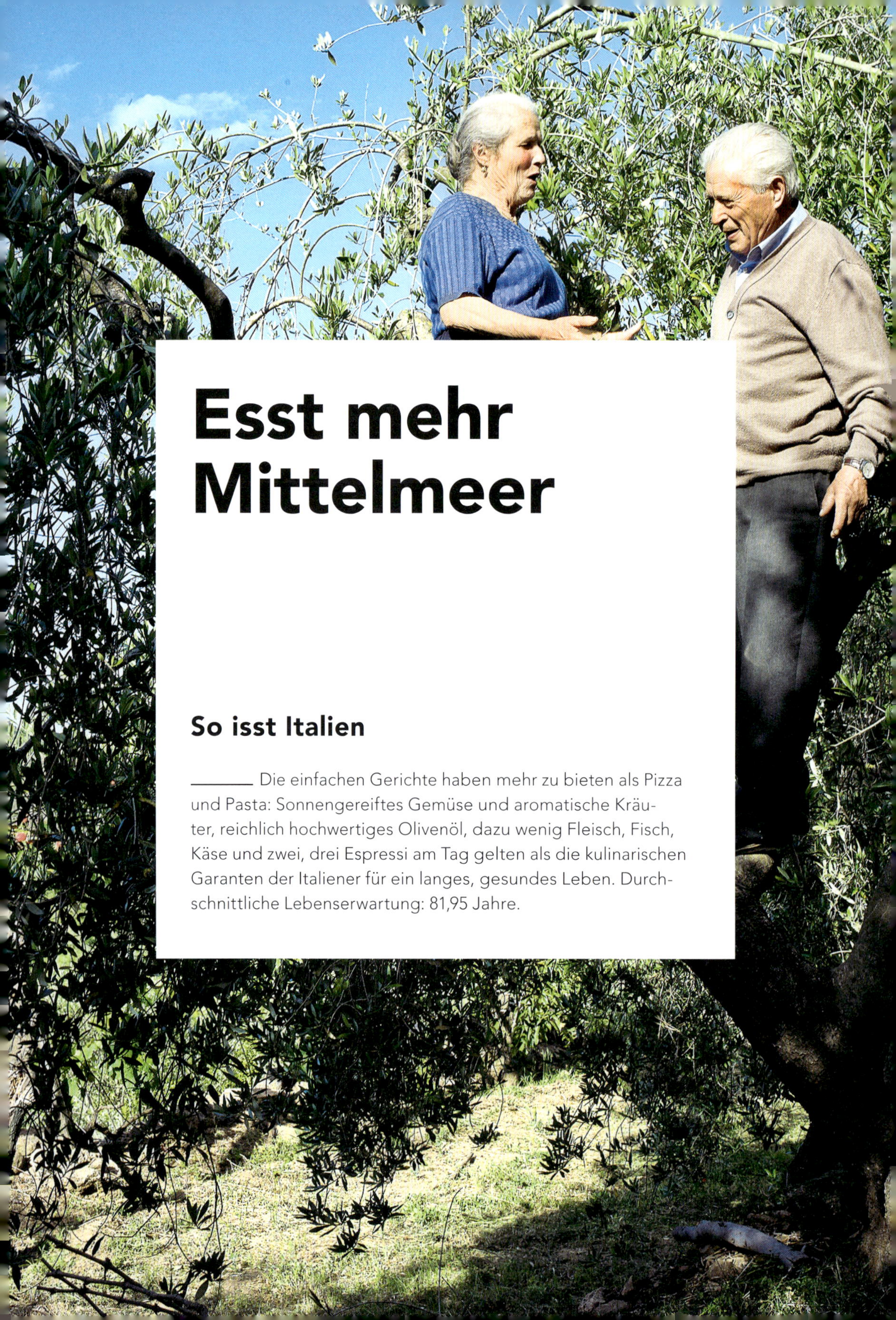

Esst mehr Mittelmeer

So isst Italien

Die einfachen Gerichte haben mehr zu bieten als Pizza und Pasta: Sonnengereiftes Gemüse und aromatische Kräuter, reichlich hochwertiges Olivenöl, dazu wenig Fleisch, Fisch, Käse und zwei, drei Espressi am Tag gelten als die kulinarischen Garanten der Italiener für ein langes, gesundes Leben. Durchschnittliche Lebenserwartung: 81,95 Jahre.

Die Provinz Ogliastra auf der italienischen Insel Sardinien gehört zu den blauen Zonen (siehe Seite 10–11). Sardinien scheint ein Paradies für fitte Senioren zu sein: Auf der gesamten Insel liegt der Durchschnitt bei 21 Hundertjährigen pro 100 000 Einwohnern, darunter ebenso viele Männer wie Frauen. Für Demografen, Humanbiologen, Endokrinologen und Genetiker sind die sardischen Dörfer in Ogliastra seit 1999 eine Art Echtzeitlabor.

Die Wissenschaftler sind sich sicher: Das sonnige Klima, die körperliche Aktivität und die Ernährung der Menschen in Ogliastra tragen in hohem Maß zu deren Langlebigkeit bei. Auf dem Weg zu den Feldern, Obstbäumen und Gemüseäckern legen selbst die Ältesten täglich viele Höhenmeter zurück. Gegessen wird nur frisch Geerntetes aus der Umgebung. Und das bedeutet Lebensqualität. Denn Altwerden an sich ist nichts Spektakuläres. Vielmehr geht es ja darum, wie man alt wird.

Morgens gibt es Kekse oder ein kleines **Brioche** zum **Cappuccino** – den man in Italien übrigens nur zum Frühstück trinkt – niemals als Digestif. Mittags ab etwa 13:30 gibt es ein mehrgängiges, leicht verdauliches Essen mit einer kleinen Portion **Pasta oder Risotto** als erstem Gang, danach **Fleisch oder Fisch mit viel Gemüse** und zum Nachtisch **Obst oder ein Dolce**, etwas Süßes. Als Absacker einen **Espresso**! Nachmittags steht für die sardischen Senioren dann eine Siesta auf dem Programm und danach ein Rundgang durchs Dorf, um sich zu unterhalten. Das Abendessen beginnt typischerweise mit dünnen Scheiben von getrockneten Würsten oder Schinken und **Thipula**, würzigen Kartoffelkrapfen. Auf die Antipasti folgen oft die **Culurgiones**, **Ravioli** mit Püree, **Pecorino und Minze**. Danach kommt **Lamm oder Schwein** auf den Tisch mit einem gemischten Salat. Nicht fehlen darf der **Cannonau**, der lokale Rotwein.

Die sardische Küche ist eine Spielart der traditionellen italienischen Küche. Was diese auszeichnet, ist ihre Einfachheit – Speisen, die aus wenigen Zutaten bestehen und pur zubereitet werden. Durch die Vielzahl an Gemüsen und Kräutern und allem, was der Boden und das Vieh, das Meer und die Seen hergeben, gibt es zahlreiche saisonale Gerichte. Käse und Wein spielen eine Rolle, die größte das kalt gepresste Olivenöl. Die Slow-Food-Bewegung hat nicht ohne Grund ihre Wurzeln in Italien.

Übrigens: Italiener trinken fast nur Wasser, mittags und abends gibt es gelegentlich ein (!) Glas Wein zum Essen. Zudem verfügt Italien über ein effizientes Gesundheitswesen, das den Menschen eine bezahlbare medizinische Grundversorgung garantiert. Und auch wenn in Italien die Wirtschaft stagniert, geht es – ganz im Gegensatz zu den Amerikanern, Kanadiern und Briten, die häufiger an Bluthochdruck und Fettstoffwechselstörungen leiden – den Italienern gesundheitlich gesehen top.

Zusammen isst man weniger allein

Was jedoch nicht minder wichtig ist als die Zutaten, ist die Haltung der Italiener zum Essen. Man legt nicht nur viel Wert aufs Essen, sondern spricht auch viel darüber, betrachtet Essen nicht nur als satt machendes Ereignis, sondern als Genusserlebnis, und dies jeden Tag aufs Neue. Zudem lässt man sich's gerne in Gesellschaft schmecken, mit der Familie, Freunden oder mittags auch mit Geschäftspartnern.

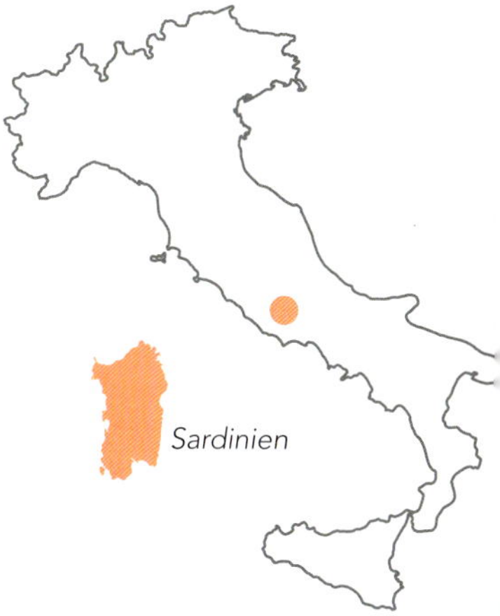

Die 5 besten Lebensmittel der Italiener

Die gut 20 Regionen Italiens zwischen Südtirol und Sizilien haben unzählige kulinarische Spezialitäten hervorgebracht – sie alle stammen aus der einfachen Küche der Bauern.

1

Artischocke

Bitterstoffe wie Cynaropikrin wirken appetitanregend und cholesterinsenkend. Flavonoide und Caffeoylchinasäure-Abkömmlinge stärken Leber und Gallenblase.

2

Kaffee

Espresso stärkt die Darmflora und wirkt antientzündlich. Koffein regt Kreislauf, Gehirndurchblutung und Stoffwechsel an. Kaffeesäure liefert zell- und gefäßschützende Polyphenole.

3

Olivenöl

Seine Polyphenole machen die mediterrane Küche so besonders gesund. Sie hemmen die Arterienverkalkung und senken das Krebsrisiko bei Frauen. Außerdem schützen die gesunden Fettsäuren das Gehirn.

4

Tomate

Die sonnengereiften Strauchfrüchte sind reich an dem sekundären Pflanzenstoff Lycopin, der zu den Karotinoiden gehört und einen starken Zellschutz entfaltet.

5

Zitrone

Die ergiebigen Vitamin-C-Lieferanten enthalten über 200 sekundäre Pflanzenstoffe, die zell- und gefäßschützend wirken sowie antientzündlich. Besonders Polyphenole und Flavonoide beugen Demenz vor.

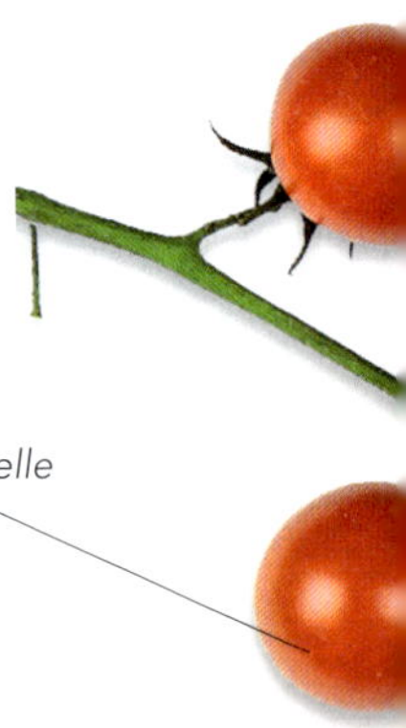

Lycopinquelle

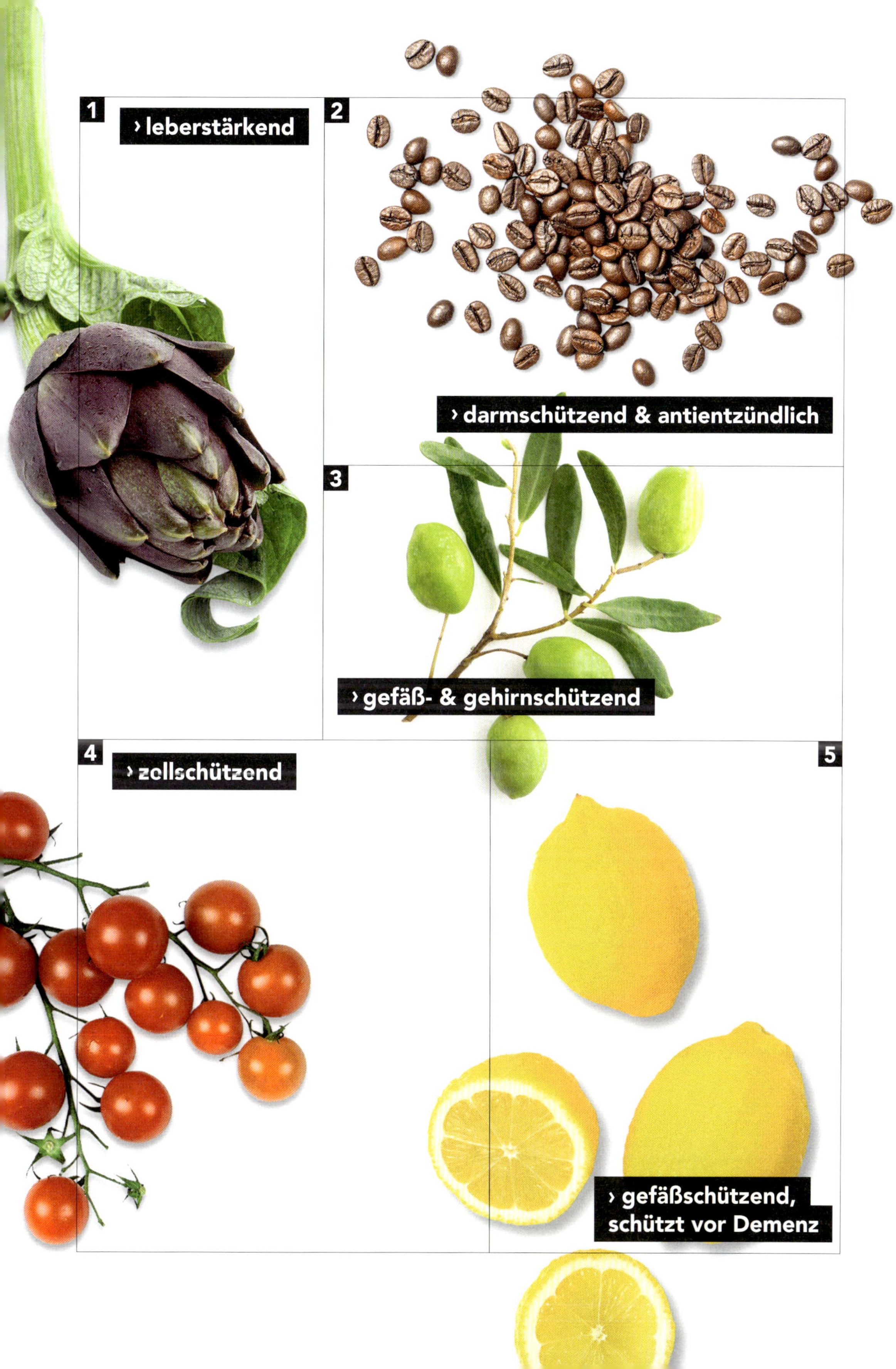
1
› leberstärkend
2
› darmschützend & antientzündlich
3
› gefäß- & gehirnschützend
4
› zellschützend
5
› gefäßschützend,
schützt vor Demenz

San-Marzano-Sugo

Der klassische Tomaten-Sugo aus den aromatischen Eiertomaten aus der Region zwischen Neapel und Salerno schmeckt zu Pasta, auf hauchdünner, krosser Pizza und als Topping auf frischem Grillgemüse, zu Hähnchen mit Parmesan, gegrilltem Fisch oder Muschelgerichten. Wer keine frischen San-Marzano-Tomaten bekommen kann (etwa außerhalb der Saison), der sollte Dosentomaten San Marzano verwenden. Den Sugo kann man in einem gut verschlossenen Weckglas 2 bis 3 Wochen im Kühlschrank aufbewahren. Die Fruchtsäure aus den Tomaten hält die Soße frisch. Bewahren Sie den Sugo in einem Einmachglas auf.

Ergibt ca. 550 ml

400 g geschälte San-Marzano-Tomaten
1 Strauß Basilikum
1 Zweig Rosmarin
6 Knoblauchzehen
4 EL Olivenöl
250 ml trockener Rotwein
½ TL Salz
1 EL Zucker
1 Prise Chiliflocken
schwarzer Pfeffer aus der Mühle
1 TL dunkler Balsamicoessig

- Die Tomaten mit kochend heißem Wasser überbrühen, eiskalt abschrecken und die Haut abziehen. Den Saft auffangen.
- Die Kräuter waschen und trocken schütteln. Knoblauch abziehen und mit dem Messerrücken andrücken. In einem Topf das Olivenöl erhitzen und den Knoblauch darin 2 Minuten goldbraun braten. Die Kräuter dazugeben und unter Rühren mitbraten, bis der Basilikum zusammengefallen ist. Sie dürfen nicht zu dunkel werden. Tomaten mit Saft dazugeben und unter Rühren einmal aufkochen.
- Rotwein, Salz und Zucker zugeben und bei kleiner Hitze offen köcheln lassen, dabei immer wieder umrühren.
- Nach 20–25 Minuten, wenn die Soße angedickt ist, den Herd ausschalten und die Soße mit der Restwärme noch etwas köcheln lassen, bis sie sehr sämig ist. Kräuterzweige entfernen, die übrigen Gewürze und den Balsamico hinzufügen und noch einmal abschmecken.

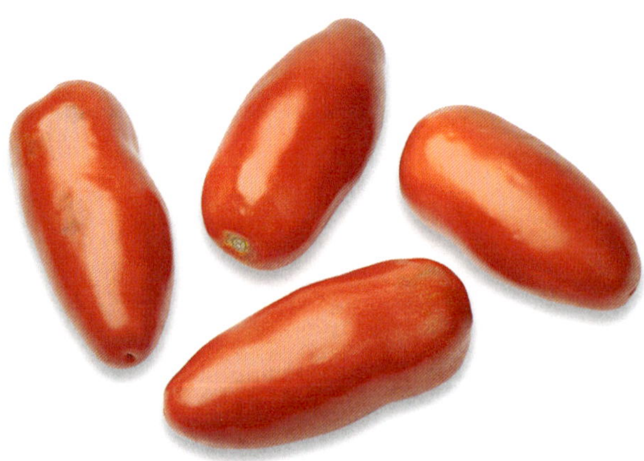

Estragon

Artischocken mit Kräuter-Vinaigrette

Für 2 Portionen

2 Artischocken
2 EL Apfelessig
1 EL Gemüsebrühe
½ TL scharfer Senf
schwarzer Pfeffer aus der Mühle
1 Prise Zucker
3 EL Olivenöl
1 EL frisch geschnittene Kräuter (z. B. Petersilie, Basilikum, Estragon)
1 Bio-Zitrone

- Die spitze, obere Hälfte der Artischocken abschneiden, bei größeren Exemplaren sogar etwas mehr als die Hälfte entfernen. Harte Blätter ringsherum mit einem scharfen Messer wegschneiden. Den Stiel schälen und auf etwa 5 Zentimeter kürzen. Die Artischocken halbieren, das »Heu« mit einem Teelöffel entfernen – kleine Artischocken haben kein Heu.
- Aus den übrigen Zutaten in einer Schüssel eine Vinaigrette anrühren. Von der Zitrone 3 Scheiben abschneiden.
- Die Artischocken und 3 Zitronenscheiben in einen Topf mit reichlich kochendem Salzwasser geben und in 25–35 Minuten weichkochen – fertig!
- Bei Tisch zupft man dann Blatt für Blatt ab, tunkt jedes einzelne in die Soße und zieht mit den Zähnen das Fruchtfleisch ab.

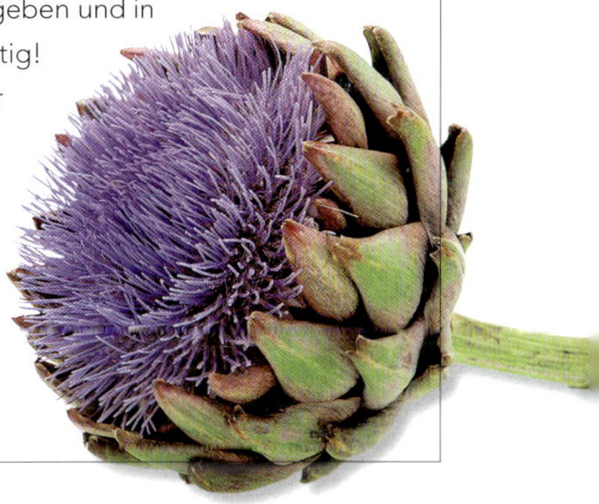

Basilikum

Pesto

Ergibt ca. 200 g

2 Bund Basilikum
1 Knoblauchzehe
50 g Pinienkerne
50 ml hochwertiges Olivenöl
Salz
schwarzer Pfeffer aus der Mühle
2 EL frischer geriebener Parmesan

- Basilikum waschen und trocken schütteln. Blätter klein rupfen, nicht schneiden! Knoblauch abziehen und fein hacken. Mit den Pinienkernen und dem Olivenöl im Mörser zerreiben (nicht pürieren, da sich durch die Hitze die Qualität der ätherischen Öle verändert und durch das Zerhacken die Poren der Blätter verstopft werden), mit Salz und Pfeffer würzen und mit Parmesan bestreut servieren.
- Sofort verwenden zu frisch gekochter Hartweizengrieß-Pasta, als Topping auf Grillgemüse oder zu Fisch oder Fleisch.

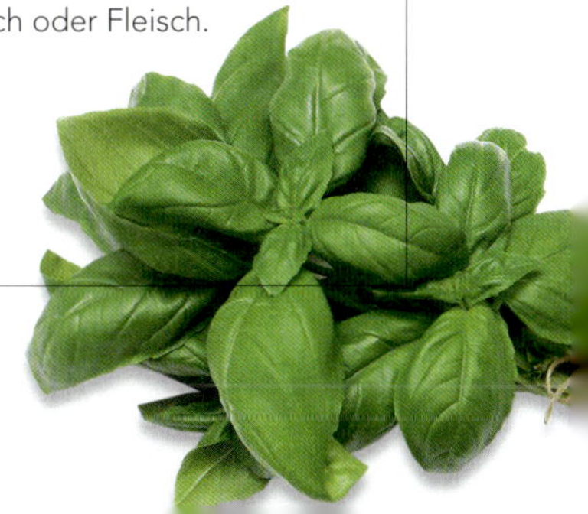

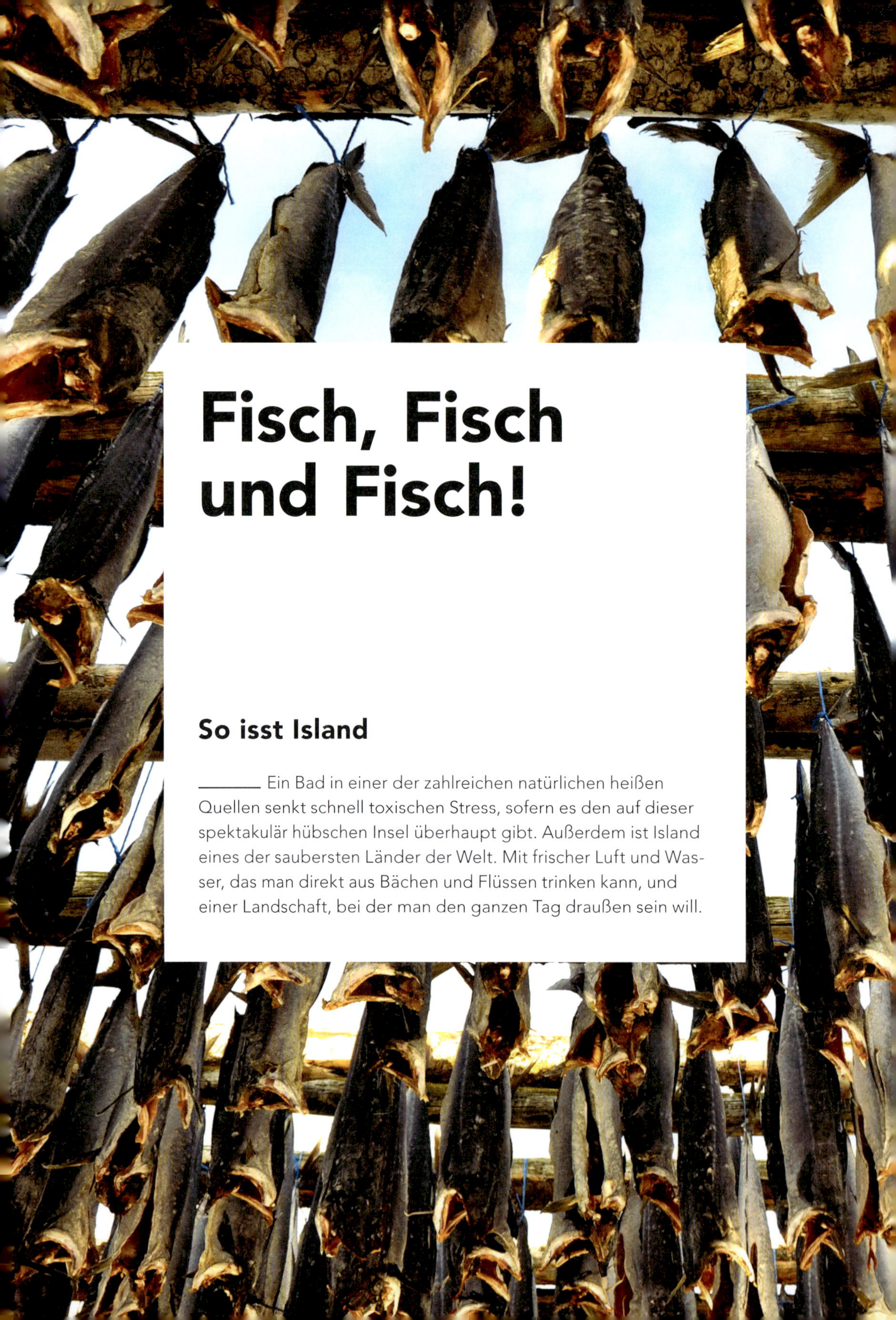

Fisch, Fisch und Fisch!

So isst Island

——— Ein Bad in einer der zahlreichen natürlichen heißen Quellen senkt schnell toxischen Stress, sofern es den auf dieser spektakulär hübschen Insel überhaupt gibt. Außerdem ist Island eines der saubersten Länder der Welt. Mit frischer Luft und Wasser, das man direkt aus Bächen und Flüssen trinken kann, und einer Landschaft, bei der man den ganzen Tag draußen sein will.

Kultur, Tradition und Essen sind in Island eng miteinander verknüpft. Gekocht wird mit den Zutaten der Region und der Saison, alle in hervorragender Qualität und ohne Umweltbelastungen. Auch der isländische Fisch erfüllt höchste Standards und wird verantwortungsbewusst gefangen.

Beim Fleisch wird ebenfalls sehr auf Qualität geachtet – alle Produkte stammen von einheimischen Tieren. In Island gibt es viel biologische Landwirtschaft, die auch das zarte isländische Lammfleisch hervorbringt. Isländische Schafe verbringen den Sommer in den Bergen, wo Bergkräuter den Geschmacksreichtum und die Hochwertigkeit des Fleisches verstärken. Denn nur Fleisch von frei laufenden Tieren, die sich artgerecht ernähren dürfen, gewinnt ein optimales Fettsäurenmuster.

Isländer essen gern und viel, entsprechend reichhaltig fallen die Mahlzeiten aus. Zu einem Frühstück gehören Cornflakes mit **súrmjólk** (Dickmilch) und braunem Zucker, Brot, Aufschnitt, Marmeladen – aus heimischen Beeren –, Tomaten, Gurken und natürlich **síld** (Heringshappen). Mittagszeit ist regulär von zwölf bis 13 Uhr, meist gibt es jetzt Suppe und ein Fischgericht. Wie wäre es mit einer Island-Moos-Suppe? Felsengras kennen wir nur aus der Apotheke, in Form von Hustenpastillen. Tatsächlich aber verwenden die Isländer es auch in der Küche: In einer Suppe als Vorspeise kommt es besonders gut, da es nicht nur hustenstillend und entzündungshemmend wirkt, sondern auch den Appetit anregt und gut für den Magen ist. Danach isst man gerne **ýsa** (Schellfisch), **þorskur** (Kabeljau) und **karfi** (Rotbarsch), gedünstet oder gegrillt. Das Abendessen wird mit der Familie eingenommen und ist die wichtigste Mahlzeit. Die Isländer schwören auf Fisch und Meeresgetier aus Flüssen und der See zur Hauptmahlzeit. Aber auch Lamm ist beliebt.

Seit jeher konservieren die Isländer Nahrungsmittel entweder durch Fermentieren, in der Regel mit Molke oder Salzlake, oder durch Trocknen oder Räuchern, um sie lange haltbar zu machen. Durch die natürliche Konservierung schmecken Lebensmittel besser und sind zudem gesünder als behandelte oder pasteurisierte. Diese traditionellen Arten der Nahrungsmittelkonservierung werden in den Wintermonaten Januar und Februar als Sonnwendfeiern zelebriert. Für die Isländer ist es eine Form der Winteraustreibung, wenn sie auf traditionelle Weise konservierte Speisen essen, denn erst mit dem Frühling begann in früheren Jahrhunderten wieder die Zeit der frischen Lebensmittel.
Seit dem Bau von geothermischen Gewächshäusern gibt es jetzt frische Tomaten, Gurken, Paprikaschoten, Salate und Pilze auf der Insel, vorher waren da nur Rhabarber und Kohl. In den letzten Jahrzehnten haben die Isländer ihre fleisch- und fischlastige Küche um das ehemals verpönte Grünzeug bereichert.

Von Natur aus gesund

In Island leben die gesündesten Menschen dieser Erde. Das könnte unter anderem damit zusammenhängen, dass vor allem Fisch eine große Rolle in der Ernährung der Isländer spielt. Lachs und Hering beispielsweise sind reich an Omega-3-Fettsäuren, die gesundheitsfördernd sind. Außerdem mögen die Isländer ihr Roggen- oder Pumpernickel-Brot mit reichlich komplexon Kohlenhydraten und darmschützenden Ballaststoffen.

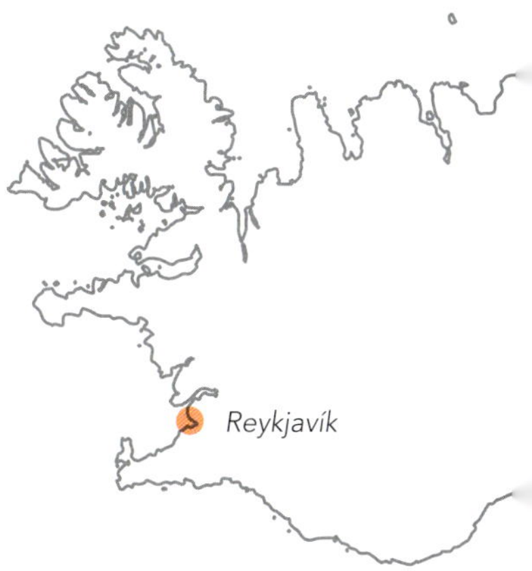

Die 5 besten Lebensmittel der Isländer

Seit Hunderten von Jahren haben die Isländer die Küchentechnik des Konservierens kultiviert. Das verbessert die Qualität der Lebensmittel und sorgt für gesunde Wintervorräte.

1

Harðfiskur

Trockenfisch, meistens Schellfisch oder Kabeljau. Der beliebte Snack ist reich an Eiweiß und gesunden Omega-3-Fettsäuren und schmeckt köstlich mit ein bisschen Butter.

2

Lachs

Ganzjährig gibt es Zuchtlachs und im Sommer Wildlachs aus einem der berühmten Lachsflüsse. Der Fisch ist besonders reich an hirnschützenden und entzündungshemmenden Omega-3-Fettsäuren. *Reyktur silungur* (geräucherte Forelle) ist eine mit Wacholder geräucherte Spezialität.

3

Lamm

Traditionell verbringen isländische Schafe und Lämmer die Sommer frei grasend im Hügelland, das sorgt für ein günstiges Fettsäuremuster des Fleischs.

Omega-3-Quelle

4

Rúgbrauð

Das dunkle, kompakte Roggenbrot wird traditionell in einem speziellen Holzbehälter dampfgegart, und zwar neben einer heißen Quelle im Boden. Es ist reich an Ballaststoffen und gesunden Fetten.

5

Skyr

Das kalziumreiche Milchprodukt ähnelt dem Magerquark. Es ist beliebt wegen seines geringen Fettgehalts und hohen Proteinanteils und extrem lecker mit Heidelbeeren und einem Spritzer Sahne.

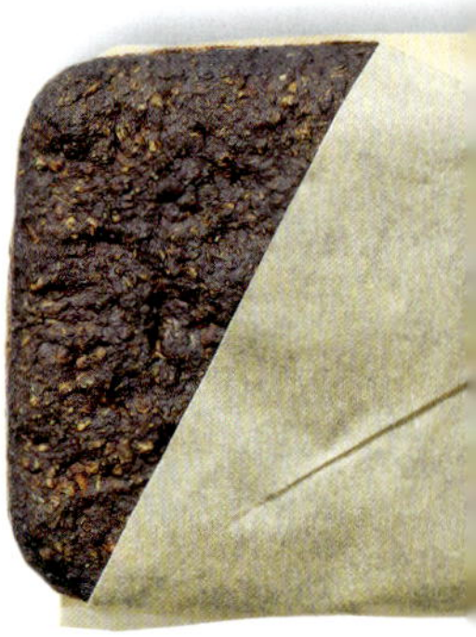

1

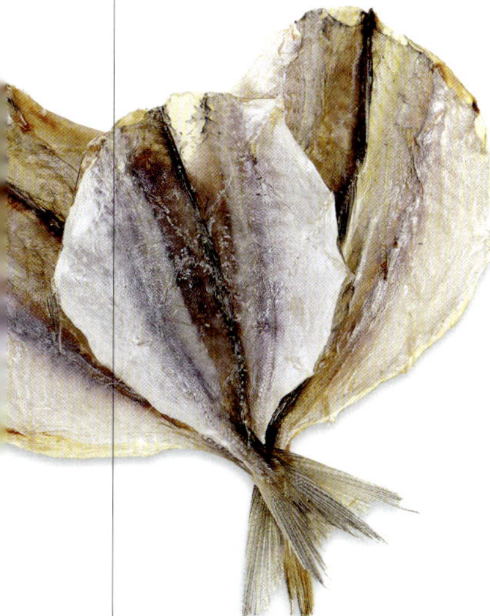

› fettarm & proteinreich

2

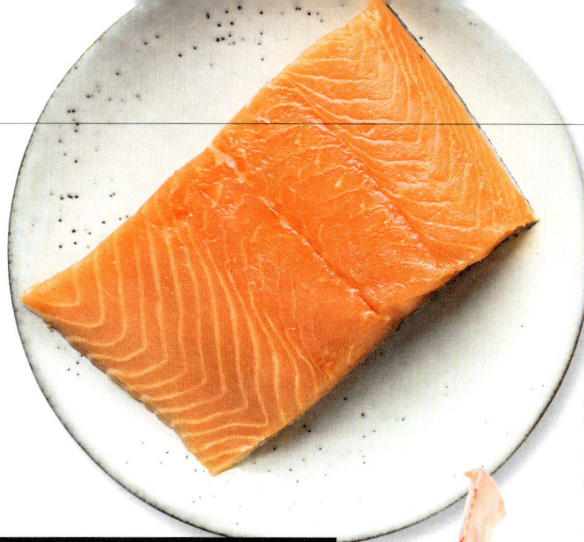

› gefäß- & gehirnschützend

3

› günstiges Fettsäuremuster

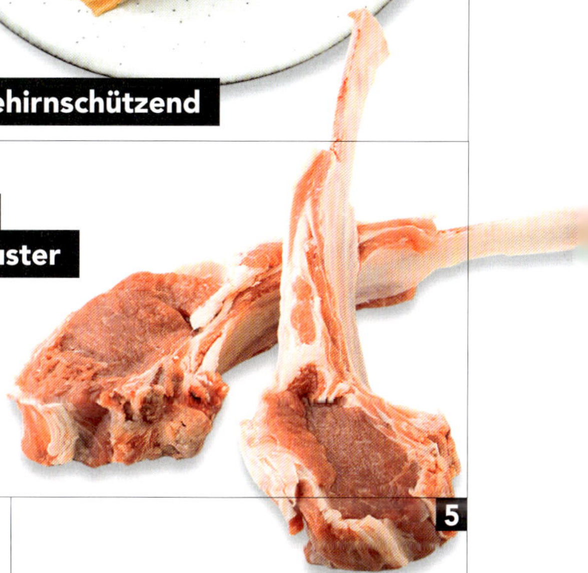

4

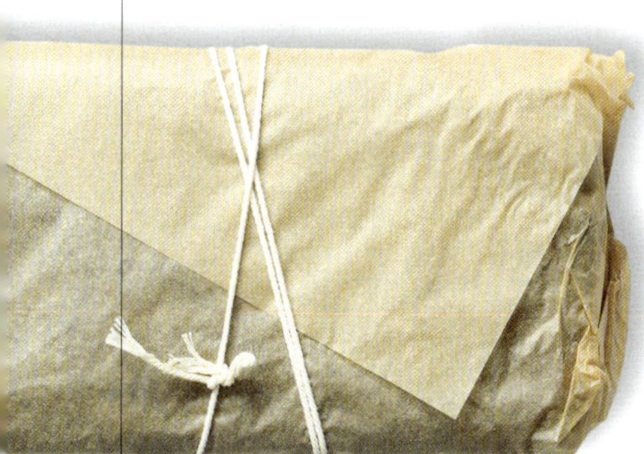

› darmschützend

5

› knochenschützend

gebeizt

Graved Lachs

Der fein-salzige, aromatisch gewürzte und gebeizte Graved Lachs mit Dill ist eine weltweit geschätzte skandinavische Delikatesse. In der traditionellen Variante wird der Lachs nur mit Salz und Zucker gebeizt, hier aber wird er durch einen Hauch von Milchsäuregärung durch Zugabe von etwas Molke verfeinert.
Zucker und Salz entziehen dem Fisch Wasser, während die Molke die Konsistenz des Fischfleischs so verändert, dass es sich leicht schneiden lässt. Weitere Aromen wie Dill (Kerbel- oder Fenchelgrün passen auch sehr gut) ziehen während des Beizvorgangs in den Fisch ein.
Diese Grundform der Zubereitung eignet sich auch für andere fetthaltige Fische wie Kabeljau, Seesaibling oder Makrele. Bei gleichem Gesamtgewicht, aber kleineren Fischen sollte das Gewicht zum Beschweren reduziert werden. Da der Fisch während des Beizvorgangs beschwert und zusammengepresst wird, empfiehlt es sich, dicke Filetstücke zu verwenden.

Für 10 Portionen

- *1 kg Lachsfilet mit Haut, aus dem Mittelteil, in 2 gleich große Stücke geteilt*
- *4 EL feines Meersalz*
- *4 EL Vollrohrzucker*
- *1 TL ganze grüne Pfefferkörner (zerstoßen)*
- *4 EL Molke*
- *1 Handvoll frische Dillzweige*

Außerdem

- *1 Abtropfmatte*

- Die Seitengräten aus dem Lachs entfernen. Den Fisch unter kaltem Wasser abspülen und trocken tupfen. Eine Abtropfmatte auf einen Rost und beides auf ein Backblech legen.
- Salz, Zucker und Pfefferkörner mischen. Die Fleischseite des Fischs damit gründlich einreiben, um den gewünschten Geschmack und die richtige Konsistenz zu erzielen. Die Oberfläche mit der Molke beträufeln und die Dillzweige darauflegen.
- Die beiden Lachsstücke mit den Fleischseiten zusammenfügen, auf die Abtropfmatte legen und das ganze Backblech gut mit Frischhaltefolie abdecken. Ein zweites Backblech darauflegen und zum Beschweren einen Ziegelstein von gut 2 Kilogramm oder einen mit gut 2 Liter Wasser gefüllten Wasserkanister direkt über dem Lachs auf das obere Backblech stellen.
- Für 2–4 Tage in den Kühlschrank stellen und den Fisch zweimal täglich wenden, anschließend kann man ihn aufschneiden und verzehren. Oder Sie packen die Lachsstücke einzeln in Frischhaltefolie ein und bewahren Sie noch 4–6 Tage im Kühlschrank auf. Der Fisch sollte innerhalb von 10 Tagen verzehrt werden.
- Zum Verzehr aus der Folie nehmen, die Gewürzschicht entfernen, Reste davon abspülen und den Fisch trocken tupfen. Mit Käseleinen abgedeckt 1 Stunde im Kühlschrank lassen. Schräg in feine Scheiben aufschneiden.

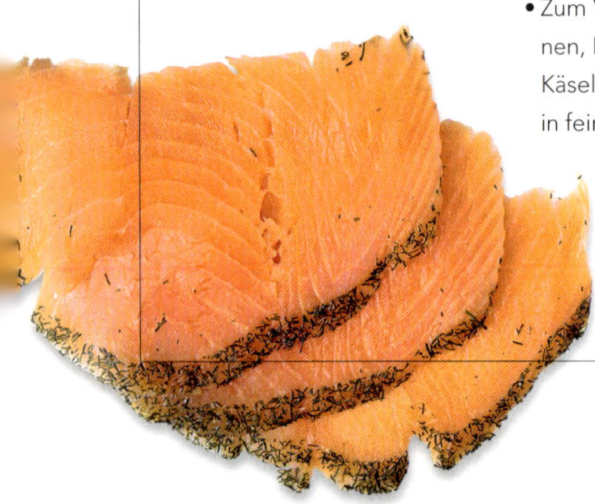

fermentiert

Rote Bete

500 g	*Rote Bete*
100 g	*klein geschnittene Zwiebel*
1–2	*Knoblauchzehen*
30 g	*Salz*
	frisch gemahlener schwarzer Pfeffer

- Rote Bete waschen, schälen und in feine Scheiben hobeln. Die Zwiebel in Würfel schneiden, den Knoblauch abziehen und fein hacken. 4–5 größere Rote-Bete-Scheiben beiseitelegen.
- Alles zusammen mit dem Salz und dem Pfeffer in einer Schüssel gut vermengen, kurz kneten.
- Dicht und fest in ein Glas drücken, mit den beiseitegelegten Scheiben zum Schluss abdecken. Füllgut bedecken und beschweren.
- Nach drei Tagen eine erste Kostprobe nehmen und das Glas so lange bei Zimmertemperatur stehen lassen, bis der gewünschte Geschmack erreicht ist. Dann gut verschließen und an einem kühlen Ort aufbewahren.

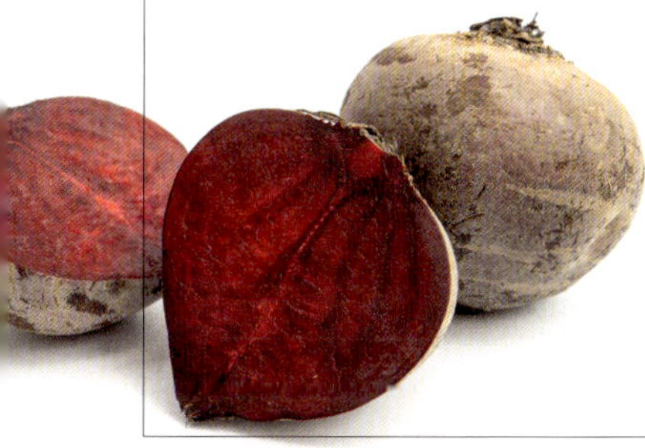

probiotisch

Skyr-Beeren-Smoothie

Für 2 Portionen

2	*Birnen*
etwas	*Zitronensaft*
200 g	*Beeren*
450 g	*Skyr*
200 g	*feine Haferflocken*
50 g	*Haselnüsse*
2 EL	*Mohnsamen*

- Birnen waschen, vierteln und von den Kerngehäusen befreien. Zwei Viertel beiseitestellen und mit Zitronensaft beträufeln. Die restlichen Birnen mit Beeren, Skyr und Haferflocken in einem hohen Gefäß pürieren. Smoothie auf 2 Schüsseln verteilen und quellen lassen.
- Nüsse in einer Pfanne ohne Fett anbraten, bis sie durften, und im Mörser hacken. Die Birnenviertel in Streifen schneiden. Die Smoothies mit Birnenscheiben belegen, mit Mohn und Nüssen bestreuen.

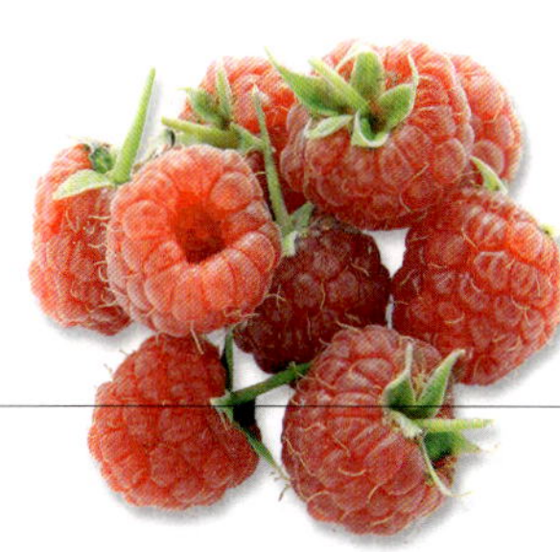

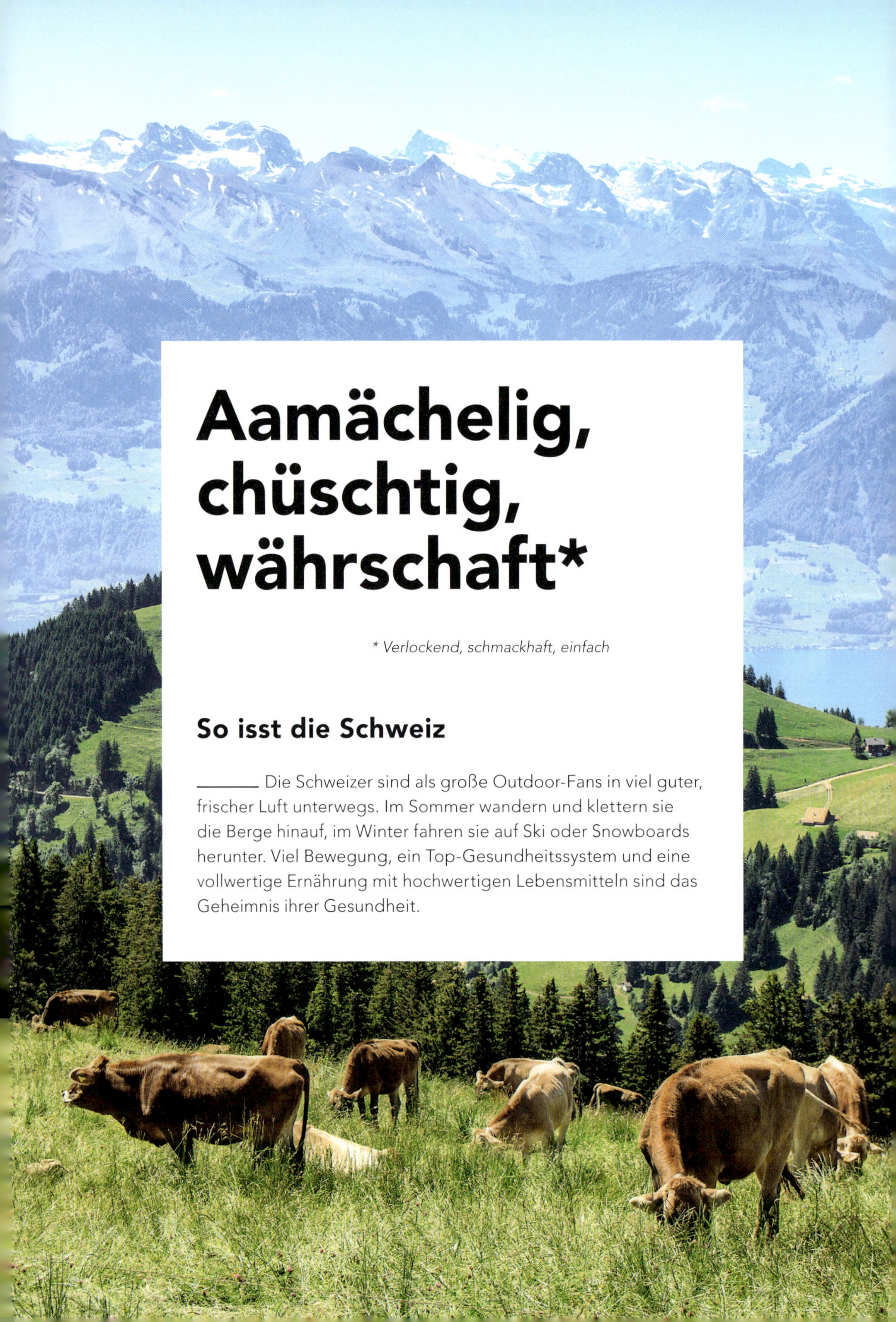

Aamächelig, chüschtig, währschaft*

** Verlockend, schmackhaft, einfach*

So isst die Schweiz

——— Die Schweizer sind als große Outdoor-Fans in viel guter, frischer Luft unterwegs. Im Sommer wandern und klettern sie die Berge hinauf, im Winter fahren sie auf Ski oder Snowboards herunter. Viel Bewegung, ein Top-Gesundheitssystem und eine vollwertige Ernährung mit hochwertigen Lebensmitteln sind das Geheimnis ihrer Gesundheit.

Den Schweizern geht es ziemlich gut. Lebensqualität wird hier großgeschrieben. Die Wirtschaft prosperiert, und auch der Gesundheitszustand der Eidgenossen ist so gut wie noch nie. Vier von fünf Schweizern geben an, bei guter Gesundheit zu sein. Im Schnitt der OECD-Länder liegt dieser Wert nur bei 69 Prozent. Die Selbstwahrnehmung deckt sich auch mit objektiven Zahlen. So steigt die Lebenserwartung kontinuierlich. Vor 100 Jahren hatte ein Neugeborenes im Schnitt nicht einmal 60 Jahre in der Schweiz vor sich. Heute werden Männer durchschnittlich 82 Jahre alt, Frauen sogar 85 Jahre.

Die Schweizer Steuermehreinnahmen fließen indirekt wieder an die Bevölkerung zurück. Eine gute Anstellung in einem wohlhabenden Land mit einer grandiosen Naturlandschaft trägt also sicherlich dazu bei, dass man gut alt werden kann. Zudem trägt zum guten Gesundheitszustand der Eidgenossen der Faktor bei, dass sie im umweltfreundlichsten Land der Welt wohnen. Laut dem jährlichen Ranking des *Environmental Performance Index* (EPI) des Yale Centers und der Columbia University wird nirgendwo mehr Rücksicht auf die Umwelt genommen.

Ihre Ernährung ist den Schweizern wichtig. So schätzen über 80 Prozent frisch zubereitete Mahlzeiten, kaufen, wenn möglich, Schweizer Lebensmittel ein und halten die Qualität von Lebensmitteln für wichtiger als ihren Preis. Gut die Hälfte der Befragten achtet auf die Herkunft ihrer Nahrungsmittel aus kontrolliert ökologischem Anbau. Die Schweizer Esskultur ist so vielfältig wie das Land selbst, jeder Kanton hat seine eigenen Spezialitäten. Auch wird die Kulinarik von den Feinschmecker-Nachbarländern Frankreich und Italien beeinflusst. Schweizer lieben **einfache, bodenständige Gerichte**, die gut sättigen und einfach in der Zubereitung sind, zugleich aber Vielfalt und höchste Qualität bieten.

Zum Frühstück mögen Schweizer **Gipfeli zum Zmorgen**, also Croissants. Am Sonntag essen viele Familien Zopf mit Butter und Marmelade. »Zmittag« kommt in ländlichen Gegenden etwas Warmes auf den Tisch, etwa Rösti mit Bratwurst und Spiegelei oder **Älplermagronen** (Makkaroni in Milchsoße mit Bergkäse überbacken). Nach einer Wanderung oder dem Sonntagsspaziergang schmeckt auch die die **Z'Vieri-Plättli**: Käse (meist Greyerzer, Emmentaler, Appenzeller, Hobelkäse oder ein Alpkäse), Trockenfleisch, Speck und Butter auf einem Holzteller zusammen mit Brot und Rot- oder Weißwein aus der Region. Abends essen die Schweizer nicht nur zu besonderen Anlässen im Winter ein **Raclette** oder ein **Käsefondue** mit mindestens zwei verschieden Sorten Käse, Knoblauch und Weißwein. Hier ist das gesellige Beisammensein wichtiger als das Essen selbst. Wer Desserts mag, ist in der Schweiz am richtigen Platz. Köstlich sind die Klassiker **Engadiner Nusstorte** oder **Rüeblitorte** aus geriebenen Karotten und Haselnüssen.

Ohne Gesundheit ist Altern nichts

Das Land mit dem Matterhorn, dem Rheinfall und dem Vierwaldstättersee leistet sich eines der teuersten Gesundheitssysteme der Welt – und das zahlt sich aus. Die Bewohner werden immer älter, überleben Krebs und Herzinfarkte. Nur die Demenz trübt das Bild.

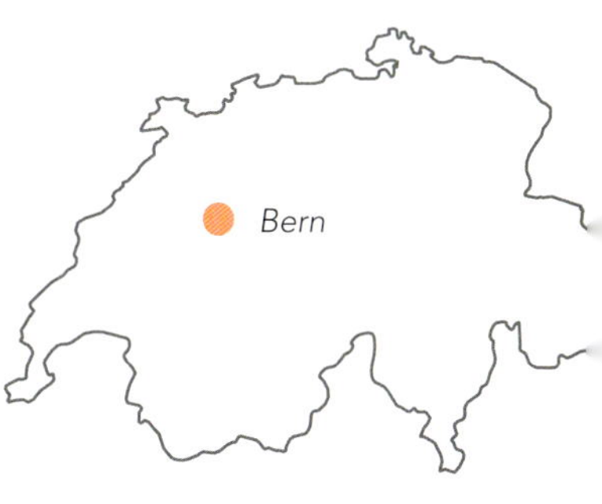

Die 5 besten Lebensmittel der Schweizer

Kühe prägen die Landschaft und Milch die Ernährungskultur. In dem Berg- und Grasland werden gut 450 Käsesorten und die legendäre Schweizer Schokolade hergestellt.

1

Haselnusskerne

Ungesättigte Fettsäuren wirken sich positiv auf die Blutfettwerte aus. Vitamin E schützt die Zellen. Kalzium, Zink und Magnesium beeinflussen all die Vitalfunktionen positiv. Lezithin schützt das Gehirn.

2

Käse

Das Kalzium im Käse stärkt die Knochen und wird leichter vom Darm aufgenommen als das aus Milch. Buttersäure senkt LDL-Cholesterin und bestimmte Tripeptide senken bei regelmäßigem Verzehr (30 g/Tag) den Blutdruck.

3

Kartoffel

Die kalorienarme Knolle liefert Ballaststoffe, Eiweiß und Vitamin C. Besonders gesund ist sie, wenn sie nach dem Garen in der Schale erkaltet. So bildet sich resistente Stärke, die wie ein darmschützender Ballaststoff verdaut wird.

4

Schokolade

Kakaobohnen enthalten viele zell- und gefäßschützende Flavanolen. Ab 70 Prozent Kakaogehalt wirkt Schoki antientzündlich und kann Altersprozesse verlangsamen.

5

Zwiebel

Das vielschichtige Gemüse enthält stark zellschützende Sulfide. Sie wirken antientzündlich, senken das Cholesterin und regen die Magensaftsekretion wie die Darmbewegung an.

Flavanolenquelle

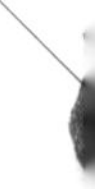

1

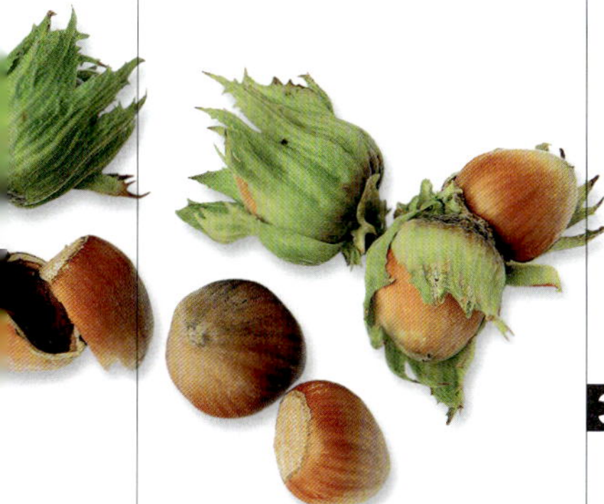

› gefäß- & gehirnschützend

2

› kalziumreicher Blutdrucksenker

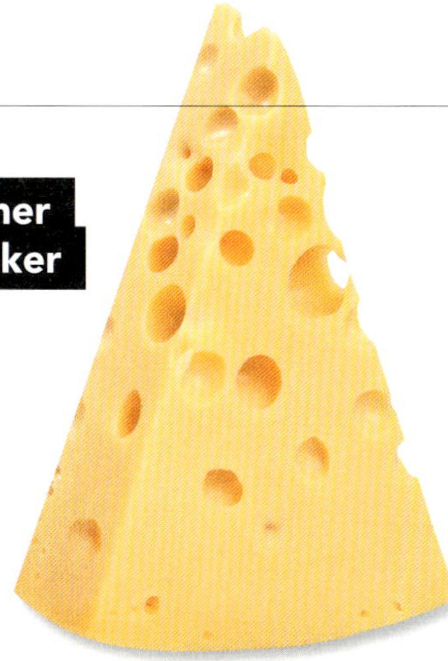

3

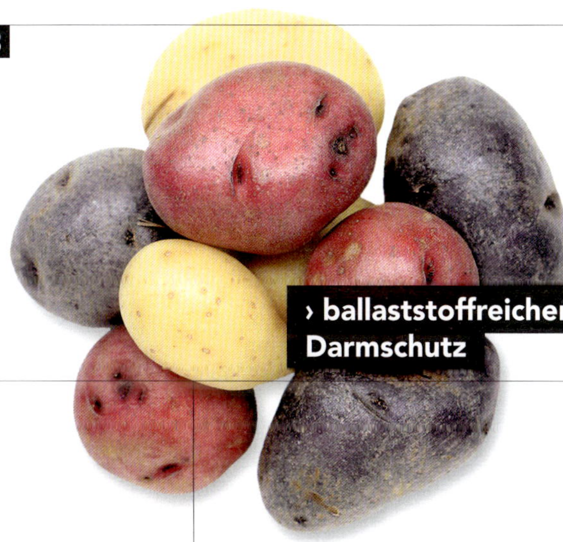

› ballaststoffreicher Darmschutz

4

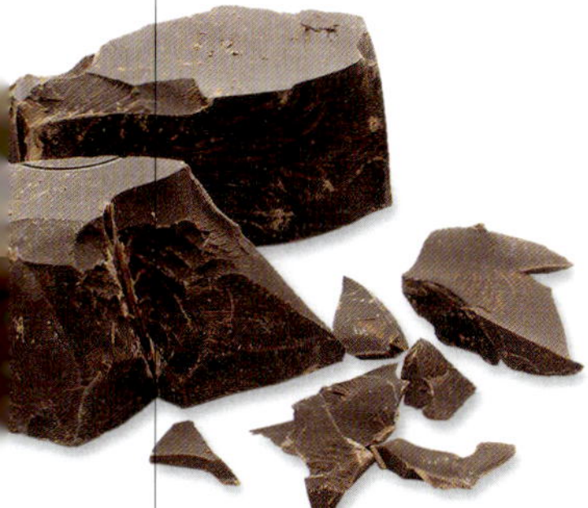

› gefäßschützend

5

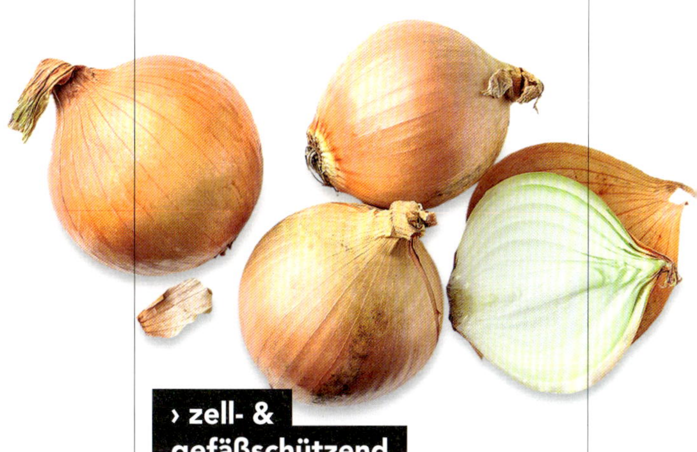

› zell- & gefäßschützend

Getreide

Bircher-Müsli

Der Frühstücksklassiker verbindet ein gutes Gewissen mit Genusserlebnis, und das schon morgens. Entwickelt vom Schweizer Arzt Oskar Bircher-Benner für die Patienten seines Sanatoriums, wurde es ursprünglich nur mit Äpfeln zubereitet. Heute kommt alles an Früchten ins Bircher-Müsli, was die Saison hergibt. Das ursprüngliche Müsli wurde übrigens mit Kondensmilch, Zitronensaft, Haferflocken und Haselnüssen vermischt. Heute isst man es gerne mit Joghurt oder Skyr (siehe Seite 36). Mandeln und Rosinen kann man verwenden, wie man möchte. In der Schweiz garantiert Bircher-Müsli nicht nur einen guten Start in den Tag, sondern kommt auch abends als Hauptmahlzeit auf den Tisch.

Für 2 Portionen

- *1 Apfel, klein und säuerlich*
- *250 g Vollmilchjoghurt*
- *50 g feine Haferflocken*
- *40 g Haselnüsse, gehackt*
- *1 El Honig*
- *½ TL Zitronensaft*
- *1 50 g TK-Himbeeren*
- *½ Pck. Vanillezucker*

- Äpfel vierteln, entkernen und auf einer Vierkantreibe raspeln.
- Joghurt mit Haferflocken, Nüssen, Honig, Zitronensaft und Apfelraspeln in eine Schüssel geben und verrühren.
- Nun 2/3 der aufgetauten Himbeeren mit Vanillezucker pürieren und durch ein feines Sieb streichen. Restliche Beeren untermischen und zum Müsli servieren.

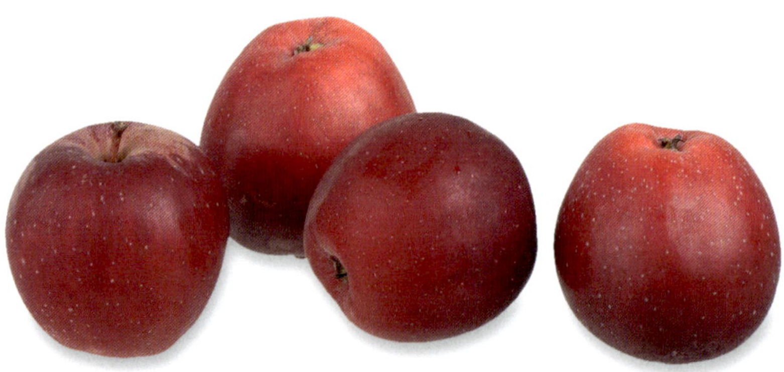

Kartoffeln

Rösti

Für 2 Portionen

700 g	*festkochende Kartoffeln*
etwas	*Salz*
etwas	*Rapsöl*
etwas	*Pfeffer*

- Kartoffeln waschen und in kochendem Salzwasser in 15–20 Minuten knapp bissfest garen, sodass sie noch einen festen Kern haben. Abgießen und die Kartoffeln über Nacht abkühlen lassen.
- Am nächsten Tag die Kartoffeln pellen und grob raspeln.
- Für die Rösti 3 EL Öl in einer großen beschichteten Pfanne erhitzen. Die geriebenen Kartoffeln darin verteilen und bei kleiner Hitze 3 Minuten anbraten. Dann die Hitze erhöhen, die Kartoffeln wenden, 3 Minuten weiterbraten, sodass sie zum Teil etwas knusprig sind, aber nicht völlig trocken werden. Mit Salz und Pfeffer würzen.

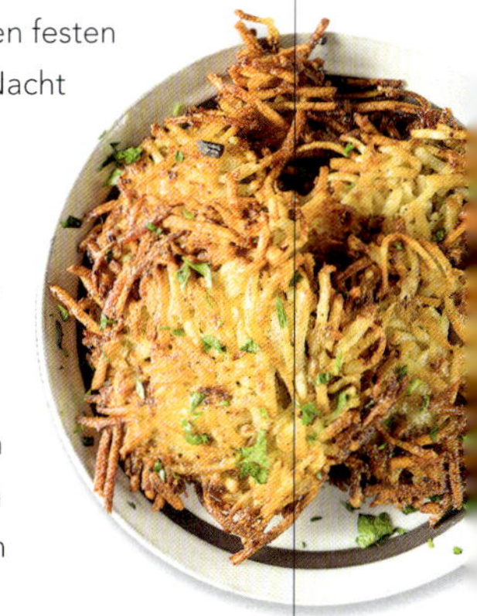

Milch

Sauerkäse-Roulade mit Wildkräutern

Für 4 Portionen

300 g	*Bloder- oder Sauerkäse (ganz jung)*
250 g	*Magerquark*
	Kräuter-Salz
	schwarzer Pfeffer aus der Mühle
1	*Beutel Agar-Agar*
oder 6	*Blatt Gelatine*
sowie	*Wildkräuter, Blüten, Gartenkräuter, ganz nach Geschmack*

- Käse zerbröseln, mit Quark mischen, mit Salz und Pfeffer abschmecken und mit Agar-Agar (in wenig Milch oder Wasser aufkochen) oder mit aufgelöster Gelatine vermengen und kurz beiseitestellen, bis das Ganze leicht geliert. Dann die Masse auf einem Bogen Backpapier rechteckig ausstreichen und wieder etwas warten, bis das Ganze leicht anzieht.
- Klein gehackte Kräuter und, wenn vorhanden, auch ganze Blüten großzügig darauf verteilen, zu einer Roulade einrollen und dann so lange im Kühlschrank stehen lassen (idealerweise etwa 10–12 Stunden), bis eine schnittfeste Roulade entstanden ist. Feine Tranchen schneiden und zusammen mit Salat und Vollkornbrot servieren.
- Variante: Die Kräuter und Blumen zur Käse-Quark-Mischung geben und das Ganze in eine Terrinenform geben. Sonst wie oben beschrieben verfahren.

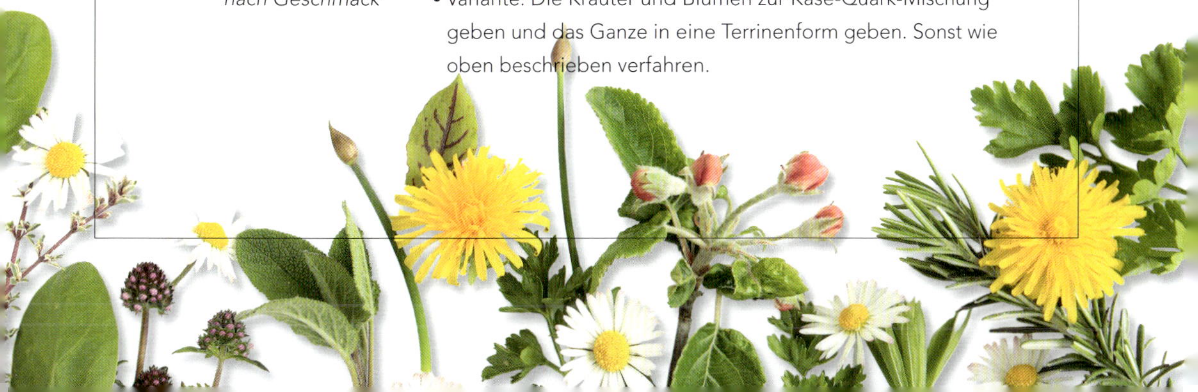

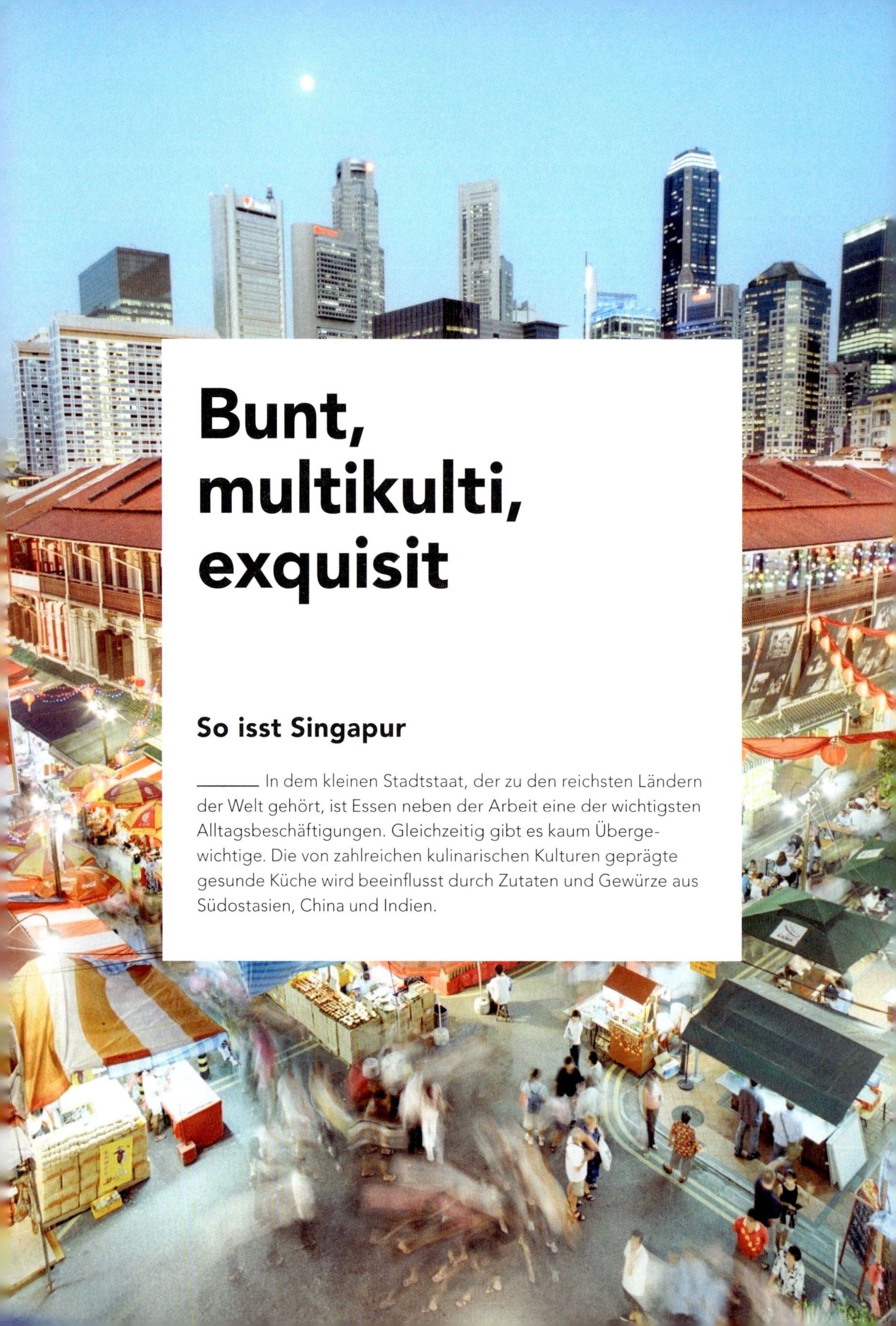

Bunt, multikulti, exquisit

So isst Singapur

______ In dem kleinen Stadtstaat, der zu den reichsten Ländern der Welt gehört, ist Essen neben der Arbeit eine der wichtigsten Alltagsbeschäftigungen. Gleichzeitig gibt es kaum Übergewichtige. Die von zahlreichen kulinarischen Kulturen geprägte gesunde Küche wird beeinflusst durch Zutaten und Gewürze aus Südostasien, China und Indien.

Die Menschen in Singapur haben mit die höchste Lebenserwartung der Welt. Da ein Drittel der Bevölkerung ursprünglich aus dem Ausland kommt, findet man hier Menschen unterschiedlicher Konfessionen, Kulturen und Lebensstile. Sowohl malaysische, indonesische, chinesische als auch indische Einflüsse prägen nicht nur das Stadtbild, sondern auch die Esskultur. Auch die Händler aus dem fernen Europa und aus Arabien trugen ihren Teil dazu bei. Als sich vor 300 Jahren die Einwanderer mit der malaysischen Bevölkerung mischten, brachten sie Teile ihrer Kultur ein und formten daraus eine eigene: *Peranakan*. Sie zeichnet sich durch die Bereitschaft aus, sich aus allen Kulturen, mit denen man in Berührung kommt, das anzueignen, was einem gefällt.

Heute ist Singapur eines der reichsten Länder der Welt. Fleiß, Disziplin, strenge Ordnung sowie ein ausgeprägter Sinn für nützliche Ideen haben mitgeholfen. Wohlstand, so gut wie keine Kriminalität, die friedliche Koexistenz der Ethnien und Religionen – alles aufgebaut auf kapitalistischen Prinzipien, ohne westlichen Freiheitsidealen zu folgen. Mittlerweile bringen es die Singapurer mit westlichem Lebensstil und östlichen Traditionen auf eine stolze durchschnittliche Lebenserwartung von 81,98 Jahren. Zu verdanken haben die Singapurer dies in erster Linie ihrer Ernährung. Denn Essen ist den Singapurern ausgesprochen wichtig und es bietet eine Menge Gesprächsstoff. Aufgrund der zahlreichen kulturellen Einflüsse genießen die Menschen hier die reinste Fusion-Küche, reich an frischem Gemüse und Obst, Kräutern, Gewürzen, magerem Fleisch und Fisch sowie Meeresfrüchten.

So isst man zum Frühstück gerne chinesischen Reisschleim, **Congee** oder ein ursprünglich aus Indien stammendes **Roti prata**. Mittags kann man zu einer chinesischen Suppe greifen oder einem traditionellen **Rojak** (Früchte-Gemüse-Salat mit Mango und Tintenfisch, Erdnüssen und Krabbenpaste) und abends zu einer **Laksa** (Reisnudeln mit Kokosnuss-Curry-Soße, Shrimps, Ei und Hähnchen), **Char Kway Teow** (gebratene Nudeln mit dunkler süßer Soße, Bohnensprossen, Fischfrikadellen, Venusmuscheln und chinesischen Würstchen) oder **Bak Kut Teh** (Schweinerippchen mit fünf Gewürzen, Knoblauch und Paprika in einer Suppe, dazu frittierte Teigtaschen).

Darüber hinaus verfügt Singapur über ein außerordentlich effizientes Gesundheitswesen und, da man sich auf die frühzeitige Prävention konzentriert, ein effektives Management chronischer Krankheiten. Der Stadtstaat hat außerdem ein exzellentes Regelsystem, um die Umwelt sauber zu halten. So ist Rauchen auf vielen öffentlichen Plätzen verboten. Die gut ausgebauten öffentlichen Gehwege und verschiedene staatliche Sportförderungsprogramme sorgen dafür, dass Singapur im internationalen Vergleich der Übergewichtigen weit hinten auf Platz 162 liegt.

Ein Land des Lächelns

Da die meisten Einwohner Singapurs chinesische Wurzeln haben, sind die Traditionen des Landes entsprechend geprägt. Dazu gehört auch, dass den Älteren stets Respekt gezollt wird und dass es kaum etwas Schlimmeres gibt als das »Gesicht zu verlieren«. Mit Höflichkeit, Ruhe und einem Lächeln kommt man im Leben wesentlich weiter.

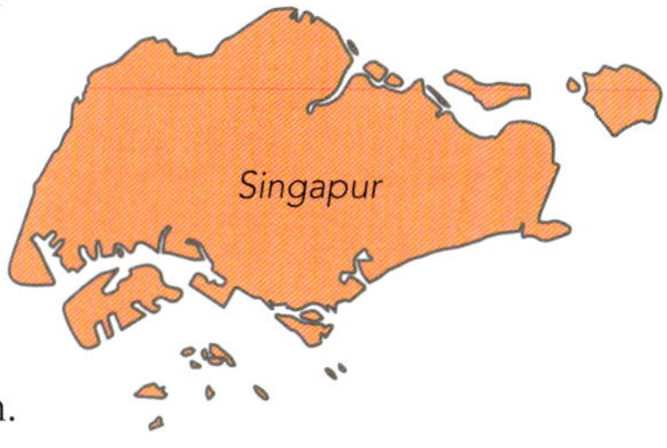

Die 5 besten Lebensmittel der Singapurer

Malaysisch, Indisch, Chinesisch – wenn es um kulinarische Vielfalt und hochwertige Zutaten geht, kann kaum eine Stadt mit der berühmten Straßenküche in Singapur mithalten.

1 Chili

Capsaicin regt die Durchblutung an und wirkt antibakteriell. Außerdem wird mehr Magensaft produziert. Sensationell hoch ist ihre immunschützende Wirkung, was die Verdauung erleichtert. Nicht zuletzt wirken Chilis aufgrund ihres hohen Vitamin-C-Gehalts (dreimal mehr als Zitrusfrüchte) immunschützend.

2 Ingwer

Die scharfe Knolle ist reich an Vitamin C und enthält darüber hinaus Eisen, Kalium, Kalzium, Magnesium, Natrium und Phosphor. Das Rhizom wirkt antibakteriell, antiviral und ist gut für die Darmflora. Zudem kann Ingwer die Vermehrung von Viren hemmen. Acetylsalicylsäure lindert Schmerzen, dämmt Entzündungen ein und hemmt die Blutgerinnung.

3 Koriander

Er wirkt gleich gegen zwei Geißeln der Menschheit: einmal wie ein natürliches Antibiotikum gegen Bakterien und auch noch gegen unsere Alterung durch chronische, stille Entzündungen.

4 Kurkuma

Das Ingwergewächs verleiht Currymischungen die gelbe Farbe, enthält ätherische Öle und das Polyphenol Kurkumin. Kurkumin aus dem Rhizomgewächs wirkt entzündungshemmend, zellschützend und fördert im Gehirn das Wachstum von Nervenzellen.

5 Reis

Frei von Gluten, reich an Ballaststoffen und wertvollen Mineralien wie Kalium, Natrium, Jod, Zink und Eisen, wirkt ungeschälter Basmatireis darmschützend. Außerdem wirkt er entwässernd.

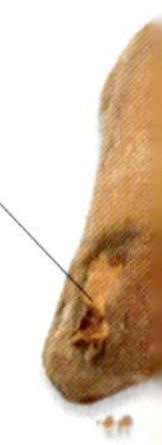

1

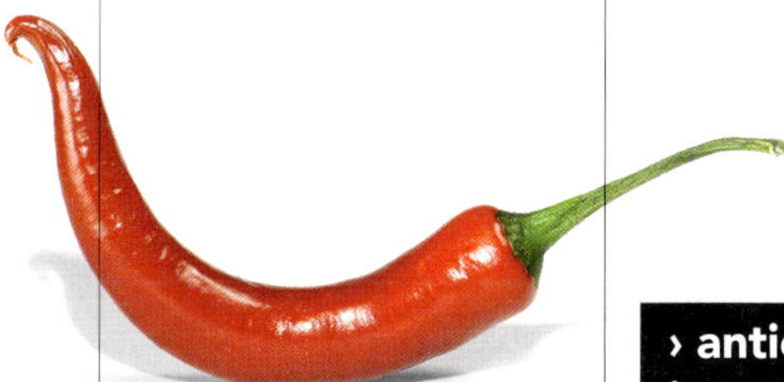

› immunstärkend

2

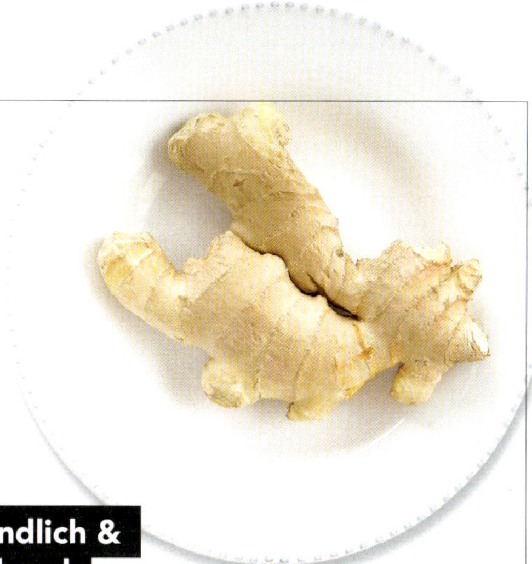

› antientzündlich & immunstärkend

3

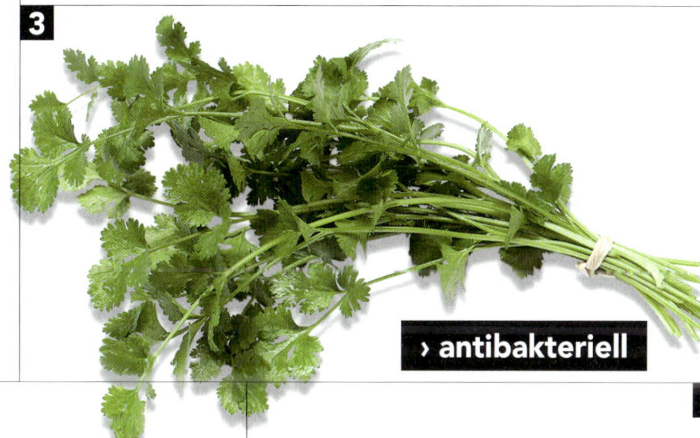

› antibakteriell

4

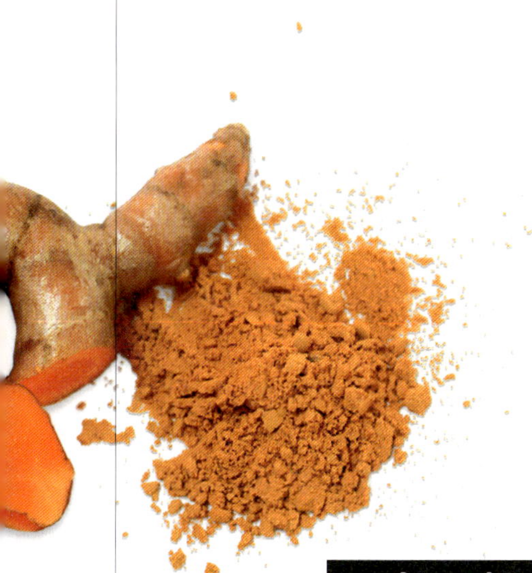

› gehirnschützend

5

› darmschützend

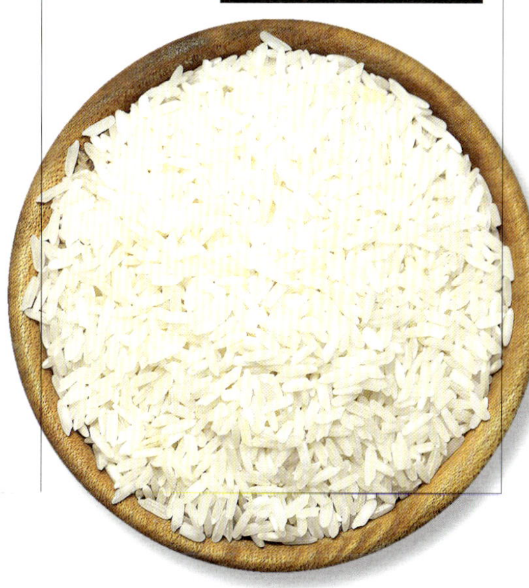

Laksa Udang

Wer Singapurer, die im Ausland leben, danach fragt, was ihnen am meisten fehlt, bekommt in der Regel immer dieselbe Antwort: Rojak (ein Salat), Roti Prata (ein dünnes Gebäck, das einfach zu allem passt), Chili- und Pfeffer-Krabben, Char Kway Teow (Reis, Nudeln, Eier und Krabben), Laksa (ein Curry), Fish Head Curry (Fischkopf mit Tamarinde und Curry) und Satay.

Für 4 Portionen

Für die Würzpaste:

- *3 EL getrocknete Garnelen*
- *4 rote Chilischoten*
- *3 Knoblauchzehen*
- *3 cm Ingwerwurzel*
- *2 cm Kurkumawurzel*
- *2 Stängel Zitronengras*
- *12 ungesalzene Macadamianüsse*
- *1 EL Sojaöl zum Rösten*

Für die Suppe

- *500 g rohe geputzte Garnelen*
- *200 g Tofu*
- *100 g Sojabohnensprossen*
- *100 g dünne Reisnudeln*
- *5 EL Sojaöl*
- *400 g Kokosmilch*
- *250 ml Hühnerbrühe*
- *1 Frühlingszwiebel*
- *1 EL Korianderpulver*
- *Salz*
- *1 TL brauner Zucker*

• Für die Würzpaste die getrockneten Garnelen in eine Schüssel geben und etwa 5 Minuten in 6 EL Wasser einweichen. Chilischoten waschen, halbieren und entkernen. Knoblauch abziehen, Ingwer und Kurkuma schälen, Zitronengras in Stücke schneiden. Alle vorbereiteten Zutaten mit den Garnelen in einem hohen Gefäß mit dem Stabmixer pürieren.

• In einer Pfanne das Öl erhitzen und die Paste bei mittlerer Hitze und unter Rühren etwa 5 Minuten köcheln lassen. Beiseitestellen.

• Tofu in kleine Würfel schneiden und in etwas heißem Öl kurz anbraten. Sojabohnensprossen zugeben und ebenfalls kurz anbraten. Die Reisnudeln in einer Schüssel mit 1,5 Liter kochendem Wasser übergießen, kurz einweichen und abseihen.

• Einen Wok erhitzen, das Sojalöl darin erhitzen und die Garnelen darin anbraten. Würzpaste, Nudeln, Tofu und Sprossen zugeben und Kokosmilch sowie Hühnerbrühe dazugießen. Etwa 3 Minuten kochen lassen. Die Frühlingszwiebel schneiden. Suppe mit Koriander, Salz und Zucker würzen. In Schalen anrichten und mit den Frühlingszwiebelstreifen garnieren.

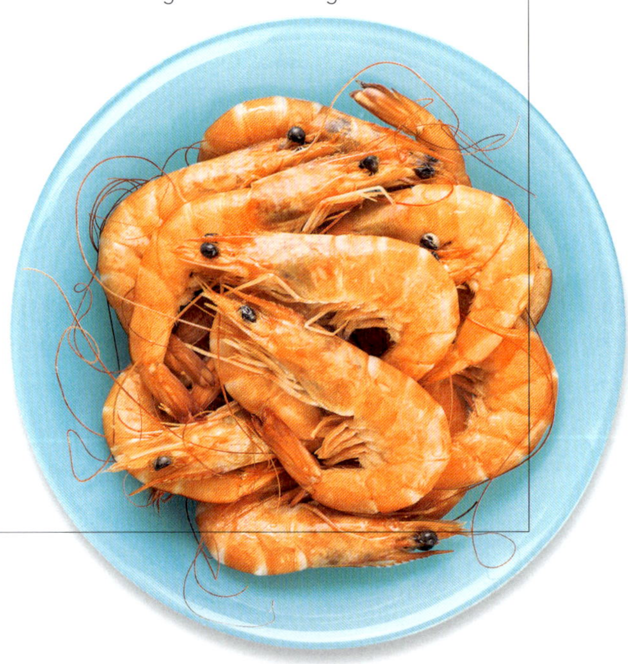

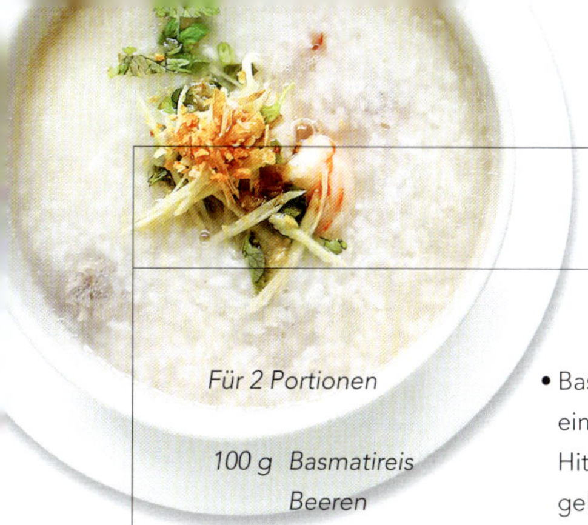

Reis

Congee

Für 2 Portionen

100 g Basmatireis
Beeren (nach Belieben)
Pilze (nach Belieben)
Sprossen (nach Belieben)
Möhren (nach Belieben)

- Basmatireis in einem Sieb abspülen. Mit 1 Liter Wasser in einem großen, hohen Topf aufsetzen. Aufkochen, dann die Hitze herunterdrehen und den Reis bei kleiner Hitze und unter gelegentlichem Umrühren 3–4 Stunden köcheln lassen.
- Pur essen oder mit süßen oder pikanten Zutaten (etwa Beeren, Pilzen, Sprossen oder Möhrenraspel) nach Wahl ergänzen.
- Aufgrund der langen Kochzeit sollte man Congee gleich auf Vorrat kochen. Der Reisbrei hält sich abgedeckt im Kühlschrank 4 Tage und kann bei Bedarf einfach portionsweise erhitzt werden.

Rojak

Sprossen

Für das Dressing

2 Limetten
4 TL Olivenöl
1 TL Sambal Olek
1 TL Tamarinde
1 TL brauner Zucker
Meersalz
schwarzer Pfeffer

Für das Rojak

125 g Babyspinat
1 große reife Mango
1 Bund Radieschen
½ Salatgurke
½ Ananas
125 g Bohnensprossen
1 rote Chilischote
350 g Tofu
100 g Erdnüsse ohne Salz
Erdnussöl

- Für das Dressing die Schale einer Limette und den Limettensaft von 2 Limetten mit den restlichen Zutaten mischen. Mit Meersalz und schwarzem Pfeffer aus der Mühle würzen.
- Den Spinat waschen und trocken schleudern. Die Mango schälen und das Fruchtfleisch in langen Streifen vom Kern abschneiden. Die Radieschen waschen und in feine Scheiben schneiden. Die Gurke längs halbieren, mit einem Teelöffel die Kerne entfernen und das Fruchtfleisch würfeln. Die Ananas schälen und das Fruchtfleisch in 1 Zentimenter große Würfel schneiden. Alles in eine Schüssel geben und die Sprossen und den Spinat hinzufügen.
- Die Chilischote halbieren, entkernen und fein würfeln. Den Tofu in 2 Zentimenter große Würfel schneiden. Die Erdnüsse in einer beschichteten Pfanne ohne Fett goldbraun braten und in eine Schüssel geben. Jetzt 1 EL Öl in die Pfanne geben und den Tofu darin 10 Minuten braten, bis er rundum goldbraun ist. Auf Küchenpapier entfetten und über die Früchte geben. Das Dressing darüberträufeln, mit den Nüssen toppen.

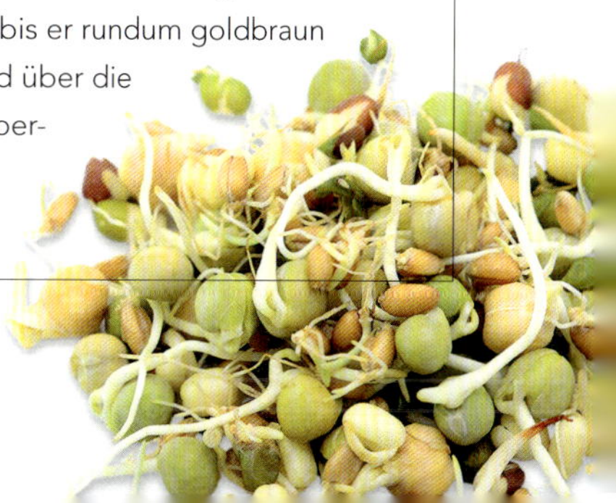

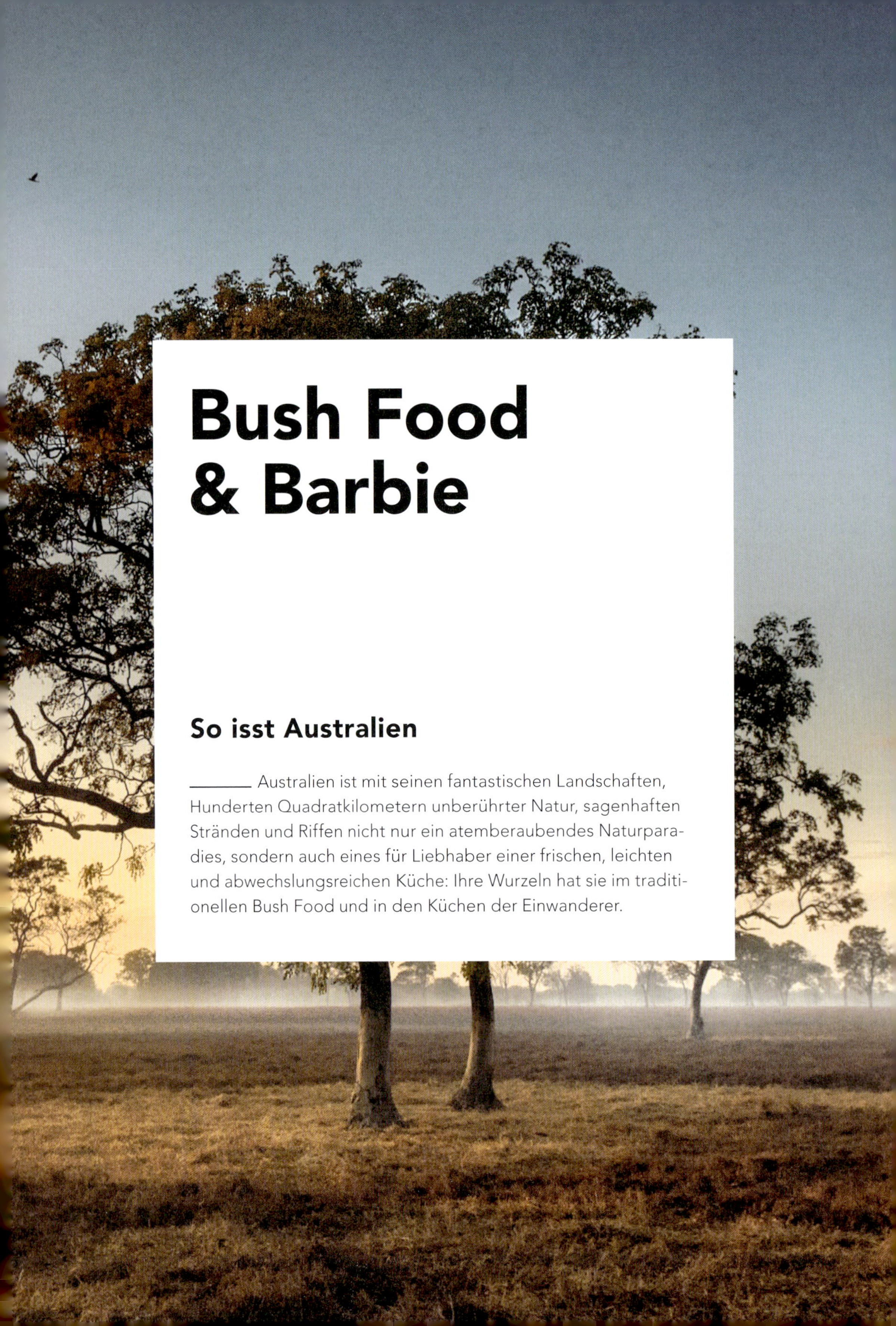

Bush Food & Barbie

So isst Australien

Australien ist mit seinen fantastischen Landschaften, Hunderten Quadratkilometern unberührter Natur, sagenhaften Stränden und Riffen nicht nur ein atemberaubendes Naturparadies, sondern auch eines für Liebhaber einer frischen, leichten und abwechslungsreichen Küche: Ihre Wurzeln hat sie im traditionellen Bush Food und in den Küchen der Einwanderer.

Laut des *Environmental Performance Index* liegt Australien an dritter Stelle der umweltfreundlichsten Länder weltweit. Dem Australian Institute of Health and Welfare zufolge leben die Einwohner Australiens länger ohne gesundheitliche Einschränkungen. Die Lebenserwartung liegt bei durchschnittlich 81,95 Jahren. Neben dem Umweltschutz sind die Ursachen dafür sicherlich die innovative und moderne Gesundheitsversorgung, der hohe Stellenwert des Sports und die Tatsache, dass Australier viele regionale, naturbelassene Speisen essen. Vielleicht auch, weil Importwaren sehr teuer sind. Dank der klimatischen Vielfalt findet man ein Riesenangebot an frischen, regionalen Lebensmitteln: duftende Mangos, saftige Ananas und Kokosnüsse aus dem Norden, Pfirsiche, Passionsfrüchte und Zitrusfrüchte aus Victoria und New South Wales, Äpfel und Birnen aus Tasmanien, Trauben aus Südaustralien. Hinzu gesellen sich Kräuter und Gewürze, asiatische Blattgemüse, zarte Brokkolini und cremige Avocados. Dazu gibt es Fleisch von Weiderindern und Schafen. Fischmärkte bieten alles aus Meer, Flüssen und Seen Australiens: weißfleischige Barramundi, John-Dory-Filets, Thunfisch, Lachs, Riesenkrabben, Muscheln und Austern.

Sport ist Teil der Kultur: Schwimmen, Rugby, Mountainbiking, Wandern und natürlich Wellenreiten. Wovon man sich ebenfalls eine Scheibe abschneiden kann, ist von der Entspanntheit der Australier. »Laid back« nennt man die Lebensphilosophie, die in etwa bedeutet, sich weniger zu sorgen, weniger zu beschweren und weniger um Statussymbole zu kümmern. Darüber hinaus gilt die Ernährung der Jäger und Sammler, der »Bush Tucker«, mit als Grund für die hohe Lebenserwartung. Ihre Nahrungsmittel halten wieder vermehrt Einzug in den modernen Alltagsspeiseplan. Der ist mit vielen einheimischen Lebensmitteln bestückt: Känguru, Krokodil, frischer Fisch und pflanzliche Nahrung wie Quandong und Riberry oder Zitronenmyrte.

Australier lieben frische, saisonale Lebensmittel. Zum Frühstück gibt es im Outback gerne ein **britisch inspiriertes Frühstück** mit Würstchen, Speck und Eiern. Wer nicht so viel Zeit hat, streicht sich etwas Butter und **Vegemite**, einen Vitamin-B-reichen Aufstrich, auf eine Scheibe Toast (für Nicht-Australier kaum essbar!) und trinkt dazu einen Kaffee. Auf dem Land essen die Menschen gerne **Pies** zum Frühstück (ein mit Fleisch oder Gemüse gefüllter Blätterteig). Mittags besorgen sich Aussies ihren Lunch bei einem Take-away. Beliebt ist gesundes Fast Food mit frischen **Aussie-Burgern** oder **Sushi** oder in einem der beliebten Fish-&-Chips-Restaurants der **Fish of the day** (meist Hai), Garnelen, Krebsbällchen und Muscheln mit Sauce Tartare und frischen Zitronen. Abends genießt man (gerne mit Freunden) **Barbecues** – liebevoll Barbie genannt – unter freiem Himmel am Strand, See oder Fluss mit Fisch und Meeresfrüchten, Rindfleisch, Lamm und Gemüse.

Be happy!

Laut dem World Happiness Report 2018 ist Australien auch noch das zehntglücklichste Land der Welt, was zweifelsohne auch ein wichtiger Beitrag zur Gesundheit ist. Diese Bewertung ist der niedrigen Arbeitslosenquote (6,2 Prozent), dem Mindestlohn (über 10 Euro pro Stunde) und der Tatsache geschuldet, dass die Wirtschaft im Land in über 20 Jahren kontinuierlich gewachsen ist.

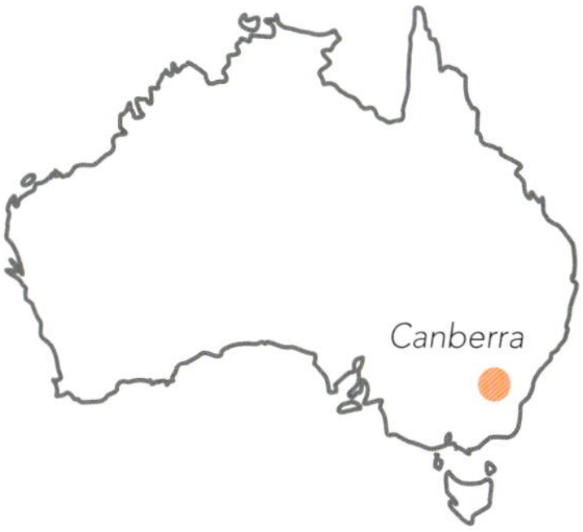

Die 5 besten Lebensmittel der Australier

Australien gehört zu den schönsten Flecken auf unserem Planeten und die Aussies lieben ihr Land. Deshalb tun sie auch viel für die Lebensqualität von Flora, Fauna und Mensch.

1

Akaziensamen

Die Gold-Akazie ist die australische Nationalblume. Die Samen schmecken haselnussartig, besitzen einen hohen Eiweiß- und Fettgehalt und wirken stark zellschützend.

2

Macadamianuss

Außer ihren herzfreundlichen, ungesättigten Fettsäuren haben die Nüsse reichlich Magnesium, Phosphor, Kalzium und B-Vitamine für gute Nerven und gesunde Knochen zu bieten.

3

Seafood

Barramundi, Red Snapper, Hummer, Austern und noch mehr sind reich an hochwertigem Eiweiß und Mineralstoffen (vor allem Jod). Omega-3-Fettsäuren wirken antientzündlich, schützen Gefäße und Gehirn.

4

Schwarze Johannisbeere

Die schwarzen Johannisbeeren Nhirrbunh sind reich an Vitamin C und cholesterinsenkenden Ballaststoffen. Noch ein Pluspunkt sind die zellschützenden Anthocyane.

5

Zitronenmyrte

Citral wirkt antibiotisch, antiviral und stark pilzhemmend. Zitronenmyrte enthält außerdem reichlich Magnesium, Kalium und Zink sowie die Vitamine A und E.

Anthocyanquelle

1

› zellschützend

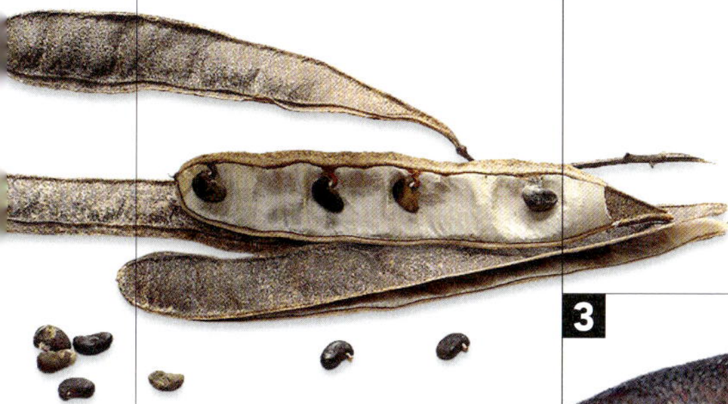

2

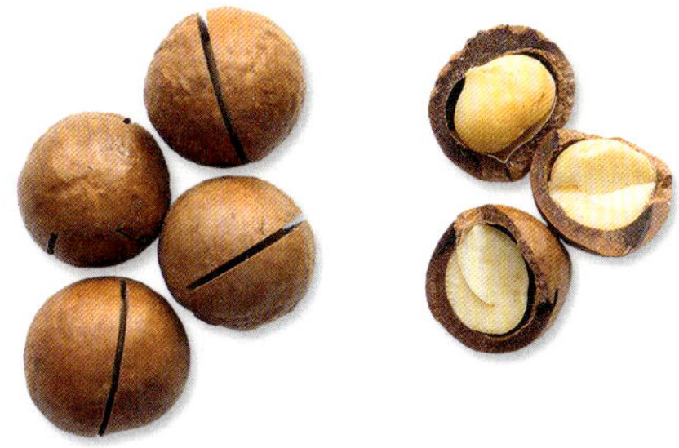

› darmschützend

3

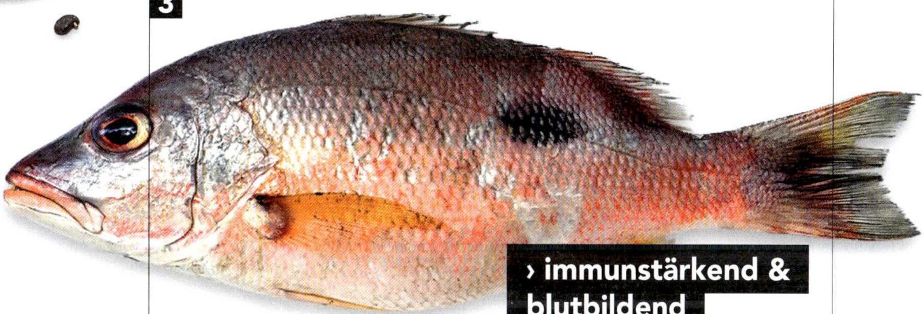

› immunstärkend & blutbildend

4

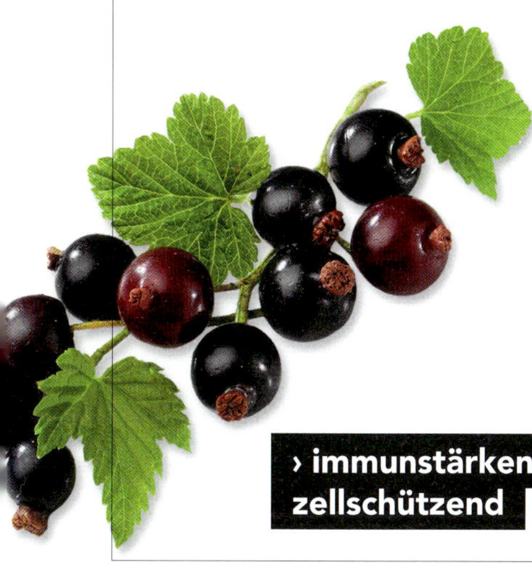

› immunstärkend & zellschützend

5

› antientzündlich

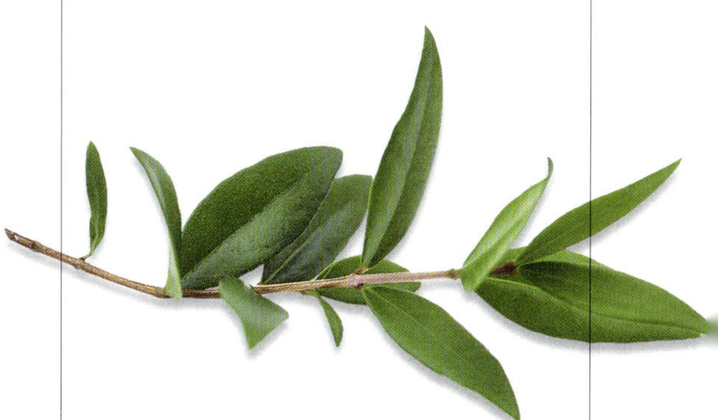

gesättigte Fettsäuren

Lammrücken mit Kräutern

Australien ist 7,7 Millionen Quadratkilometer groß – zum Vergleich: die Größe der Europäischen Union beträgt 4,3 Millionen Quadratkilometer – und ist weltweit der zahlenmäßig größte Produzent an Schaffleisch. Wo so viel Platz zur Verfügung steht, werden Schafherden und ihre Lämmer überwiegend extensiv gehalten – auf riesigen Flächen mit geringstmöglichen Eingriffen von Züchtern und Haltern. Die Tiere fressen ausschließlich Gras von Weideflächen und Wildkräuter. Das verleiht dem Fleisch ein mildes Aroma und eine schöne Konsistenz. Überhaupt ist Schafhaltung ein Riesenthema. So gibt es Schaf-Themenparks, lange Reihen mit Lammprodukten in den Supermärkten und sogar Denkmäler, die eines der Lieblingstiere des Kontinents würdigen.

Für 4 Portionen

- *2 Lammkarrees (à 375 g)*
- *3 Knoblauchzehen*
- *8 Stängel gemischte Kräuter (Rosmarin, Petersilie, Thymian, Zitronenmyrte oder Basilikum)*
- *2 EL Olivenöl*

- Lammkarrees über die ganze Länge mit einem scharfen Messer am Knochen einschneiden. Knoblauch abziehen und in Scheiben schneiden, Kräuter waschen und trocken tupfen. Knoblauchscheiben und Kräuter in die Schnitte legen und das Fleisch fest mit Küchengarn umwickeln.
- In einer kleinen Schüssel das Öl mit 2 EL Wasser mischen.
- Die Lammkarrees auf dem mittelheißen Grill von jeder Seite 10 Minuten grillen, dabei gelegentlich mit der Öl-Wasser-Mischung bestreichen.
- Das Fleisch in Alufolie wickeln und 5 Minuten ruhen lassen.
- Lammkarrees aus der Folie nehmen, zwischen den Rippen in Koteletts schneiden und servieren.

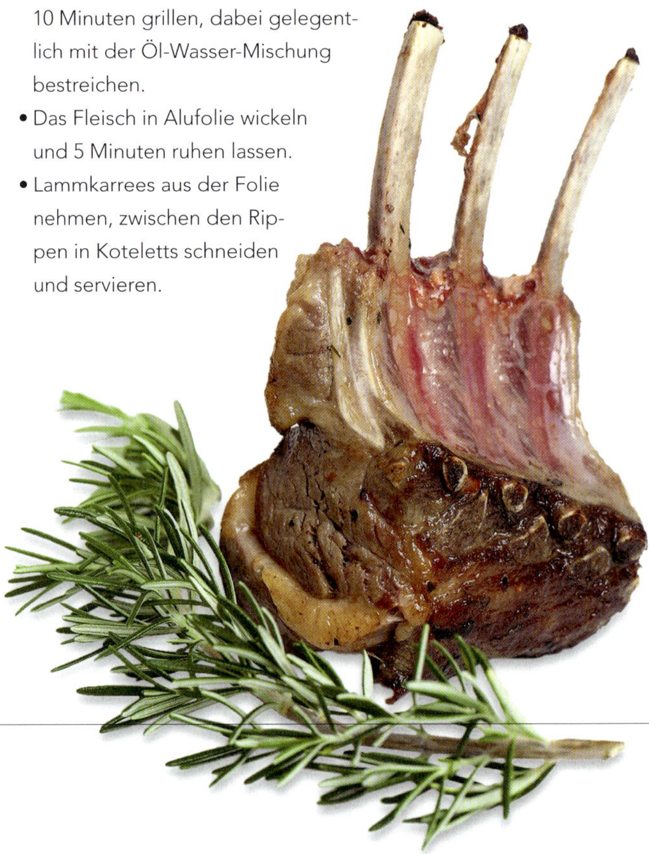

Heilkraut

Jakobsmuscheln mit Zitronenmyrte

Für 2 Portionen

200 g Wildkräuter-Pflücksalat
100 g gekochte Rote Bete
Öl zum Braten
8 Jakobsmuscheln

Für das Dressing
50 ml heller Balsamico
50 ml Rapsöl
1 EL Zitronenmyrte
2 EL Honig
1 EL Minze
2 EL Basilikum
½ TL geriebener frischer Ingwer
Salz
schwarzer Pfeffer aus der Muhle

- Salat waschen und trocken schleudern. Rote Bete in dünne Scheiben schneiden und auf zwei Tellern anrichten. Den Salat jeweils in die Mitte setzen.
- Für das Dressing Balsamico, Rapsöl, Zitronenmyrte, Honig, Minze, Basilikum, Ingwer, Salz und Pfeffer in ein hohes Gefäß geben und mit dem Stabmixer fein pürieren.
- In einer beschichteten Pfanne etwas Öl erhitzen und die Jakobsmuscheln bei starker Hitze in 3–5 Minuten anbraten, dabei wenden. Anschließend in den Backofen geben und bei 80 Grad 5 Minuten ziehen lassen.
- Die noch warmen Muscheln auf den Wildkräutern anrichten, mit dem Dressing beträufeln und servieren.

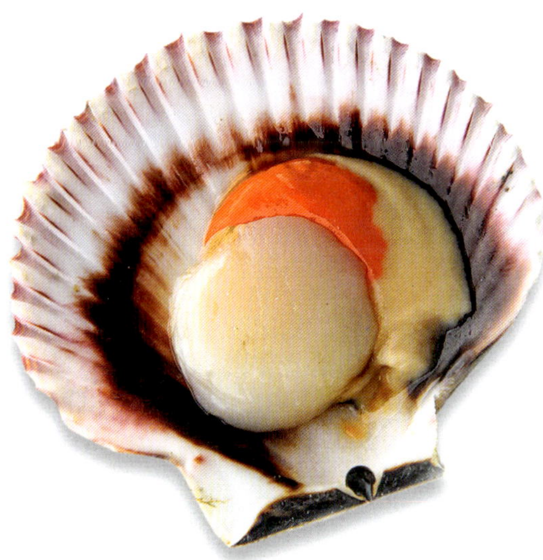

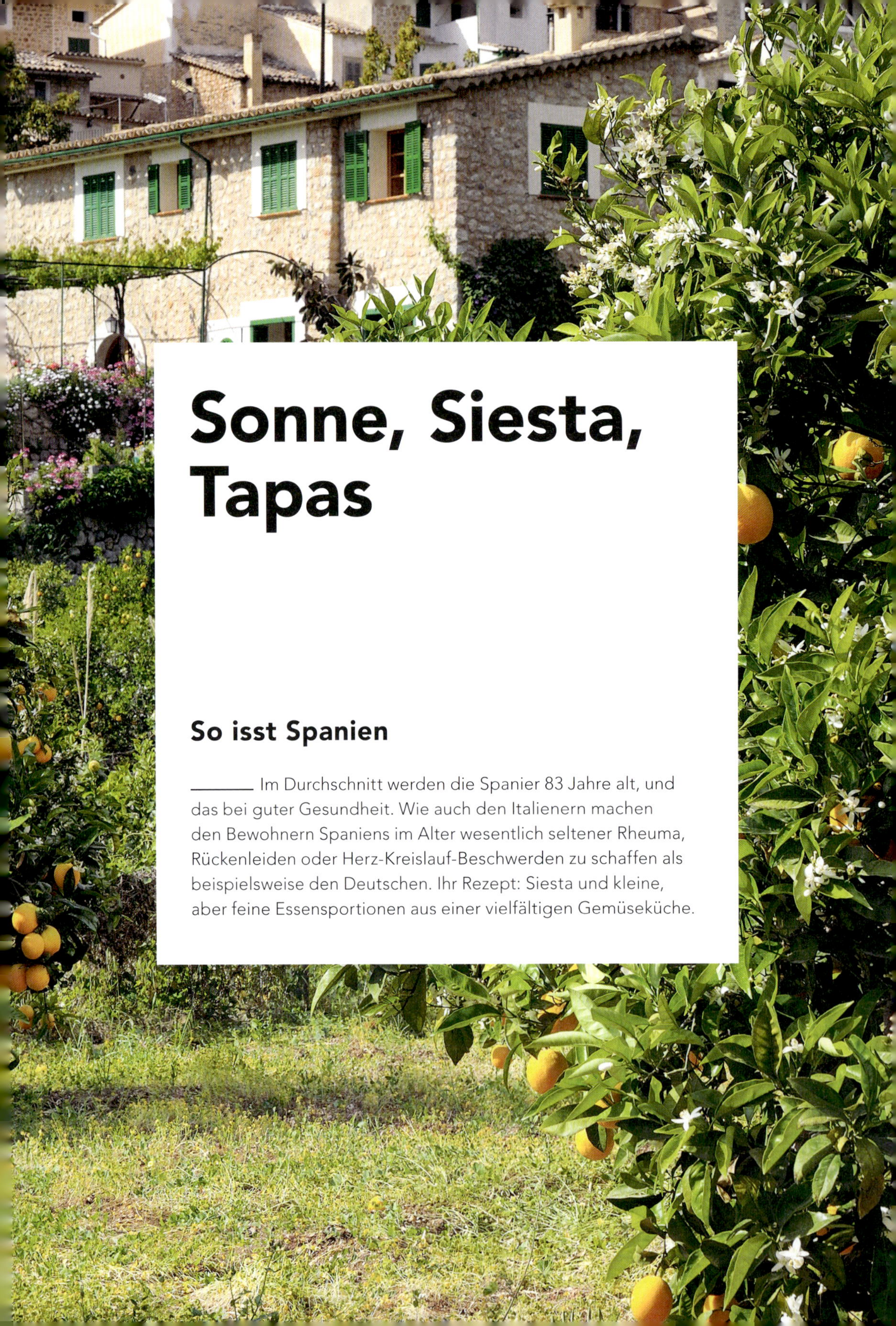

Sonne, Siesta, Tapas

So isst Spanien

——— Im Durchschnitt werden die Spanier 83 Jahre alt, und das bei guter Gesundheit. Wie auch den Italienern machen den Bewohnern Spaniens im Alter wesentlich seltener Rheuma, Rückenleiden oder Herz-Kreislauf-Beschwerden zu schaffen als beispielsweise den Deutschen. Ihr Rezept: Siesta und kleine, aber feine Essensportionen aus einer vielfältigen Gemüseküche.

Das Gesundheitsgeheimnis der Spanier vermuten (neidische) Nordländer in deren Stressmanagement – die mitunter stundenlange Siesta, die für Menschen, die auf dem Feld arbeiten oder in stickigen Büros, bei Hitze zur rechten Zeit Ruhe in den Alltag bringt. Die Spanier zelebrieren ihre Siesta, auch wenn viele heute in klimatisierten Büros arbeiten. Landwirtschaftliche Betriebe, Firmen und Geschäfte schließen in der Zeit zwischen 14 und 17 Uhr. Die Menschen gehen dann oft nach Hause zum Mittagessen und eventuell zu einem Nickerchen. Danach läuft es aber betriebsam weiter bis in die späten Abendstunden. In der längeren Pause ist für jeden genug Zeit, um Ruhe zu finden. Das senkt den Stresshormonspiegel und ist auch gut für die Verdauung.

Der Tagesablauf ist an das Klima angepasst. Morgens wird ein schnelles Frühstück verzehrt, das meist aus einem **Café con leche** und Gebäck besteht. Später trinkt man gerne noch eine Tasse **Kaffee**, das spanische Nationalgetränk. Zwischen 14 und 15:30 Uhr isst man zu Mittag. Beliebt in den heißen Monaten ist die kalte Suppe **Gazpacho**. Gerne nimmt man jetzt die Hauptmahlzeit des Tages zu sich, drei Gänge, bestehend aus Suppe oder **Tapas**, einem Hauptgang mit Fisch oder Fleisch und Gemüse und einem Dessert. Dann wird in der größten Hitze pausiert und ab etwa 17 Uhr geht es weiter. In Spanien ist es durchaus üblich, erst gegen 22 Uhr zu Abend zu essen oder sich in einer Tapas-Bar einzufinden, um hier bei ein paar köstlich frischen Vorspeisen den Tag ausklingen zu lassen. Es werden **Gambas al Ajillo** (Knoblauchgarnelen), gebratene **Chorizo** (Wurst aus Schweinefleisch), **gegrillte Sardinen**, **Manchego** (Hartkäse aus Schafsmilch) oder **Tortilla**-Stückchen gereicht.

Der Einfluss der arabischen Küche, die berühmt ist für ihre sagenhaften **Mezze** (Vorspeisen), ist hier unverkennbar. Was den **Wein** angeht, halten die Spanier es ähnlich wie die Italiener und die Griechen: ein bis zwei Gläser am Abend, um den Tag ausklingen zu lassen.

Die Mengen, die verzehrt werden, sind deutlich geringer als in Deutschland. Und natürlich verwendet man in der spanischen Küche das Gesundheitswunder Olivenöl. Alle pflanzlichen Zutaten sind in der Regel sonnengereift, der Fisch fangfrisch, das Fleisch meist von hoher Qualität. Auch isst man nicht so viel tierische Fette wie hierzulande, sondern kleinste Portionen. Dazu kommen gesunde Früchte wie etwa Granatäpfel, Wassermelonen oder die aromatischen spanischen Orangen.

Spanier sind Genussmenschen! Auch wenn die Portionen eher klein sind, kann ein Essen im Restaurant durchaus zwei bis drei Stunden dauern – denn Essen ist nicht nur Nahrungsaufnahme. Man nimmt sich Zeit für eine der schönsten Beschäftigungen der Welt, und so findet tatsächlich beim Essen und Zusammensitzen Entschleunigung statt.

Kein Stress beim Sobremesa

Das Wort Sobremesa bedeutet auf Deutsch »Tischdecke«, hat aber im Spanischen noch eine andere Bedeutung. Sobremesa bedeutet auch die Zeit nach dem Essen, bei der Freunde oder Familie noch am Tisch sitzen und miteinander reden. So zieht sich das Essen bei Nachtisch und Kaffee gemütlich in die Länge und wird zu einer ganz besonderen Entschleunigungszeit.

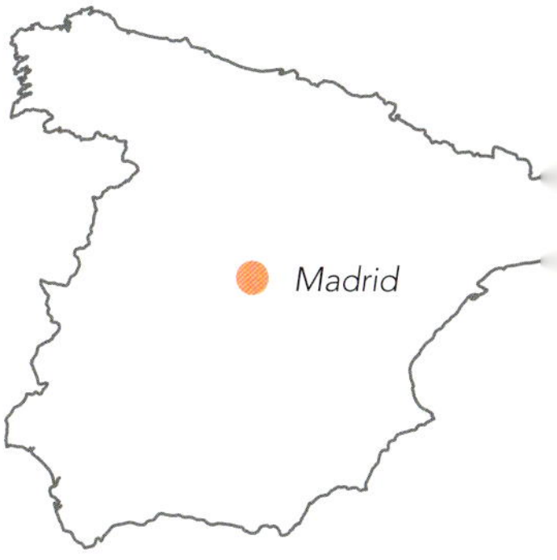

Die 5 besten Lebensmittel der Spanier

Die spanische Küche steht für Lebens- und Genussfreude. Wie in allen mediterranen Ländern kommt auch hier auf den Tisch, was die Region zu bieten hat.

1

Geflügel

Wie Fisch enthält Hühnerfleisch gut verwertbares Eiweiß, aber wenig Fett. Empfehlenswert ist Fleisch aus ökologischer Haltung. Die Tiere haben mehr Auslauf und bekommen kein genmanipuliertes Futter.

2

Granatapfel

Granatapfelkerne wirken antientzündlich, schützen die Zellen noch besser als grüner Tee und Rotwein und wirken positiv auf das Herz-Kreislauf-System sowie den Lipid- und Zuckerstoffwechsel.

Eiweißquelle

3

Knoblauch

In den Küchen heißer Länder wird die würzige Knolle seit jeher verwendet – nicht zuletzt wegen ihrer antibakteriellen Eigenschaft. Allicin hat eine blutverdünnende und antientzündliche Wirkung. Es hemmt die Verklumpung der Thrombozyten ähnlich wie ASS und senkt den Blutdruck sowie die Blutfette: Infarktvorbeugung par excellence.

4

Mandeln

Essenzielle Fettsäuren, pflanzliches Eiweiß sowie Kalzium, Magnesium und B-Vitamine schützen das Verdauungssystem und senken den Spiegel von LDL-Cholesterin um 15 bis 20 Prozent. Wirkt vorbeugend gegen Krebs, Diabetes, Übergewicht und Arterienverkalkung. Nussesser nehmen zwar mehr Kalorien zu sich, sind aber schlanker und gesünder.

5

Pimientos del Piquillo

Die roten und gelben Exemplare enthalten Vitamin A, Magnesium, Zink und Kalzium sowie Karotine und Flavonoide. Sie stärken das Immunsystem, die Sehkraft und schützen Herz und Kreislauf und die Zellen. Flavonoide wirken positiv gegen Demenz. Auch gilt: Chilliesser leben länger. Paprika fördert auch wie Wassermelone die Erhaltung der Potenz.

1

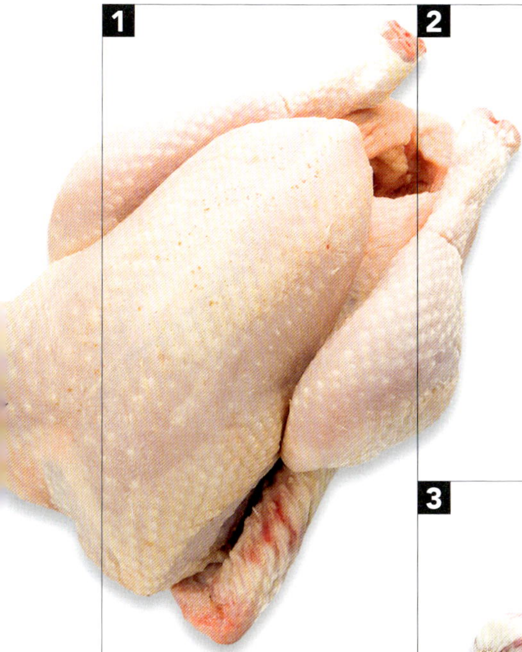

› proteinreich & fettarm

2

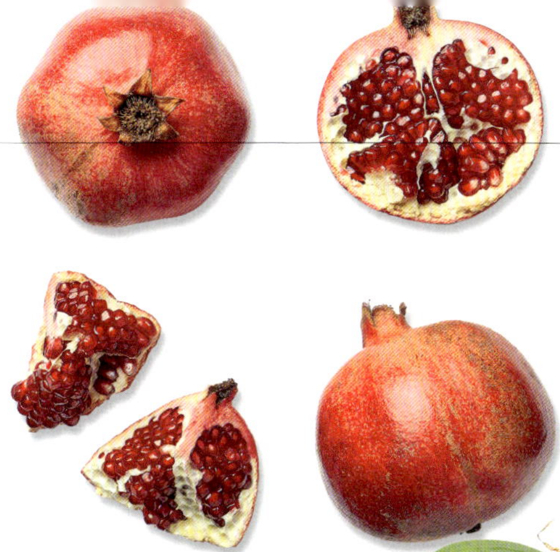

› zellschützend

3

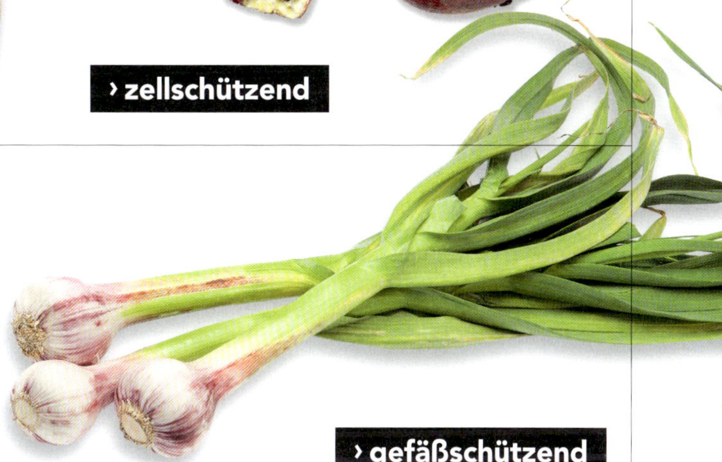

› gefäßschützend

4

› cholesterinsenkend & gefäßschützend

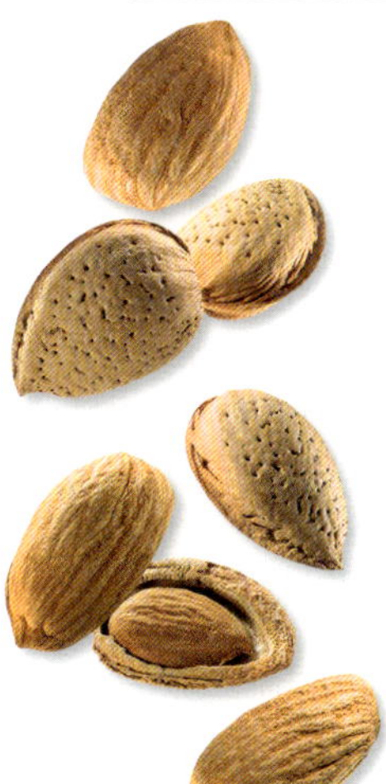

5

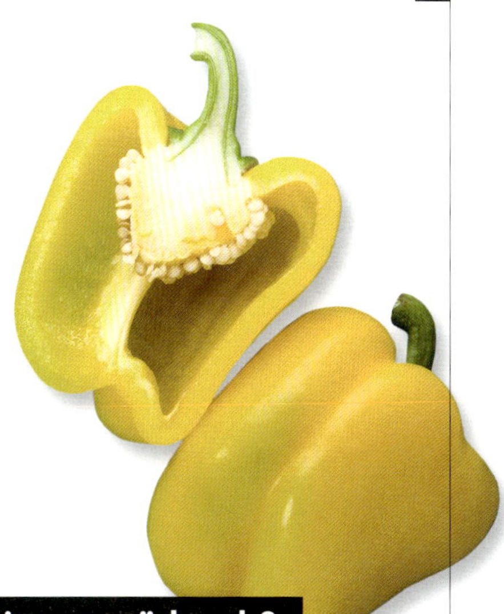

› immunstärkend & zellschützend

Gurke

Gazpacho

Gegen die heißen Temperaturen im sommerlichen Andalusien gibt es nichts Besseres als eine Gazpacho. Die kalte Suppe ist typisch für den Süden Spaniens und die beste Erfrischung bei dieser Hitze. Außerdem ist sie auch noch gesund und enthält ausgesprochen viele wertvolle Nährstoffe. Die kalte Suppe hat ihre Ursprünge bei den Mauren, die von 711 bis 1492 in Südspanien über das Emirat von Cordoba herrschten. Ursprüngliche war das Gazpacho übrigens eine weiße Knoblauchsuppe aus Brot, Knoblauch, Olivenöl, Essig, Salz und Wasser. Für die Zubereitung wurden die Zutaten in einem Mörser zerkleinert. Erst nach der Entdeckung Amerikas durch Christoph Kolumbus kamen dann die aus der Neuen Welt mitgebrachten Tomaten hinzu.

Für 2 Portionen

- *1 rote Paprikaschote*
- *½ Salatgurke*
- *3 mittelgroße Tomaten*
- *½ Zwiebel*
- *1 kleine Knoblauchzehe*
- *2 Scheiben Toast*
- *250 ml Tomatensaft*
- *25 ml Zitronensaft*
- *1 TL rosenscharfes Paprikapulver*
- *25 ml Olivenöl*
- *Salz*
- *1 Prise Zucker*
- *schwarzer Pfeffer aus der Mühle*
- *frische Oreganoblätter*

- Die Paprikaschoten waschen, putzen, halbieren, entkernen und die weißen Innenhäute entfernen. Die Gurke schälen, längs halbieren und mit einem Teelöffel entkernen. ¼ der Gurke und Paprikaschoten in kleine Würfel schneiden, den Rest in größere Stücke. Die Tomaten in kochendem Wasser kurz blanchieren. In Eiswasser abschrecken, häuten, vierteln und entkernen. Die Zwiebel und den Knoblauch abziehen und klein würfeln. Den Toast entrinden und in 4–5 EL lauwarmem Wasser einweichen.
- Das grob gewürfelte Gemüse, die Zwiebeln, den Knoblauch, die Tomatenviertel, den Tomatensaft, das ausgedrückte Weißbrot, Zitronensaft, Paprikapulver und Olivenöl in einem hohen Gefäß mit dem Stabmixer fein pürieren. Sollte die Suppe zu dickflüssig sein, etwas Wasser zugeben. Mindestens 1 Stunde kalt stellen.
- Mit Salz, Zucker und Pfeffer würzen und mit den kleinen Gemüsewürfeln und Oregano bestreut servieren.

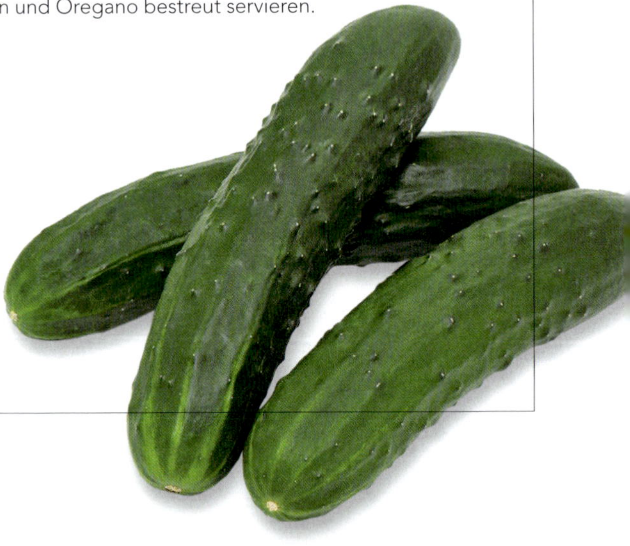

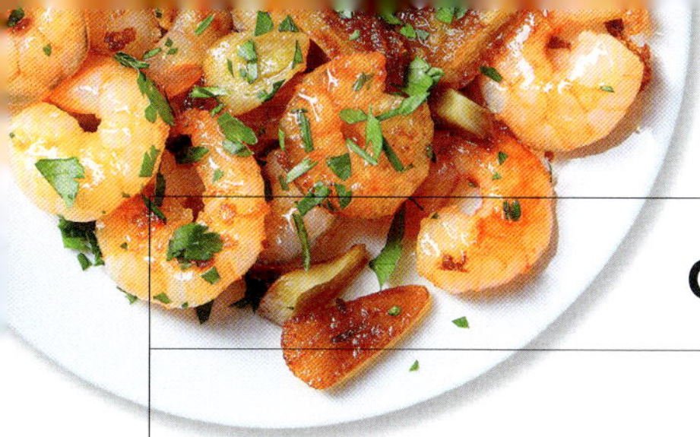

Knoblauch

Gambas al Ajillo

Für 2 Portionen

6 Knoblauchzehen
250 ml Olivenöl zum Braten
½ TL Chiliflocken
600 g küchenfertige Garnelen
6 Stängel glatte
Salz
Petersilie

- Knoblauch abziehen und in Scheiben schneiden. Olivenöl in einer tiefen Pfanne erhitzen, Knoblauch und Chilischoten hinzufügen. Sobald der Knoblauch leicht gebräunt ist, Garnelenschwänze dazugeben und salzen.
- Nur kurz schwenken, dann auf vier Teller verteilen und mit Petersilie dekorieren.

Geflügel

Pinchos Morunos

Für 2 Portionen

½ Döschen Safranfäden
2 Knoblauchzehen
1 TL edelsüßes Paprikapulver
1 TL gemahlener Kreuzkümmel
½ TL Korianderpulver
2 EL gehackte Petersilie
1 TL getrockneter Oregano
2 EL Zitronensaft
4 EL Olivenöl
Salz
schwarzer Pfeffer aus der Mühle
500 g Hähnchenbrustfilet
Holzspieße
Öl zum Braten

- Für die Marinade die Safranfäden mit 2 EL heißem Wasser verrühren und quellen lassen. Knoblauch abziehen und fein würfeln. Beides mit den übrigen Gewürzen, Kräutern, Zitronensaft und Öl verrühren und mit Salz und Pfeffer würzen.
- Fleisch waschen und trocken tupfen, in mundgerechte Stücke schneiden und mit der Marinade beträufeln. Zugedeckt im Kühlschrank einen Tag ziehen lassen.
- Am nächsten Tag die Holzspieße wässern und die marinierten Fleischstücke auf die Spieße stecken. Bei starker Hitze in einer Pfanne mit etwas heißem Öl rundum 5–8 Minuten braten, bis das Fleisch gebräunt ist.

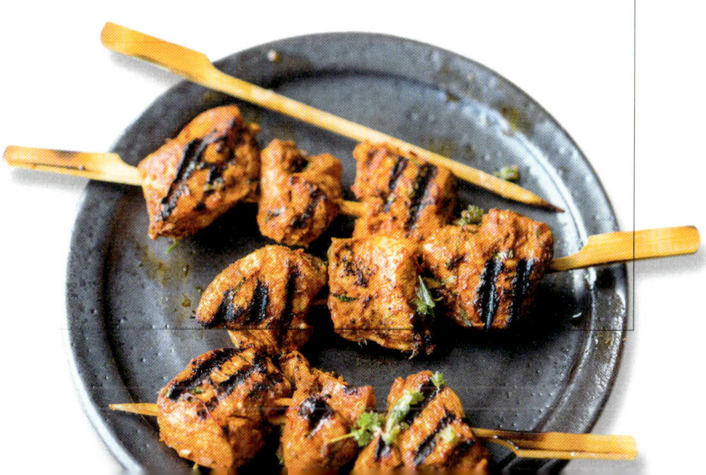

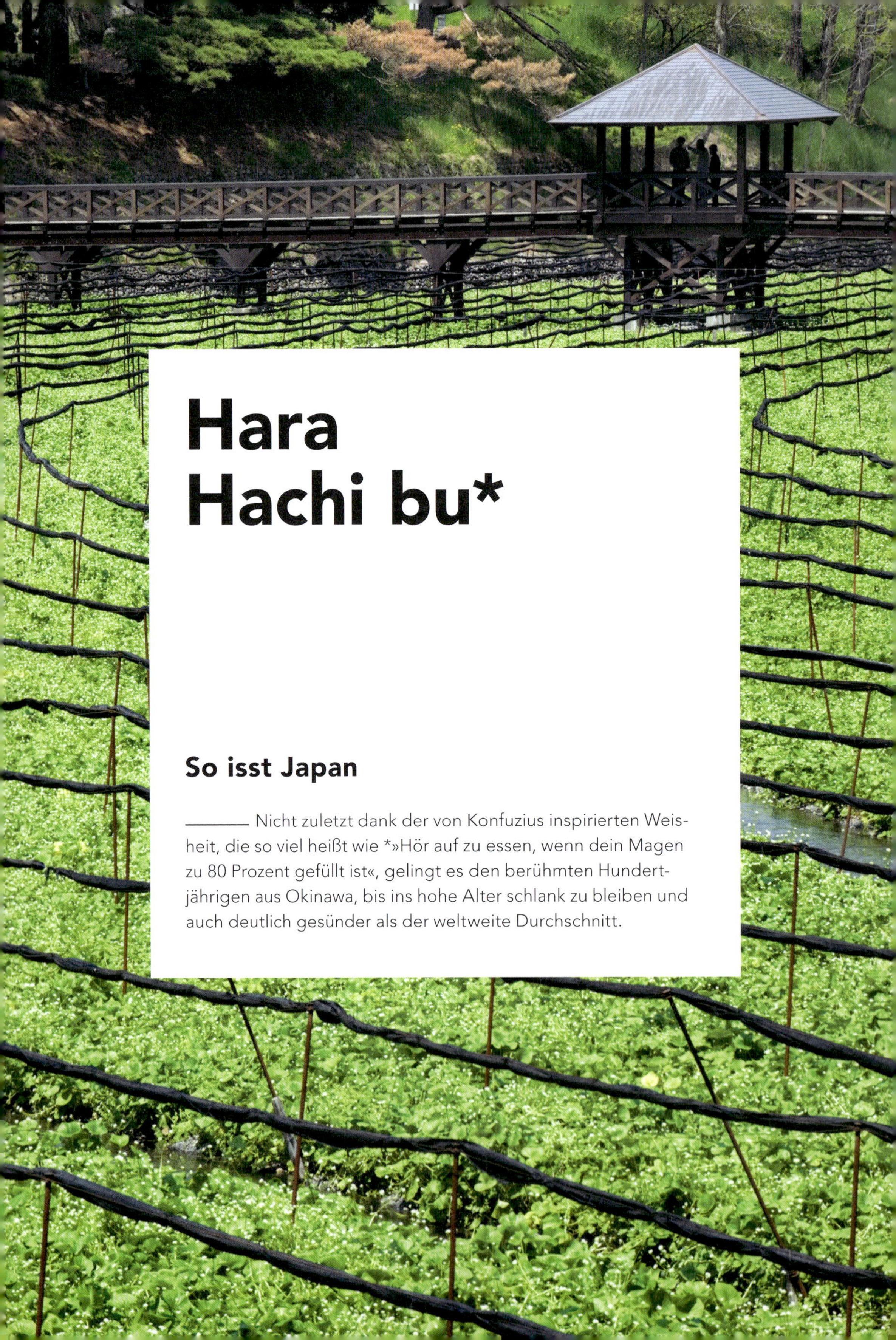

Hara Hachi bu*

So isst Japan

——— Nicht zuletzt dank der von Konfuzius inspirierten Weisheit, die so viel heißt wie *»Hör auf zu essen, wenn dein Magen zu 80 Prozent gefüllt ist«, gelingt es den berühmten Hundertjährigen aus Okinawa, bis ins hohe Alter schlank zu bleiben und auch deutlich gesünder als der weltweite Durchschnitt.

In dem abgeschotteten Inselreich war Nahrung lange ein knappes Gut. Auf dem Territorium Nippons gedieh Reis und etwas Gemüse, aus dem Meer gewann man Fisch und Meeresfrüchte. Noch heute sprechen die Betagten der Insel Okinawa, einer der vier blauen Zonen der Erde, das »Hara hachi bu« vor dem Essen. Es geht dabei also nicht um Sparsamkeit der guten Figur zuliebe, sondern darum, dass diese Essensregel einst das Überleben sicherte. Die karge, dabei aber sehr wohlschmeckende Ernährungsweise pflegen gesundheitsbewusste Japaner noch heute. Dank ihr hat Japans Bevölkerung mit die höchste Lebenserwartung weltweit.

Mit dem Wirtschaftswunder hat sich die Gastronomie dem Westen geöffnet. Heute kann man in Japans Städten die Kulinarik der Welt kosten. Da die Japaner einen Hang zu leichten, gut verträglichen Speisen haben und einen zur Perfektion, schmecken viele Gerichte hier besser als in ihren Ursprungsländern. Das wird oft mit Sternen belohnt. So hält Tokio die meisten Michelin-Sterne der Welt – noch vor Paris.

Das Frühstück beginnt mit einer **Miso-Suppe**. Mittags oder abends gibt es Reis, **sauer eingelegtes Gemüse**, gegrillten, kalten Fisch und **grünen Tee**. Die Auswahl an Nudelsuppen ist groß, die Portionen eher klein. Viele Japaner lieben **Soba, Udon** oder **Ramen**, und sie essen diese meist in Brühe angerichteten Teigwaren morgens, mittags oder abends. Fleisch kam nicht nur wegen der isolierten Insellage, sondern auch aus religiösen Gründen lange Zeit nur selten auf den Tisch. In den letzten Jahrzehnten haben Japaner jedoch eigene Köstlichkeiten wie **Teppanyaki, Shabu-Shabu** und **Sukiyaki** entwickelt. Besonders fein schmeckt das fein marmorierte japanische Rindfleisch von Weidetieren, **Kobe-Beef**. Die Hauptrolle in der japanischen Küche spielt Fisch, der Tokioter Fischmarkt ist der größte der Welt. Klassiker sind **Sushi** oder **Sashimi**, beides mit rohem Fisch und bereits weltweit geschätzt. Die japanische Haute Cuisine, Kaiseki, zeichnet sich durch Perfektion und aufwendige Zubereitung aus. Sie verkörpert die drei Ideale der japanischen Küche: ausgezeichneter Geschmack, perfekter Anblick und erlesenes Geschirr.

Dass die Menschen auf Okinawa so alt werden, haben sie ihrer Küche zu verdanken, der Tatsache, dass sie bis ins hohe Alter körperlich aktiv sind, und ihrem spartanischen Essensmodus. Es ist erwiesen, dass Fasten und ein leichtes Hungergefühl im Zellstoffwechsel einen Prozess anstoßen, der die Zellen jung hält. Man nennt dies Autophagie. Dabei handelt es sich um eine Art Zellreinigung. Der Körper erkennt minderwertiges Zellmaterial und markiert es für Zerstörung. Es ist wohl die Ansammlung von Schrotteiweißen und alten Zellbestandteilen, die verantwortlich für zahlreiche Alterungsprozesse ist. Grundsätzlich gilt eine Kalorienrestriktion als eines der besten Mittel, um Alterungsprozesse in Schach zu halten.

Älter werden im Unruhestand

Die seit 1975 laufende Okinawa-Studie zeigt eine weitere Besonderheit der japanischen Alten: ihren aktiven Lebensstil. Es gibt keinen Ruhestand und auch kein Wort wie »Rente«. Als bäuerliche Selbstversorger und Fischer sind die Okinawer auch im Alter gefordert. Daneben erhalten soziale Faktoren jung. So treiben die Okinawer gerne Teamsport: Karate und Gateball (Crocket). Auch soziale Verantwortung ist auf der Insel selbstverständlich, auf der Großfamilien noch intakt sind. Als einer der Jahreshöhepunkte gilt das Sportfest für alle ab 65 Jahre mit einer Spezialwertung für Familien, die mit drei Generationen an den Start gehen.

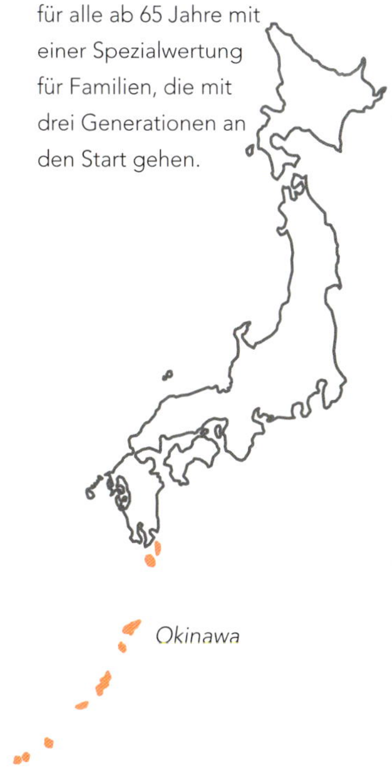

Die 5 besten Lebensmittel der Japaner

Bis heute spiegeln auch die Grundzutaten der spartanischen und sehr eigenwilligen Küche Japans die Weisheit des Konfuzius wider.

1

Algen

Das Gemüse aus dem Meer – es gibt etwa 500 000 Arten – ist reich an Antioxidanzien, Omega-3-Fettsäuren, Chlorophyll und Kalzium. Das stärkt die Abwehr und wirkt Demenz vorbeugend. Fucoidan zerstört sogar Krebszellen.

2

Miso

Miso-Paste gilt in Japan als Lebenselixier. Neben wertvollem pflanzlichen Eiweiß und viel Kalzium sind viele darmschützende Enzyme und Bakterien enthalten.

3

Shiitakepilze

Der »König der Heilpilze« enthält Eritadenin, das blutverdünnend und antientzündlich wirkt und die Blutfette senkt. Sehr gesund ist auch Lentinan, das stark zellschützend und tumorhemmend wirkt.

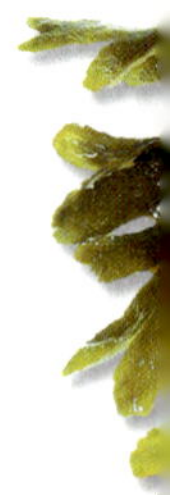

Fucoidanquelle

4

Soba-Nudeln

Die Nudeln bestehen aus Buchweizen. Der liefert B-Vitamine und die Aminosäure Lysin, die für die Gewebereparatur wichtig ist und die Arterienwände stärkt. Rutin und Quercetin wirken antientzündlich.

5

Wasabi

Glucocochlearin und Sinigrin aus dem japanischen Wassermeerrettich regen die Verdauung an und wirken antiviral und -bakteriell. Außerdem stärken sie das Abwehrsystem und regen die Leberfunktion an.

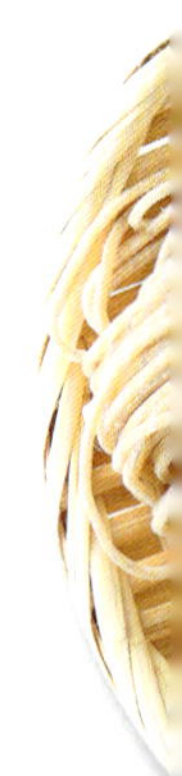

1

› zellschützend

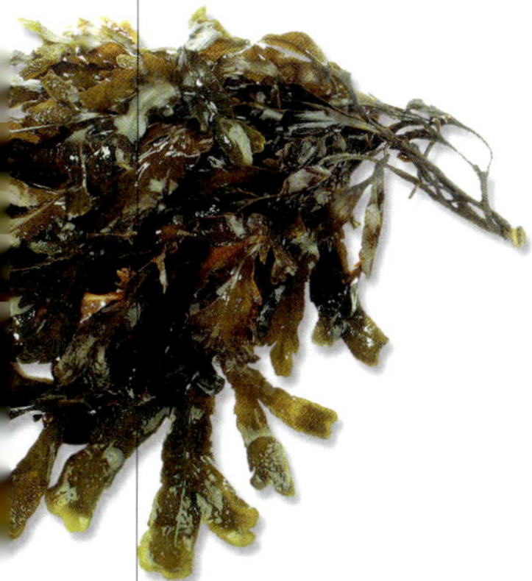

2

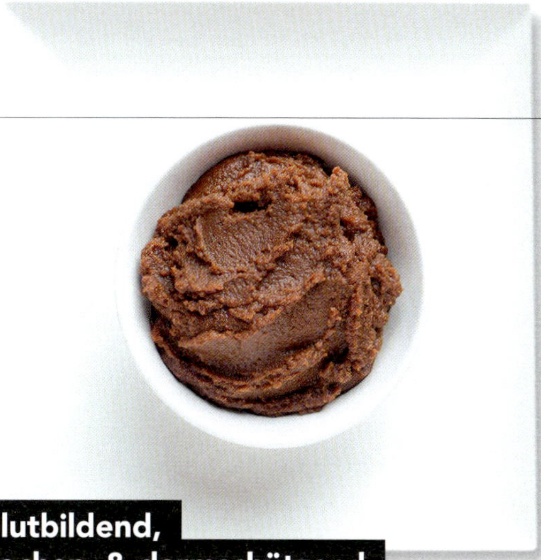

› blutbildend,
knochen- & darmschützend

3

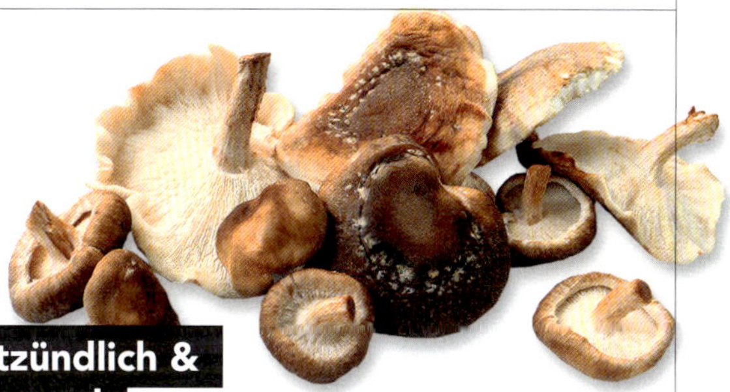

› antientzündlich &
zellschützend

4

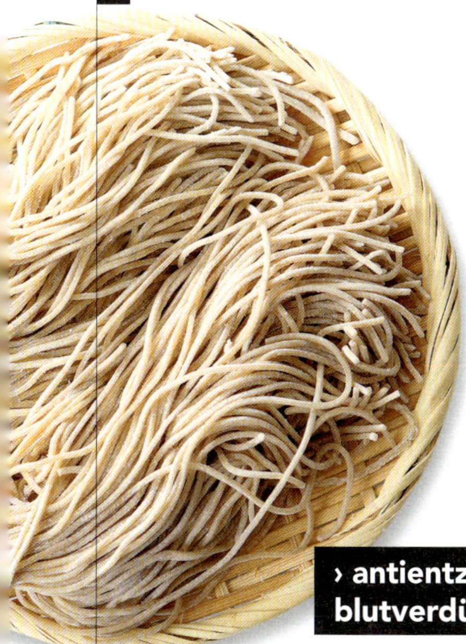

› antientzündlich &
blutverdünnend

5

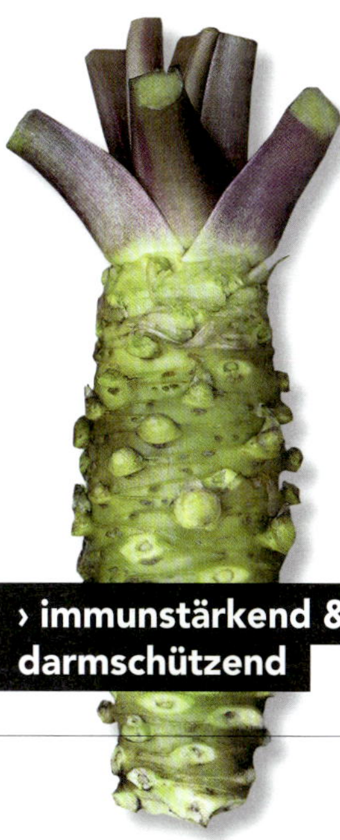

› immunstärkend &
darmschützend

Pilze

Shiitake-Suppe mit Koriander

Der Shiitake besiedelt vor allem absterbendes oder totes Hartholz und ist mit Vorliebe auf japanischen Edelkastanien zu finden. In frischem Zustand verströmt der Pilz einen sehr angenehmen Geruch, weshalb er in China oft »dōnggū« genannt wird, was man mit »gut duftender Pilz« übersetzen kann. Auf dem Markt gibt es vor allem zwei Typen des Shiitake: Der Tong Gu oder Tongku, eine dicke Variante mit einem kaum geöffneten Hut, und der Koshin, der dünner ist und einen weiter geöffneten Hut besitzt.
Die traditionelle chinesische Medizin setzt den Shiitake zur Heilung verschiedenster Krankheitsbilder und Symptome ein, wie Entzündungen, Kopfschmerzen, Magenbeschwerden, Tumoren, Leberzirrhose und Schwindel. Die Wirkung wird hier darauf zurückgeführt, dass der Shiitake das sogenannte Qi, die Lebensenergie, stärkt.

Für 2 Portionen

150 g Shiitake
250 g grüner Spargel
1 Stück frischer Ingwer
1 Stange Zitronengras
1 rote Chilischote
400 ml Hühnerbrühe
2 EL Sojasoße
2 Frühlingszwiebeln
4 TL Sesamöl
4 Stängel Koriander

- Shiitake putzen, die Stiele entfernen. Pilze in dünne Scheiben schneiden. Spargel waschen, unteres Drittel schälen, Enden abtrennen, in 1 Zentimeter dicke Stücke schneiden.
- Ingwer schälen, in feine Stifte schneiden. Zitronengras waschen, in 3 Zentimeter lange Stücke schneiden. Chili waschen, putzen, in Ringe schneiden.
- Hühnerbrühe mit 400 Milliliter Wasser, Zitronengras, Ingwer, Chili und Sojasauce aufkochen. Pilze und Spargel hineingeben und bei mittlerer Hitze in etwa 5 Minuten bissfest garen.
- Die Frühlingszwiebeln waschen, putzen, in dünne Ringe schneiden. Koriander waschen, trocken schütteln, Blättchen abzupfen. Suppe in Tassen verteilen, mit Öl beträufeln, mit Zwiebelringen und Koriander garnieren.

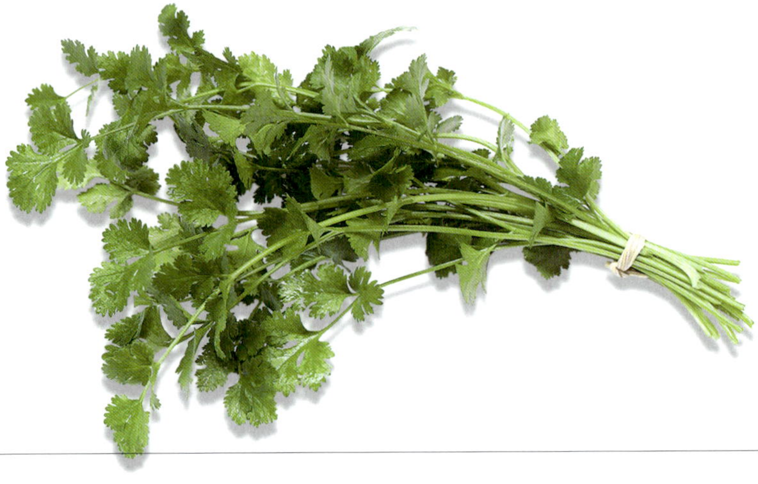

Algen

Wakame-Salat

Für 2 Portionen

1 Tüte (56 g) Wakame (getrockneter Seetang)
3 EL Reisessig
3 EL Sesamöl
1 EL Limettensaft
1 EL frisch geriebener Ingwer
1 EL Zucker
1 Knoblauchzehe
2 EL frisch gehackter Koriander
½ EL Cayennepfeffer
1 EL helle Sesamkörner

- Seetang in eine Schüssel geben und mit kochendem Wasser übergießen.
- Für das Dressing alle Zutaten außer dem Seetang und den Sesamsamen in einer größeren Schüssel glatt rühren und mit Cayennepfeffer abschmecken.
- Wakame ausdrücken und unter das Dressing heben. Anschließend 1 Stunde kalt stellen und ziehen lassen.

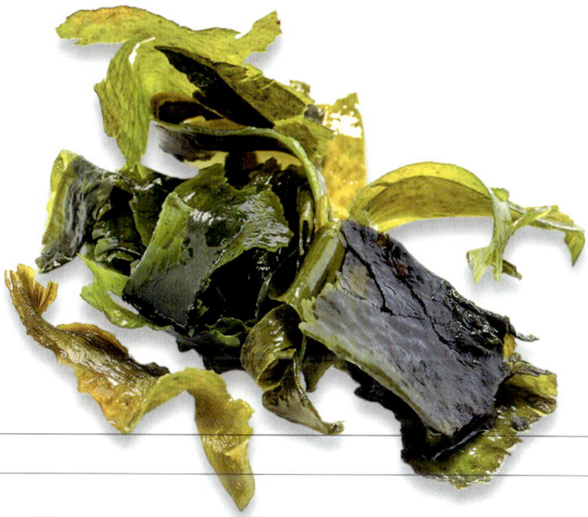

fermentiert

Miso-Suppe

2 Blätter getrocknete Wakame
3 Frühlingszwiebeln
200 g Seidentofu
4 EL Sojasoße
3 EL Miso-Paste

- Die Wakame in kleine Stücke schneiden und in einen Topf mit 800 Milliliter warmem Wasser geben. Bei mittlerer Hitze heiß werden lassen. Frühlingszwiebeln waschen, putzen, in Ringe schneiden und dazugeben. Den Seidentofu mit einer Gabel zerteilen und ebenfalls dazugeben. Sojasoße und die Miso-Paste hinzufügen und alles gut umrühren, ohne den Seidentofu zu beschädigen.
- Die Suppe nicht zum Kochen bringen, um die wertvollen Inhaltsstoffe des Miso nicht zu zerstören. 10 Minuten ziehen lassen und servieren.

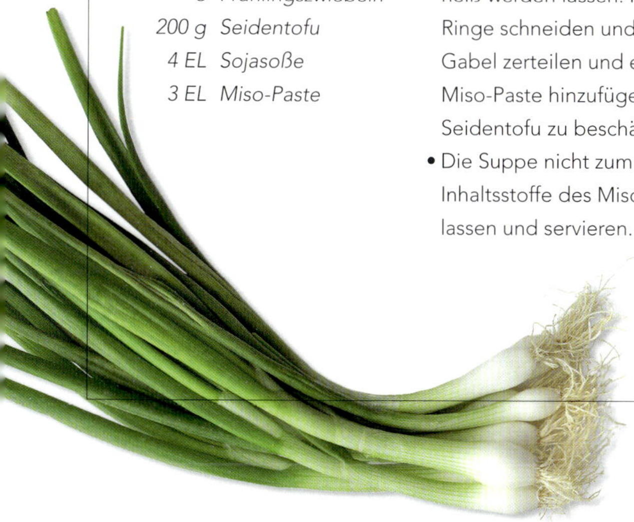

Mehr als Köttbullar

So isst Schweden

——— Im Vergleich mit anderen Ländern des *OECD Better Life Index* schneidet Schweden in zahlreichen messbaren Aspekten der Lebensqualität sehr gut ab. Die Werte in puncto Beschäftigung, Bildung, Work-Life-Balance, Umwelt, Wohlbefinden, soziale Bindungen und Gesundheit sind überdurchschnittlich.

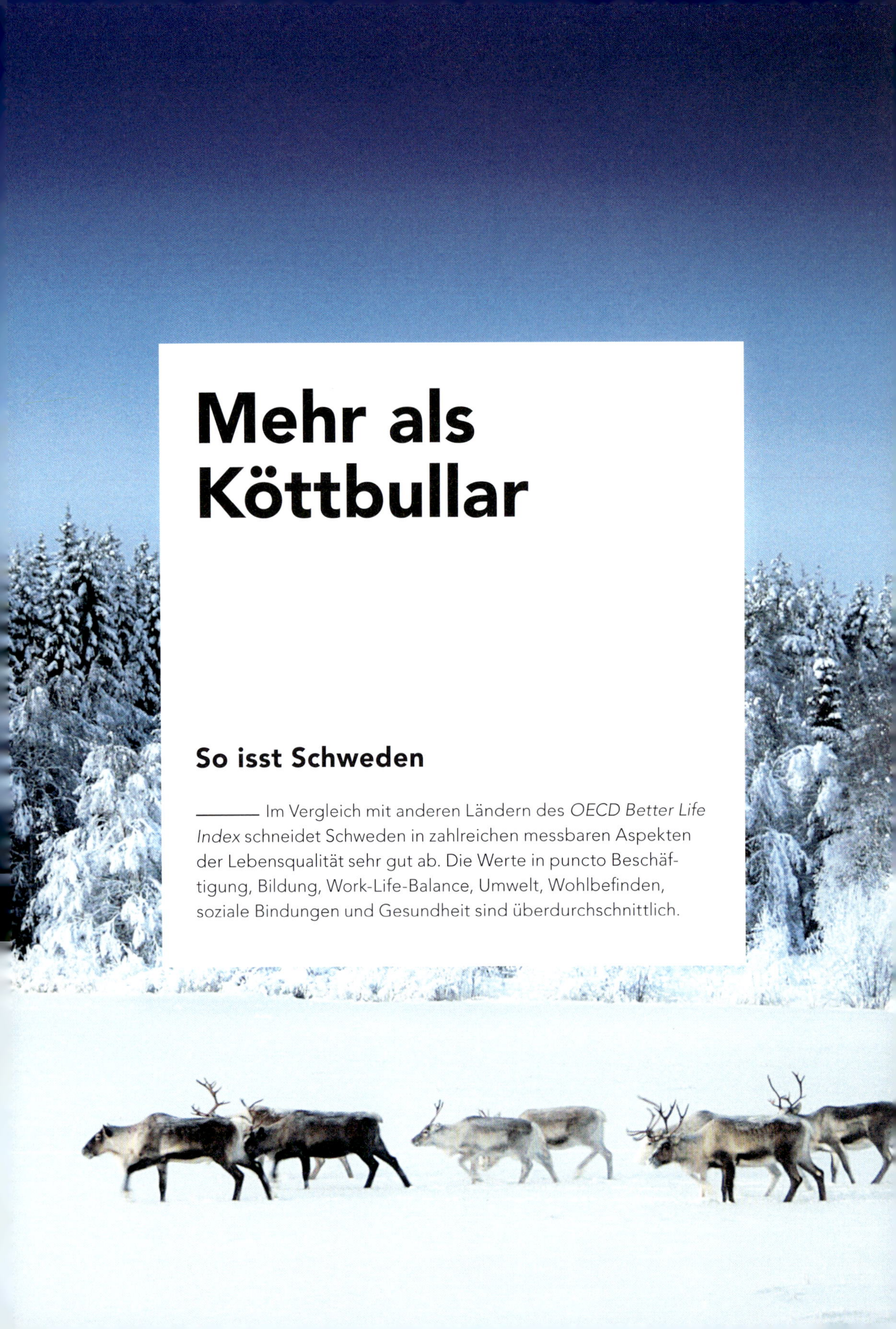

Ein hoher Lebensstandard, ein großes Maß an Freiheit und Gleichheit, eine leistungsstarke Sozialversicherung und dabei eine wohlgesonnene Haltung anderen Menschen gegenüber zeichnet die Schweden aus. Kein Wunder, dass das Leben in dem extrem gut entwickelten Land mit seinen oft unberührten, faszinierenden Naturlandschaften als äußerst lebenswert gilt. Keine Hektik, keine Staus, viel Platz, frische Luft mit einer unterdurchschnittlichen Feinstaubbelastung, zahlreiche Seen mit einer extrem guten Wasserqualität und das Meer sorgen für einen hohen Lebensstandard im Alltag und in der Freizeit. So wundert es kaum, dass die Lebenserwartung der Schweden, was die Gesundheitsindikatoren betrifft, bei der Geburt fast 82 Jahre beträgt und damit zwei Jahre über dem OECD-Durchschnitt von 80 Jahren liegt.

Die Esskultur ist geprägt vom rauen Klima und der Tradition aus Landwirtschaft und Fischereiwesen. Die Gerichte sind einfach. Weil die klassischen Zutaten wie Kartoffeln, Fisch, Fleisch, Pilze und Waldbeeren jedoch von hoher Qualität sind, gibt es jede Menge wohlschmeckender »Husmanskost«: Die traditionellen Speisen unterscheiden sich je nach Region. Oft gehören **Hering, Lachs** und **Dorsch** dazu und **bullar**, Frikadellen aus Fisch (**fiskbullar**) oder Fleisch (**köttbullar**). Viele der traditionellen Gerichte sind an eine Jahreszeit gebunden: Im August findet in Schweden das **kräftskiva**, das alljährliche **Flusskrebsessen**, statt. Der Verzehr von Seefisch und Rapsöl könnte mit ein Grund dafür sein, dass man in Schweden weniger Herz-Kreislauf-Erkrankungen zählt.

Gerne verzehrt wird auch Elch- und anderes Rotwildfleisch. Zu vielen Gerichten wird das Superfood **Preiselbeeren** gereicht, egal ob als Marmelade, Soße, im Kuchen oder Dessert. Das Frühstück entspricht mit Brot und Marmelade oder Käse dem kontinentalen Durchschnitt. Was aber nicht fehlen darf, ist **Sauermilch** (**filmjölk**) mit gesunden Milchsäurebakterien. Man genießt sie pur oder im Müsli. Relativ früh, ab 11:30 Uhr, isst man zu Mittag. Auch das Abendessen gibt es schon gegen 18 Uhr.

Da die Schweden gerne naschen, gibt es ein Riesenangebot an Süßigkeiten. Diese **godis** kauft man grammweise. Damit der Zuckerkonsum im Rahmen bleibt, gibt es in vielen Familien einen **godisdag**. Nur an diesem Tag darf genascht werden. Alkoholische Getränke kosten in Schweden viel Geld, dafür gibt es Leitungswasser in den meisten Restaurants und Kneipen gratis. Das Lieblingsgetränk der Schweden ist **Kaffee**.

Auch wenn selbst in diesem Vorzeigeland immer weniger Zeit in der Küche zum Zubereiten von Essen verbracht wird, lernt jedes schwedische Schulkind irgendwann in der Grundschule (die bis zur neunten Klasse geht) im Fach **Hemkunskap**, wie man Gerichte kocht, Gesundheitswissen, Konsum, den Umgang mit Geld und umweltfreundliches Verhalten.

Bescheidenheit ist eine Zier

Wichtig beim Essen wie im Alltagsleben ist »Lagom«. Das bedeutet so viel, wie »locker bleiben, nicht übertreiben« und »gerade richtig, nicht zu viel und nicht zu wenig«. Beim Essen ist »Lagom« der Moment, wenn man angenehm gesättigt ist, ohne sich übergessen zu haben. Dieses Maßhalten lässt sich übertragen auf alle Aspekte des Lebens: keine Angeberei – stattdessen Bescheidenheit, keine Konkurrenz, sondern Gemeinschaftssinn, ambitioniert sein statt von rasendem Ehrgeiz besessen.

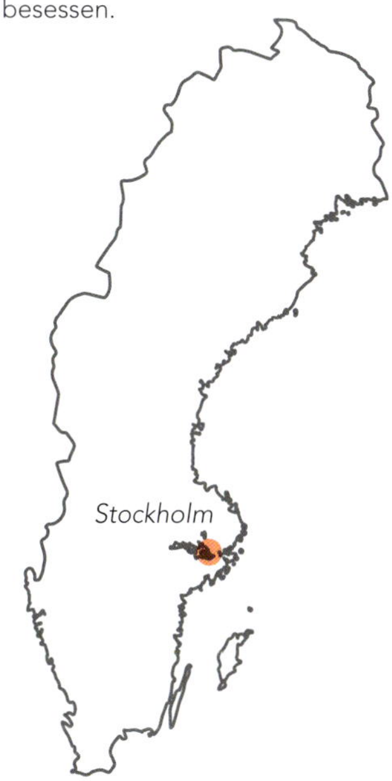

Die 5 besten Lebensmittel der Schweden

Auf schwedischen Speisekarten findet man unter der beliebten Rubrik Husmanskost Gerichte wie Elch- und anderes Rotwildfleisch, Hering, Beeren – und immer wieder Kartoffeln.

1

Filmjölk

Die fermentierte Schwedenmilch ist eine ausgezeichnete Kalziumquelle und reich an Milchsäurebakterien, das ist gut für Knochen und die Darmflora.

2

Hering (Sill)

Wie in Geflügel oder Hülsenfrüchten steckt in Hering reichlich Eiweiß, stoffwechselförderndes Jod und Omega-3-Fettsäuren. Kaufen Sie Fisch aus nachhaltigem Fischfang oder in Bioqualität.

Kalziumquelle

3

Preiselbeeren

Sie sind reich Vitamin C, das wichtig für den Bau von Geweben und Knochen ist, Vitaminen der B-Gruppe sowie Kalium, Kalzium und Magnesium, außerdem Fruchtsäuren und Anthocyan, das die Harnblase vor Infekten schützt.

4

Rentierfleisch

Es enthält mehr Mineralien und Spurenelemente als andere Fleischsorten, zellschützendes Selen und Eiweiß. Zudem ist das Rentierfett dem Fischfett sehr ähnlich. Die Ölsäure schützt vor Herz- und Kreislauferkrankungen.

5

Walderdbeeren (Smultron)

Die süßen Früchte des schwedischen Sommers enthalten Vitamin C und sind reich an Eisen und Flavonoiden. Sie wirken entzündungshemmend und gefäßschützend, auch Leber und Galle werden positiv beeinflusst.

1

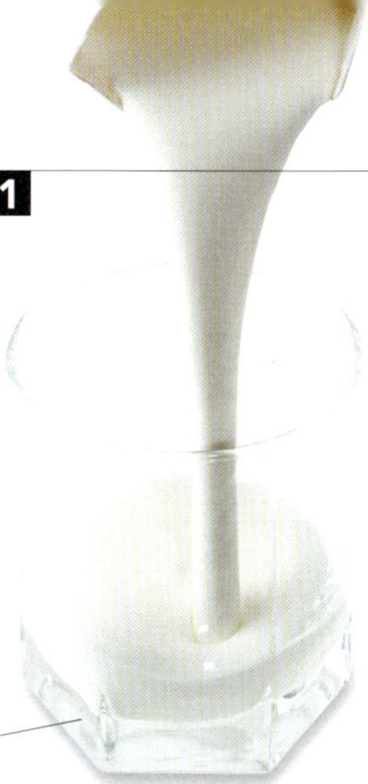

› darmschützend

2

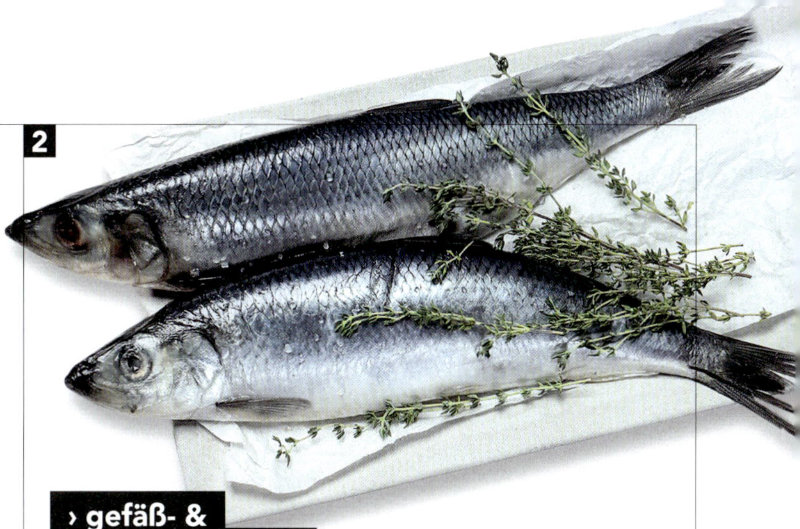

› gefäß- & gehirnschützend

3

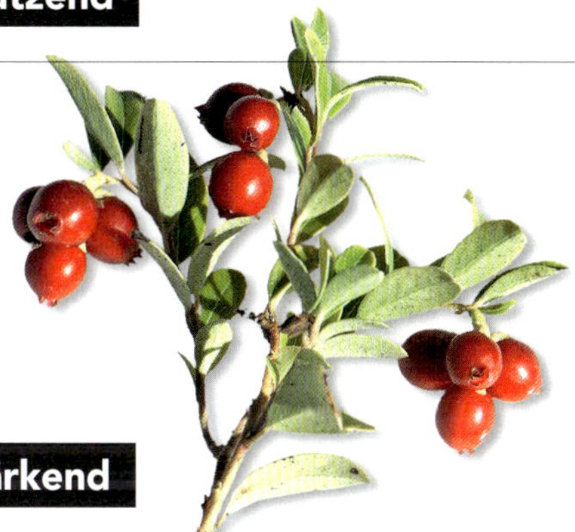

› immunstärkend

4

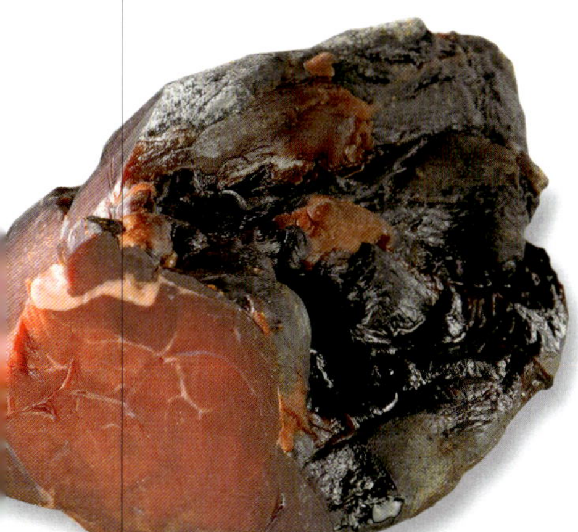

› zell- & gefäßschützend

5

› gefäßschützend

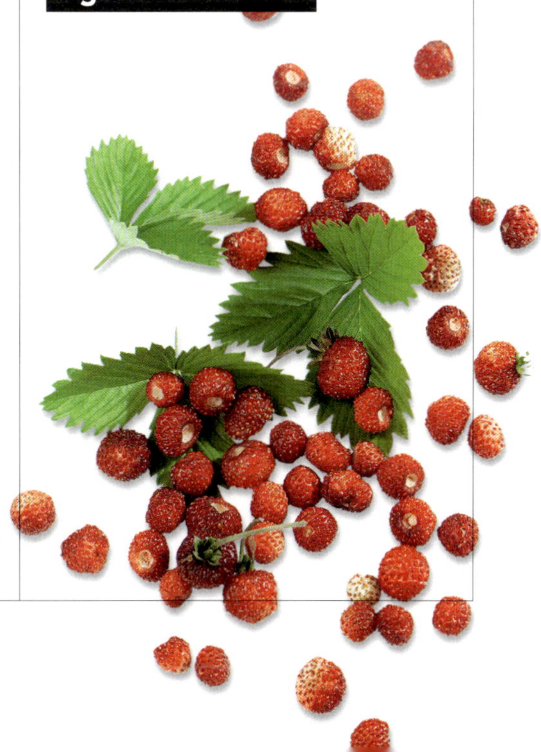

Gelbe Erbsensuppe

Hülsenfrüchte wie Erbsen, Bohnen, Linsen und Sojabohnen sind sehr reich an wertvollen Nährstoffen und dabei kalorienarm. Zugleich besitzen sie einen hohen Eiweiß- und Ballaststoffgehalt, was sie zu idealen Sattmachern macht. Zusätzlich haben Hülsenfrüchte die Vitamine B_1, B_6 und Folsäure im Gepäck. Die sind neben den Faserstoffen gut für die Darmgesundheit und für einen ausbalancierten Cholesterinspiegel, der hohe Kaliumanteil hilft zudem, den Blutdruck senken. Erbsen und Co. spielen deshalb eine wichtige Rolle in der vegetarischen und veganen Küche, in der ganz auf Fleisch verzichtet wird. Da ihr Eiweiß so gut verwertbar ist, sollten sie aber auch bei Menschen, die Mischkost bevorzugen, regelmäßig auf dem Tisch stehen. Vielleicht als Bestandteil eines leckeren Eintopfgerichts oder als Beilage zu Fisch und Fleisch.

Für 4 Portionen

1	*Zwiebel*
1–2	*Stange(n) Bleichsellerie*
1	*Möhre*
2 EL	*Olivenöl*
500 g	*geschälte gelbe Erbsen*
2 l	*Gemüsebrühe*
	Salz
	schwarzer Pfeffer aus der Mühle
½ TL	*Thymian*
½ TL	*Oregano*
½ TL	*Majoran*
1	*Fleischwurst (nach Belieben)*

- Zwiebel, Sellerie und die Möhre schälen und klein schneiden. In einem Topf das Öl erhitzen und das Gemüse darin weich dünsten. Die Erbsen hinzufügen, umrühren, Gemüsebrühe dazugießen und alles zum Kochen bringen
- Bei kleiner Hitze die Suppe 1–1,5 Stunden kochen. Dazwischen immer wieder umrühren. Einen Teil der Erbsen beiseitestellen und die Suppe mit einem Stabmixer pürieren. Mit Salz, Pfeffer, Thymian, Oregano und Majoran würzen.
- Die Fleischwurst (nach Belieben) würfeln und in der Suppe erwärmen. Die Erbsen unterheben und servieren.

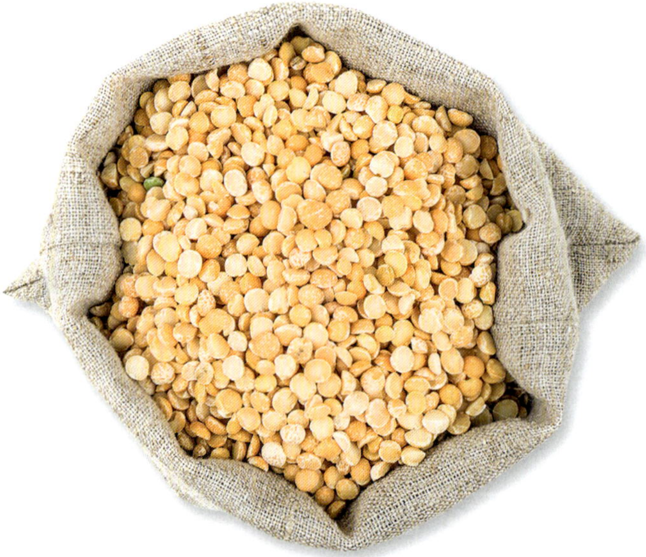

Beeren

Köttbullar und Lingonsylt

Für 4–6 Portionen

Für das Kompott

- 1 kg *frische oder TK-Preiselbeeren*
- 200 g *extrafeiner Zucker*

Für die Fleischbällchen

- 1 *kleine Zwiebel*
- 700 g *gemischtes Hackfleisch*
- 3 EL *frischer Thymian*
- 2 *Eier*
- 75 g *Semmelbrösel*
- 2 EL *Mehl*
- 100 ml *Mineralwasser mit Kohlensäure*
- *Salz*
- *schwarzer Pfeffer aus der Mühle*
- 700 g *kleine Frühkartoffeln*
- 3 EL *Butter*
- 3 EL *Olivenöl*
- 1 *kleiner Spitzkohl*

- Für das Lingonsylt Preiselbeeren und Wasser in einem Topf zum Kochen bringen. Bei kleiner Hitze etwa 8 Minuten köcheln lassen. Schaum entfernen. Den Zucker einrühren, bis er sich aufgelöst hat, und alles noch mal 8 Minuten köcheln lassen. Das Kompott in ein großes sterilisiertes Einmachglas (oder mehrere kleine Schraubgläser) füllen. Das abgekühlte Kompott kann sofort verzehrt werden. Im Kühlschrank hält es sich bis zu 3 Monate.
- Für die Fleischbällchen die Zwiebel abziehen und fein hacken. In einer Schüssel die Zwiebelwürfel mit dem Hackfleisch, Thymian und Eiern vermischen. Semmelbrösel und Mehl unterkneten. Zuletzt das Mineralwasser zugeben, mit Salz und Pfeffer würzen und zu einem glatten Fleischteig kneten.
- Den Backofen auf 180 °C vorheizen. Die Kartoffeln waschen und längs halbieren. In einer Auflaufform verteilen, mit etwas Olivenöl, Salz und Pfeffer vermischen und auf der mittleren Schiene 1 Stunde backen.
- Inzwischen von der Hackfleischmasse mit einem Esslöffel jeweils eine Portion abnehmen und daraus kleine Bällchen formen. In einer großen Pfanne 1 EL Butter und 2 EL Olivenöl erhitzen und die Fleischbällchen darin rundum goldbraun anbraten. Die Bällchen in eine feuerfeste Form legen, in den vorgeheizten Ofen schieben und auf der obersten Schiene in 10 Minuten fertig garen.
- Sobald die Bällchen im Ofen sind, den Spitzkohl waschen, vierteln und den Strunk herausschneiden. Die restliche Butter in einer tiefen Pfanne zerlassen. Die Kohlviertel 5–7 Minuten darin braten. Mit Pfeffer würzen und alles zusammen mit dem Lingonsylt servieren.

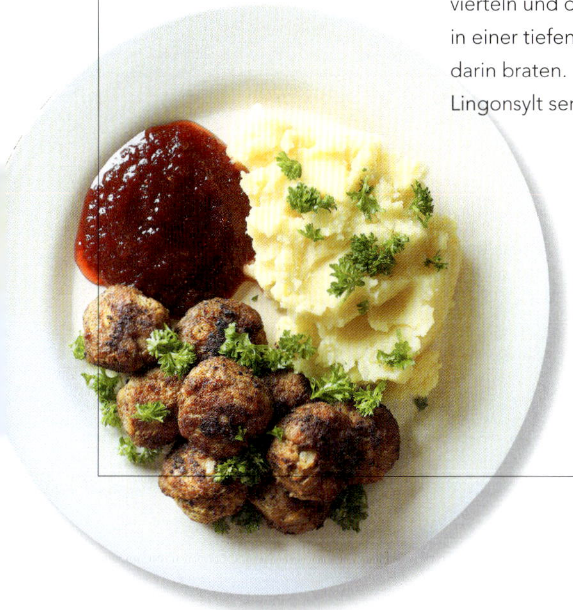

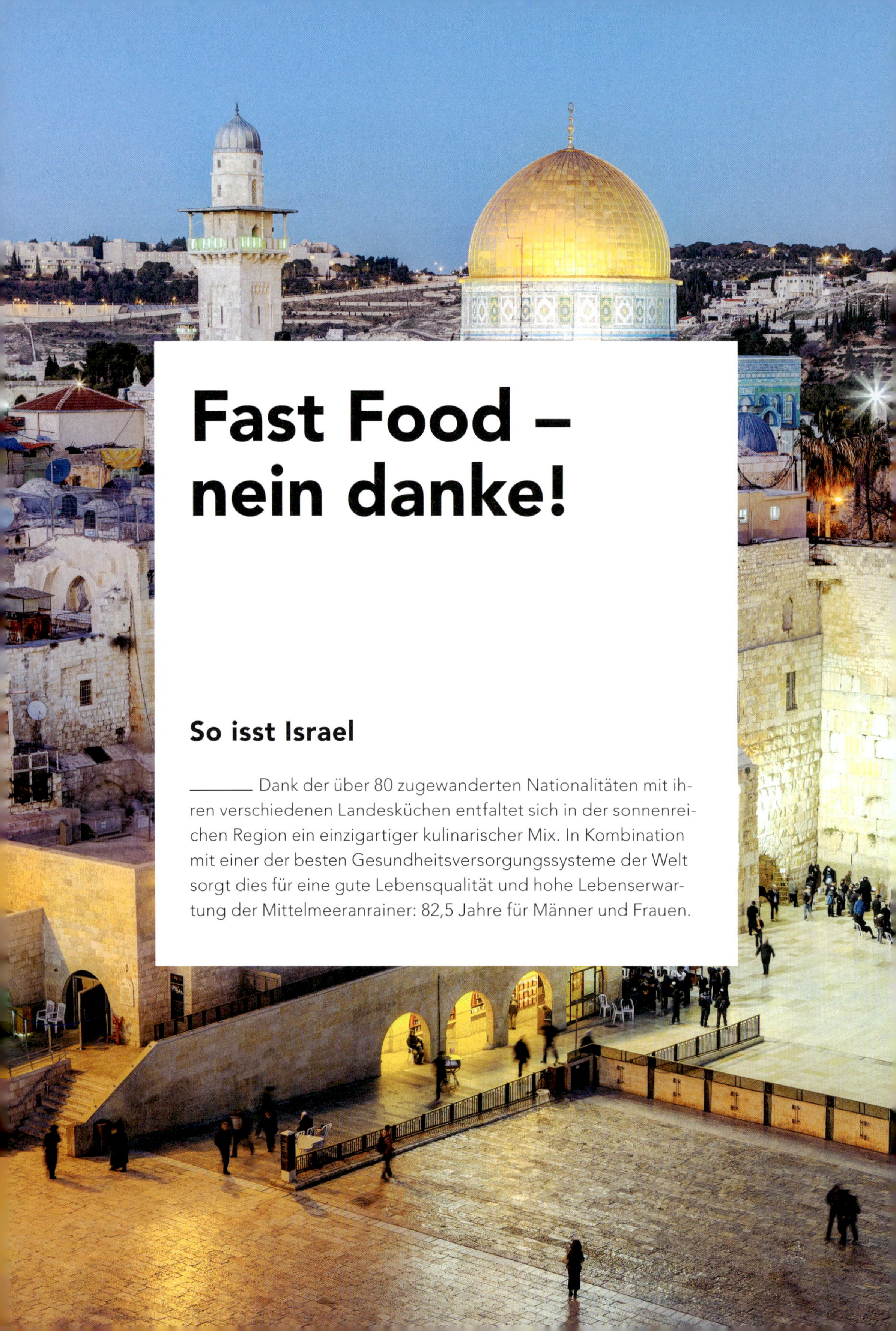

Fast Food – nein danke!

So isst Israel

——— Dank der über 80 zugewanderten Nationalitäten mit ihren verschiedenen Landesküchen entfaltet sich in der sonnenreichen Region ein einzigartiger kulinarischer Mix. In Kombination mit einer der besten Gesundheitsversorgungssysteme der Welt sorgt dies für eine gute Lebensqualität und hohe Lebenserwartung der Mittelmeeranrainer: 82,5 Jahre für Männer und Frauen.

In dem Land, in dem seit biblischen Zeiten Milch und Honig fließen, stehen Fisch und Lammfleisch, Getreide, Hülsenfrüchte, Bulgur, Hirse, Rüben, Lauch, Gurken, Knoblauch und Zwiebeln zur Verfügung. Wein floss immer reichlich, Olivenöl ist allgegenwärtig – beim Kochen, in Lampen, in der Religion. Granatäpfel, Feigen, Datteln, Quitten, Trauben, Aprikosen und Honig sind die Basis für raffinierte Speisen.

Die heute als »sephardisch« bezeichnete Küche stammt von Juden aus Spanien, Italien, Griechenland und der Türkei, die sich im 16. Jahrhundert ansiedelten. Diese besteht heute, bereichert um orientalische Einsprengsel, neben der »ashkenasisch-jüdischen« Küche, die ihre Wurzeln in Osteuropa und im Balkan hat. Auch nordafrikanische, iranische und kurdische Einwanderer hatten ihre Zutaten im Gepäck, ebenso wie Migranten aus Syrien, Libanon und Indien. Heute speist man in dem Schmelztiegel verschiedenster Kulturen vorzüglich französisch oder jemenitisch, marokkanisch oder österreichisch, russisch oder polnisch, argentinisch oder ungarisch – immer mit einer Prise Orient.

Essen ist für Israelis die Essenz des Lebens, und zwar nicht nur an Feiertagen, sondern jeden Tag. Das hat etwas mit der israelischen Lebenseinstellung zu tun: »Sie haben versucht, uns zu töten, wir haben [uns] überlebt, lasst uns essen.«* Das israelische Frühstück ist üppig. Es gibt frische Früchte, Eier – beliebt ist **Schakschuka** aus Eiern mit frischen Tomaten und Gewürzen –, viele Käsesorten, Oliven und Gemüse, **Hummus** und Joghurt, aber auch geräucherten und marinierten Fisch. Zum Mittagessen trifft man sich gern mit Freunden. Israelis beginnen eine Mahlzeit mit **Mezze**, vielen, in kleinen Schüsselchen servierten, gekochten, gegarten oder rohen Köstlichkeiten, zum Beispiel **gefüllten Weinblättern** und Hummus, gegrillter Hühnerleber und sauren Gurken, Zwiebelringen in Essig, **Taboulé** und **Oliven**, mit Chili zubereitete Relishes und **Zhoug**.

Viele biblische Speisen haben in Israel ihre Bedeutung bis heute behalten. Wichtig sind die Brotarten, die ausschließlich Weizen, Gerste, Hirse und Roggen enthalten. Bekannt sind das runde **Rosh-Ha-Shanah-Brot**, das geflochtene **Shabbat-Brot, Challah-Brote** und **Pittah-Brot**. Das Abendessen der Israelis ist dann relativ leicht. Beliebt ist Fisch, gern auf Holzkohle gegrillt und gewürzt mit Knoblauch, Paprikapulver und Zitronensaft. Berühmt ist der **St.-Peter-Fisch**, der allerdings nicht mehr aus dem See Genezareth stammt, sondern aus Zuchtbecken. Das bekannteste aller Fischgerichte ist der **Gefillte Fisch**, der seine Ursprünge wohl in Polen hat. Dabei handelt es sich um eine eine Art Pastete, die in Form eines Fisches auf den Tisch kommt. Dank der Familie Rothschild kann man in Israel vorzügliche einheimische Weine trinken. 1886 schenkte Baron Edmond Siedlern an den Westhängen des Carmel-Gebirges mehrere Weinpressen, um koschere Weine für ihre religiösen Feiern herzustellen.

**Guten Morgen, Tel Aviv (Katharina Höftmann)*

Best of Orient

Wo immer Juden in der Diaspora gelebt haben, haben sie aufgrund der koscheren Nahrungsmittelvorschriften und der vielen Handelsreisen ihre eigenen Rezepte erfunden – zum Teil eben auch losgelöst von ihrer Umgebung. Heute fließen all diese Traditionen zusammen, ergänzt durch regionale Einflüsse. Die moderne israelische Küche enthält deshalb südeuropäische, libanesische, irakische und palästinensische Elemente.

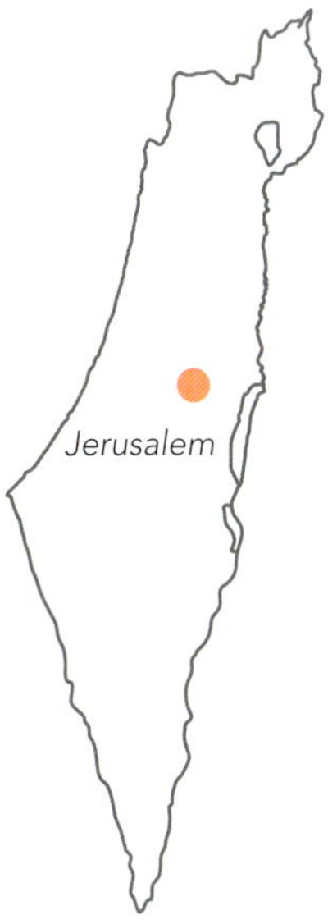

Die 5 besten Lebensmittel der Israelis

Frisches Gemüse, exotische Gewürze wie Kreuzkümmel und Kardamom sowie eine gesellige Esskultur: Israelisches Essen ist so beliebt wie nie und Food-Trend des Jahres 2018.

1

Avocado

Avocados sind reich an cholesterinsenkenden einfach und mehrfach ungesättigte Fettsäuren sowie Kalium, Vitamin E, Vitamin B_6 und Provitamin A. Das ist gut für die Augen- und Hautgesundheit sowie den Zellschutz.

2

Grapefruit

Lycopin schützt vor Arterienverkalkung, Diabetes, Unfruchtbarkeit und beugt Krebs vor (Prostata). Vitamin C ist wichtig für den Bindegewebsaufbau. B-Vitamine unterstützen zahlreiche Stoffwechselvorgänge wie Nervenregeneration und Blutbildung. Der Pflanzenstoff Naringin stärkt wie alle Bitterstoffe Leber und Galle.

3

Kichererbsen

Die Hülsenfrüchte sind reich an pflanzlichem Eiweiß und Ballaststoffen. Dazu enthalten sie Vitamine der B-Gruppe sowie die Vitamine A, C und E, die Nerven und Immunsystem schützen.

4

Petersilie

Vitamine der B-Gruppe, Vitamin C, Vitamin E, Folsäure und Flavonoide und Apigenin sorgen für optimalen Zellschutz. Zudem wirken die sekundären Pflanzenstoffe antientzündlich, nierenschützend und antidepressiv.

5

Sesamsamen

Sie sind reich an Kalzium und enthalten Magnesium, Eisen und Zink. Außerdem wirkt Sesam antioxidativ und ist damit gut für Knochen, Immunsystem, Blutdruck und gesunden Schlaf.

einheimisches Superfood

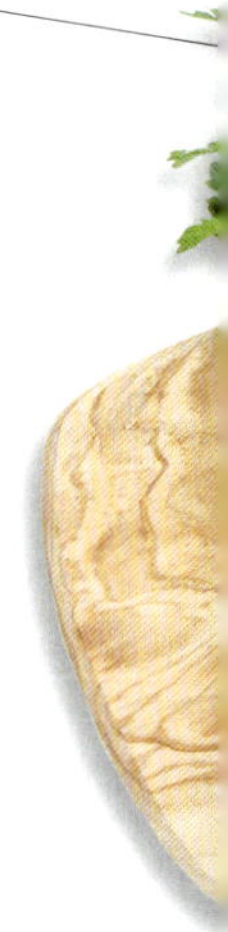

1

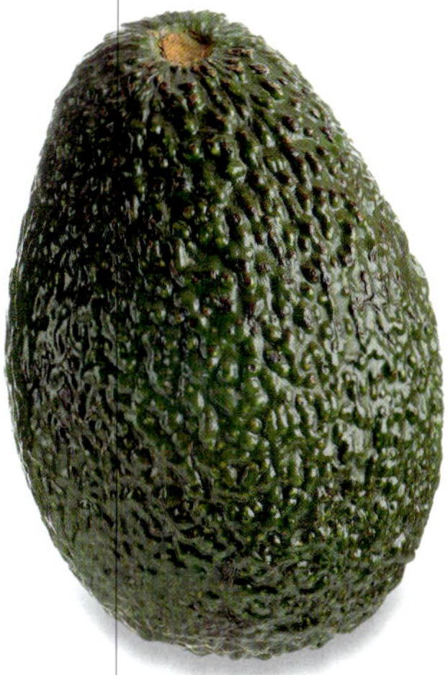

› zellschützend

2

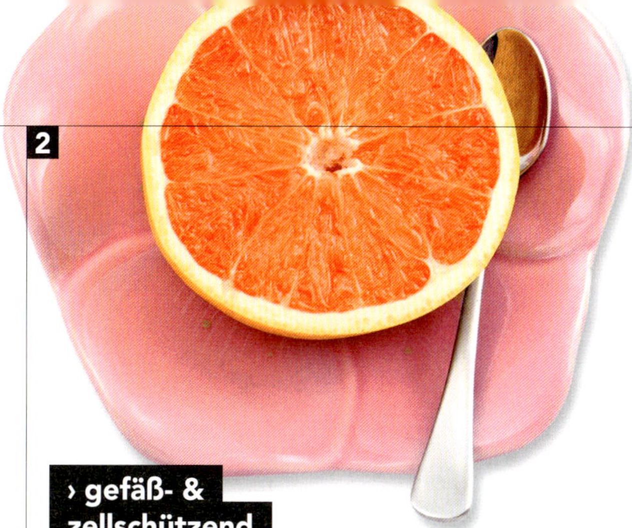

› gefäß- & zellschützend

3

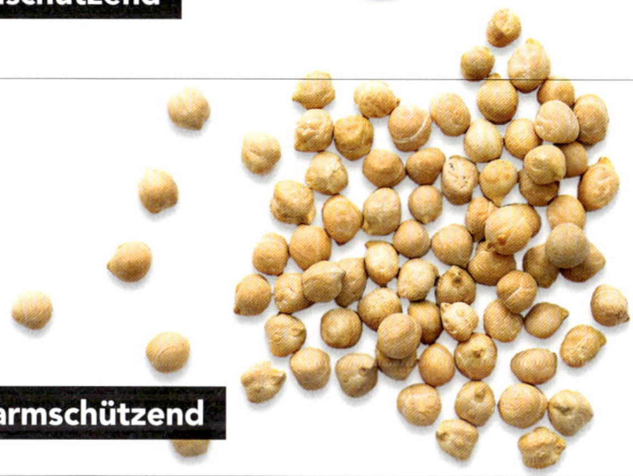

› darmschützend

4

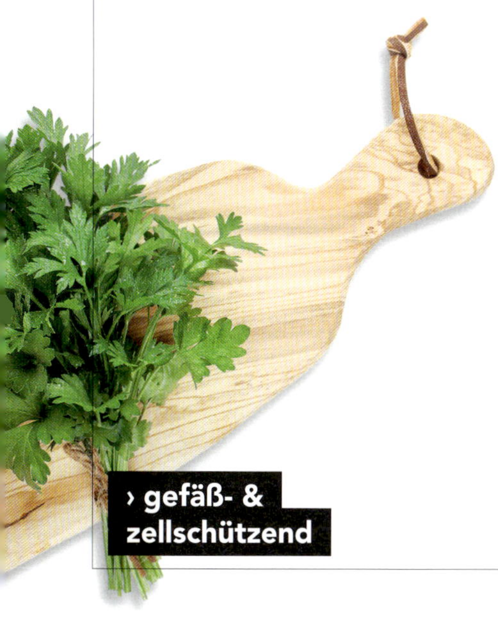

› gefäß- & zellschützend

5

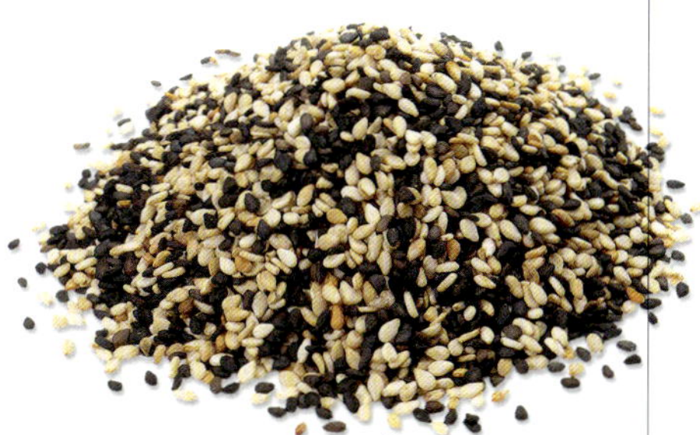

› zell- & knochenschützend

Hummus

Kichererbsen gehören zu den Hülsenfrüchten. Neben Ballaststoffen und Proteinen enthalten sie zahlreiche wichtige Mikronährstoffe. Weiterverarbeitet zu Hummus – und so angereichert mit mehrfach ungesättigten Fettsäuren, Vitaminen und Mineralien wie Kalzium, Magnesium und Kalium –, bilden Kichererbsen eine perfekte Basis für gesunde Gerichte. Kein Wunder, dass im Hinblick auf den Nährstoffgehalt Hummus im Vergleich zu anderen Dips am besten abschneidet. Denn der Nährstoffmix von Kichererbsen und Sesam hat äußerst positive Auswirkungen auf den Insulinstoffwechsel. Hülsenfrüchte verlangsamen die Aufnahme von Kohlenhydraten, lassen den Insulinspiegel entprechend langsamer ansteigen und entlasten so die Bauchspeicheldrüse, die das Hormon produziert. Der regelmäßige Konsum von Kichererbsen über einen Zeitraum von 20 Wochen verbesserte bei Menschen mit erhöhtem Risiko für Herz-Kreislauf-Erkrankungen die Blutzuckerregulation und senkte zudem ungesunde Cholesterinwerte.

Für 4 Portionen

50 g getrocknete Kichererbsen (oder 250 g aus der Dose)
1 Knoblauchzehe (nach Belieben)
1 Bund glatte Petersilie
200 g Tahin (Sesampaste)
½ TL Kreuzkümmelsamen (nach Belieben)
Saft von ½ Zitrone
Salz
schwarzer Pfeffer aus der Mühle
Paprikapulver (süß)
Olivenöl

- Kichererbsen 12 Stunden in kaltem Wasser einweichen und anschließend in frischem Wasser etwa 2 Stunden kochen, dabei entstehenden Schaum immer wieder abschöpfen. Knoblauch abziehen und fein hacken. Petersilie waschen, trocken schütteln, Blätter abzupfen und grob hacken.
- Alle Zutaten bis auf die Petersilie und das Paprikapulver in ein hohes Gefäß geben und mit einem Stabmixer zu einem feinen Mus pürieren. Sollte die Masse zu trocken sein, etwas mehr Zitronensaft und Tahin zugeben.
- Auf einem Teller anrichten und mit grob gezupfter Petersilie und Paprikapulver bestreuen. Mit Olivenöl beträufeln.
- Der Kichererbsenbrei schmeckt morgens mit warmem Pittah-Brot oder mittags und abends mit etwas Knoblauch und Zitronensaft zu gekochten Bohnen. Dazu gibt es frischen Salat und Oliven.

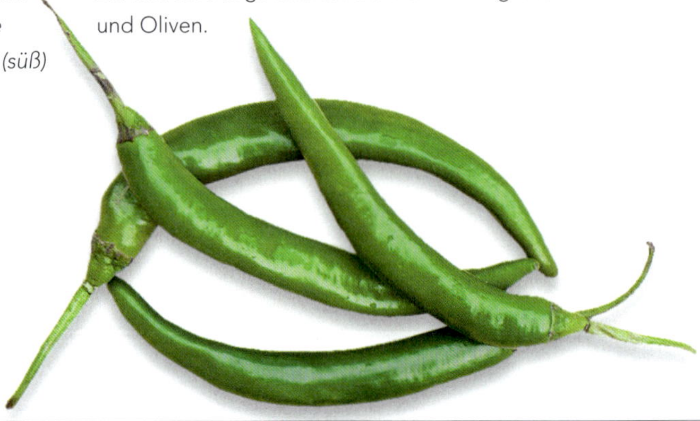

Getreide

Taboulé

- *8 EL Bulgur*
- *3 Tomaten*
- *1 Bund glatte Petersilie*
- *1 Zwiebel*
- *½ Salatgurke*
- *Saft von 1 Zitrone*
- *5 EL Olivenöl*
- *1 TL Sumach*
- *2 TL frische Minze*
- *Salz*
- *schwarzer Pfeffer aus der Mühle*

- Bulgur 30 Minuten in 5 EL heißem Wasser einweichen.
- Tomaten waschen, die Stielansätze entfernen und das Fruchtfleisch würfeln. Petersilie waschen, trocken schütteln und abzupfen. Zwiebel abziehen und klein würfeln. Gurke schälen, längs halbieren, mit einem Löffel entkernen und das Fruchtfleisch würfeln. Alles unter den gequollenen Bulgur mischen.
- Für das Dressing in einer Schüssel Zitronensaft, Olivenöl, Sumach und Minze verrühren und unter den Salat ziehen.
- Taboulé mit wenig Salz und Pfeffer würzen und im Kühlschrank 2 Stunden durchziehen lassen.

Zhoug

Gewürze

- *1 EL weiße Pfefferkörner*
- *1 TL Kreuzkümmelsamen*
- *½ TL Kardamomkapseln*
- *3 Gewürznelken*
- *6 grüne Chilischoten*
- *3 Knoblauchzehen*
- *1 Bund frischer Koriander*
- *1 TL Salz*
- *1 EL Zitronensaft*
- *3 EL Olivenöl*

- Pfefferkörner, Kreuzkümmel, Kardamom und Gewürznelken kurz in einer trockenen beschichteten Pfanne anrösten, bis sie duften, und dann im Mörser zerstoßen.
- Chilischoten waschen, Stielansatz abschneiden, halbieren und die Kerne und Trennwände entfernen. Das Fruchtfleisch grob hacken. Den Knoblauch abziehen und würfeln. Koriander waschen, trocken schütteln und abzupfen. Mit Chilis, Knoblauch und den gemahlenen Samen im Mörser zerstampfen. Dabei Salz, Zitronensaft und etwas Öl zugeben, bis eine dicke Paste entsteht. Diese in ein passendes Schraubglas füllen und mit etwas Olivenöl bedecken. So ist sie im Kühlschrank 3 bis 4 Wochen haltbar.
- Die Würzpaste schmeckt zu Fisch und Fleisch, Hummus und Falafel oder einfach mit Tomaten auf einer Scheibe offenfrischem Brot.

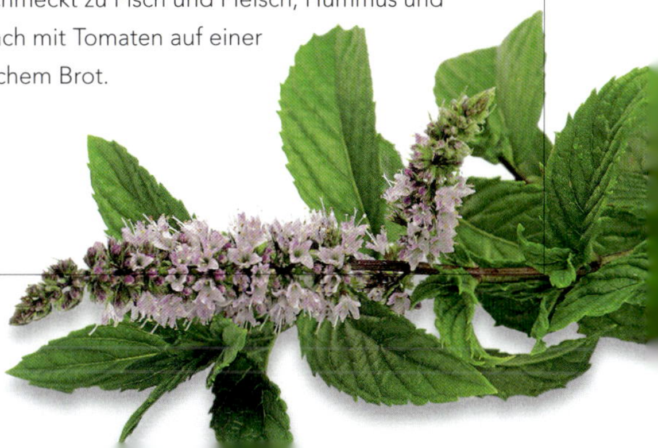

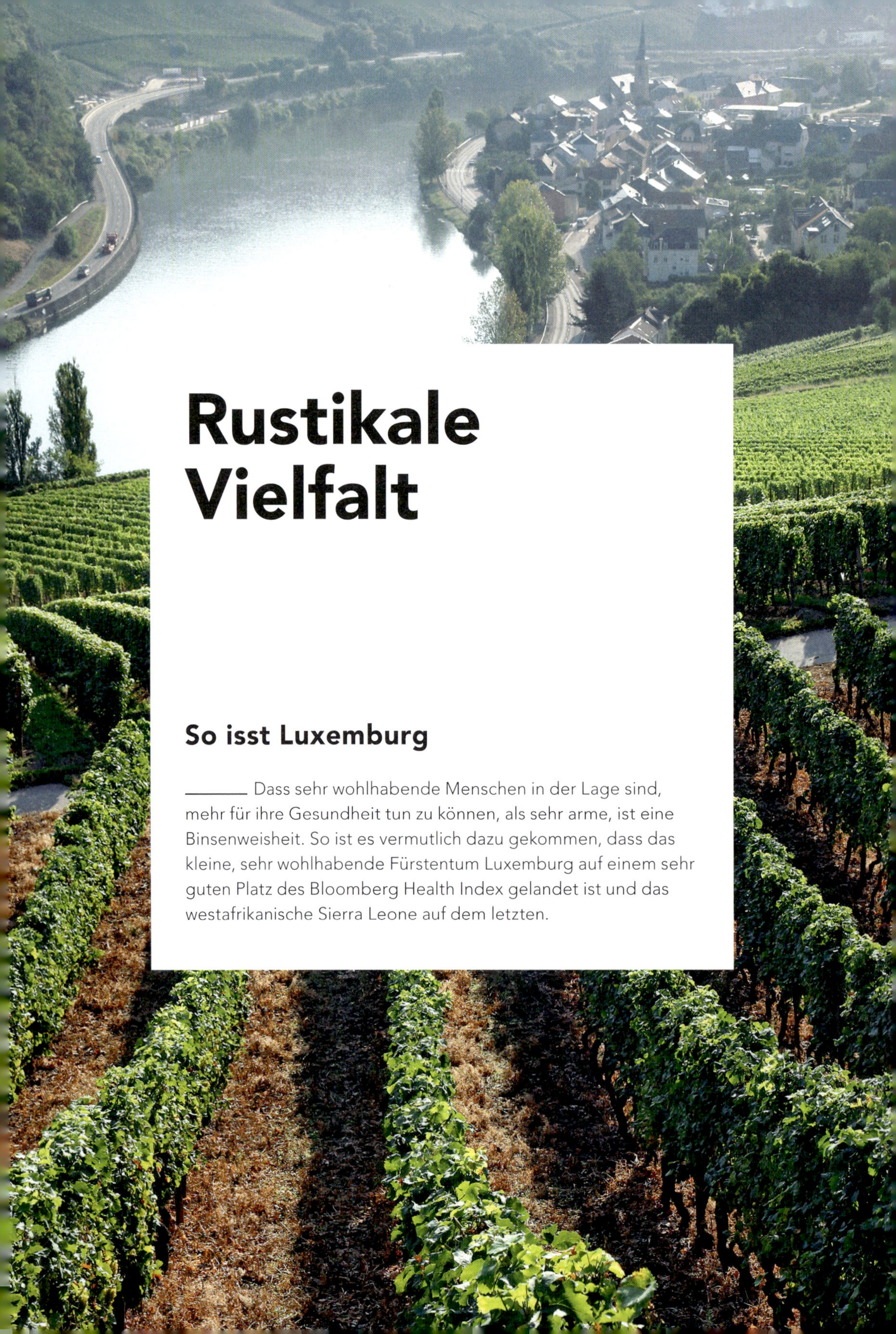

Rustikale Vielfalt

So isst Luxemburg

——— Dass sehr wohlhabende Menschen in der Lage sind, mehr für ihre Gesundheit tun zu können, als sehr arme, ist eine Binsenweisheit. So ist es vermutlich dazu gekommen, dass das kleine, sehr wohlhabende Fürstentum Luxemburg auf einem sehr guten Platz des Bloomberg Health Index gelandet ist und das westafrikanische Sierra Leone auf dem letzten.

Das Fürstentum zwischen Belgien, Frankreich, Deutschland und den Niederlanden verfügt über das weltweit höchste jährliche Bruttoinlandsprodukt pro Kopf. Dass die Lebenserwartung in dem Maße steigt, je mehr Geld pro Einwohner in die Gesundheit fließt, ist einleuchtend. Doch auch andere Faktoren wie Lebensstandard, Lebensführung, Bildung und Umweltbedingungen spielen eine wichtige Rolle. Etwa 60 Prozent der rund 550 000 Einwohner Luxemburgs sind Ausländer, insofern ist gepflegte Multikulturalität ein typisches Merkmal des ehemaligen Agrarlandes. Das lässt sich auch an den Essgewohnheiten ablesen, die zwischen Sterneküche, hochwertigen Zutaten und einfachen Traditionsgerichten rangieren. Hier kommen kräftige bäuerliche Gerichte auf den Tisch, gepaart mit der raffinierten Kulinarik Frankreichs. Die französischen Grenzgänger bringen Haute Cuisine und mediterrane Essgewohnheiten mit in den Zwergstaat. Das bringt offenbar neben einem hohen Lebensstandard einiges: Immerhin mehr als zwei Drittel der Bewohner des Fürstentums fühlten sich laut dem *OECD Better Life Index* gesund oder sogar sehr gesund.

Die traditionelle Luxemburger Küche ist eher einfach und rustikal, die Qualität der heimischen Produkte hoch. Um die Luxemburger Landwirtschaft zu erhalten und zu unterstützen, kaufen die Luxemburger gerne **regional** und dabei ganz besonders Fleisch, Milcherzeugnisse und Wein aus heimischer Produktion. Neben den tierischen Grunderzeugnissen werden vermehrt verfeinerte Lebensmittel aus Lokalproduktion angeboten: Senf, Honig, Marmeladen, Teesorten und Nudeln aus den Naturparks, Mehl, Essig und **Pflanzenöle**. Um diese Produktvielfalt zu festigen, entstanden in den vergangenen Jahren zahlreiche Labels und Marken, wie die »Marque nationale« für acht bestimmte Produkte. Mit diesem Qualitätssiegel Luxemburgs, dessen Kriterien durch eine großherzogliche Verordnung festgelegt sind, werden Butter, Spirituosen, Honig, Schweinefleisch, Schinken, **Rot- und Weißwein**, Sekt und **Crémant** ausgezeichnet. Ein Klassiker ist auch der **Kachkéis**, ein Schmelzkäse, der wohl in jedem luxemburgischen Kühlschrank steht. Er wird mit Milch, Butter, Eigelb und Kräutern verrührt und mit Senf garniert auf Butterbrot gegessen.

Neben der Qualität wird die Vielfalt großgeschrieben. Beides trägt dazu bei, dass man sich im Fürstentum auf hohem Niveau – aus gesundheitlicher wie kulinarischer Sicht – ernähren kann. Neben der gutbürgerlichen Restaurantküche gibt es die *Jeunes Restaurateurs d'Europe*. In den Häusern dieser Küchenchefs findet man die bodenständige Küche in feiner und leichter – mit einfachen oder raffinierten Gerichten aus frischen Produkten der Region. Dazu gesellt sich das Kontrastprogramm der zugewanderten Nationalitäten aus dem asiatischen, südamerikanischen und vor allem dem italienischen Raum.

»Times they are a-changin'«

Die Grundzutaten der ursprünglichen luxemburgischen Küche stammen alle vom Feld und aus der Viehzucht: Kartoffeln, Bohnen, Getreide, Milchprodukte, wenig Fleisch, Innereien und auch Moselfische und Flusskrebse. Für Menschen, die hart auf dem Feld gearbeitet haben, ist das die richtige, gesunde Ernährung. Bankern und Büroarbeitern dürfte die Kost ein wenig schwer im Magen liegen …

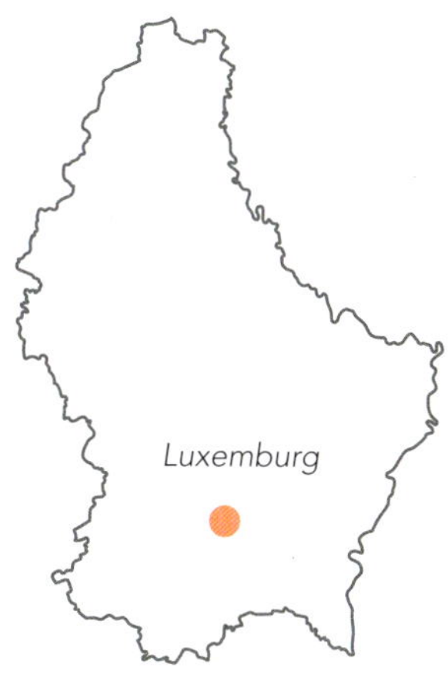

Die 5 besten Lebensmittel der Luxemburger

Einfach, ländlich und rustikal ist die luxemburgische Küche und geprägt von Produkten aus regionaler Milchwirtschaft und Weinbau – und aus dem, was die Gewässer hergeben.

1

Bohnen

Weiße Bohnen enthalten mehr Proteine als Fleisch. Dazu kommen cholesterinsenkende Ballaststoffe und knochenschützende Mineralstoffe wie Magnesium, Kalzium sowie Unmengen an sekundären Pflanzenstoffen. Alle Hülsenfrüchte sind bestes Superfood.

2

Butter

Butter von Weidekühen enthält einen hohen Anteil an entzündungshemmenden Omega-3-Fettsäuren. Die konjugierten Linolsäuren der Butter haben eine antientzündliche und antikarzinogene Wirkung. Außerdem sind Transfette von Milchprodukten nicht gesundheitsschädlich und werden neuerdings nicht mehr mit Gewichtszunahme assoziiert.

3

Flusskrebse

Die Schalentiere gedeihen nur bei ausgezeichneter Wasserqualität. Sie sind extrem fettarm, reich an hochwertigem tierischen Eiweiß. Beachtlich ist ihr Gehalt an Eicosapentaensäure, die antientzündlich und gefäßschützend wirkt.

4

Kochkäse

Der Sauermilchkäse besteht aus Quark, der unter der Zugabe von Natron erwärmt wird, bis er sich schließlich verflüssigt. Heraus kommt ein Käse mit hohem Kalzium-, Natrium- und Phosphorgehalt. Gut für die Knochen – ein gesunder Sattmacher!

5

Dunkle Trauben

In der Haut von dunklen Weintrauben sind reichlich sekundäre Pflanzenstoffe in Form von Polyphenolen enthalten. Sie wirken zell- und gefäßschützend, krebsvorbeugend und antientzündlich. Das ist auch der Grund dafür, dass Rotwein seit 2500 Jahren als Heilmittel gilt, solange man ihn nicht missbraucht.

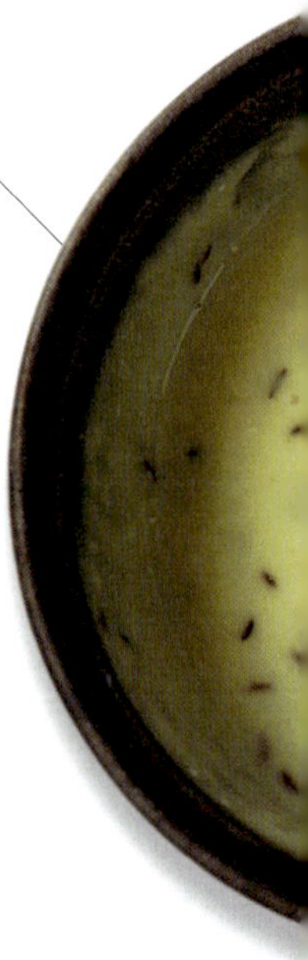

1

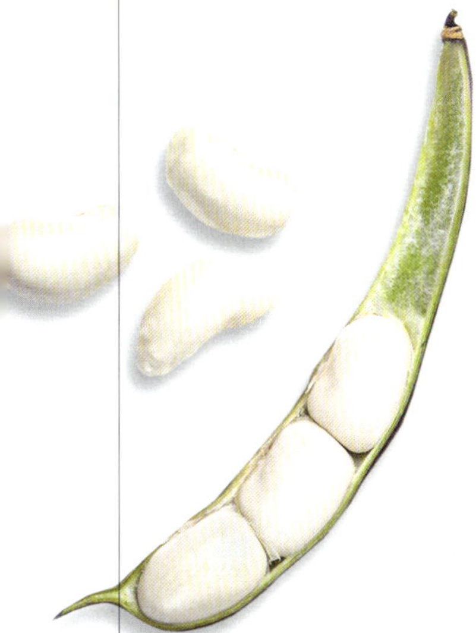

› gewebeaufbauend & cholesterinsenkend

2

› antientzündlich

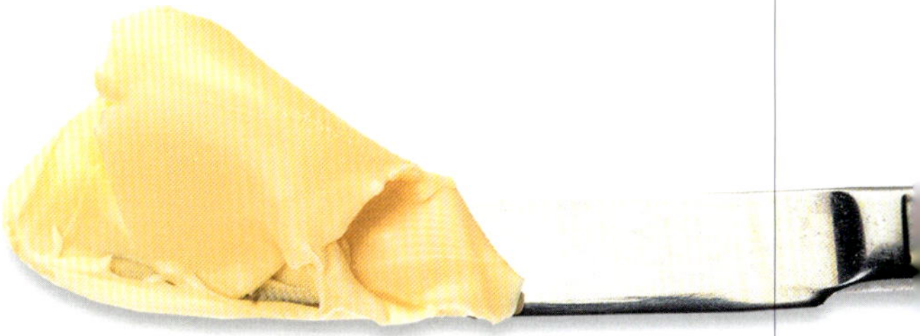

3

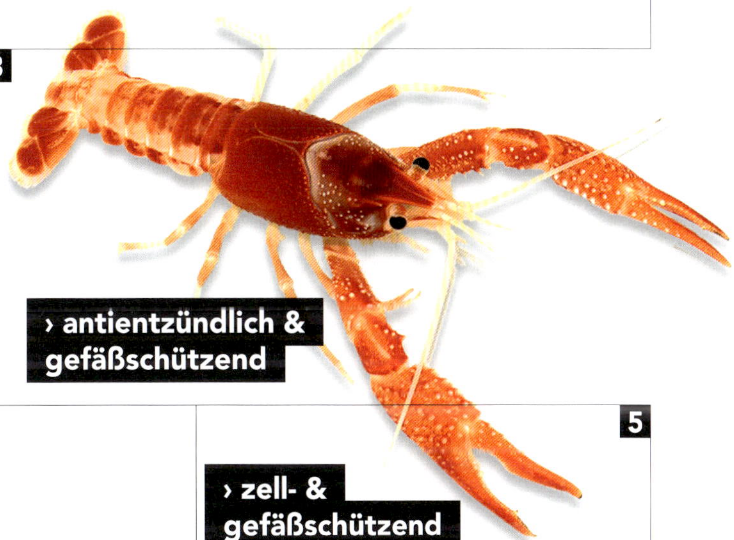

› antientzündlich & gefäßschützend

4

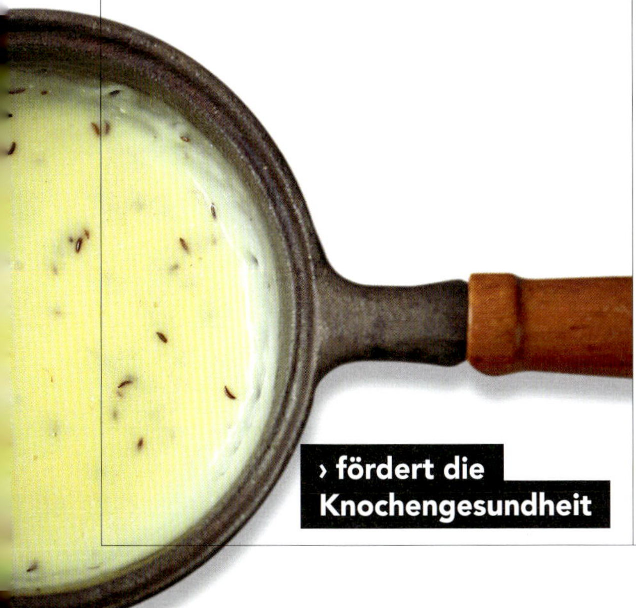

› fördert die Knochengesundheit

5

› zell- & gefäßschützend

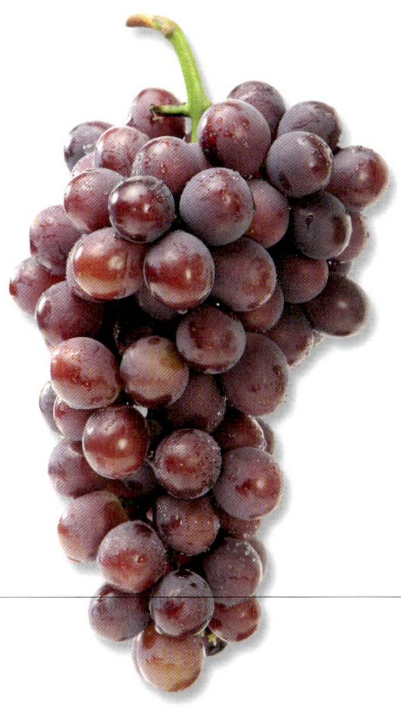

Bouneschlupp

Bohnen sind Eiweißbomben, liefern große Mengen an Ballaststoffen und machen lange satt. Die Faserstoffe werden nur langsam verdaut, gleichzeitig werden Blutzucker- und Insulinspitzen und -tiefen vermieden. Das ist gut, wenn man abspecken und Heißhungerattacken verhindern möchte. Insofern haben Bohnen eine ähnliche Nährstoffdichte wie Fleisch, Geflügel und Fisch und werden gerne als vegetarische Alternative für Fleisch in der Küche eingesetzt. Außerdem liefern Bohnen sekundäre Pflanzenstoffe und viele zellschützende Antioxidanzien. Sie setzen im Körper zellschädigende freie Radikale außer Gefecht, die zu den Auslösern für Krebs, beschleunigte Alterungsprozesse und neurodegenerative Erkrankungen wie Parkinson und Alzheimer gehören. Von den mehr als 100 verschiedenen Bohnensorten, die sich in ihrer Farbe, Länge und im Geschmack unterscheiden, hat jede einzelne ihre einzigartigen Besonderheiten. Die Grundwirkung aller Bohnensorten ist jedoch ähnlich.

Für 4 Portionen

- *1 kg grüne Bohnen*
- *150 g Knollensellerie*
- *3 Kartoffeln*
- *2 Zwiebeln*
- *1 Stange Lauch*
- *1 TL Salz*
- *4 Mettwürste (nach Belieben)*
- *50 g Butter*
- *2 EL Mehl*
- *schwarzer Pfeffer*
- *4 EL gehackte Petersilie*
- *150 g saure Sahne*

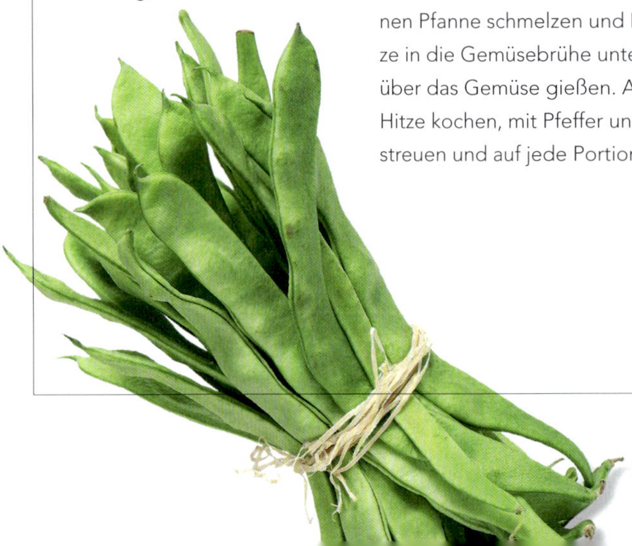

- Bohnen putzen, waschen und in 1 Zentimeter lange Stücke schneiden. Sellerie und Kartoffeln schälen und klein würfeln. Kartoffeln in eine Schüssel mit Wasser legen, damit sie sich nicht verfärben. Zwiebeln abziehen und fein würfeln. Den Lauch waschen und das Weiße und das Hellgrüne fein schneiden.
- In einem Topf 2 Liter Salzwasser zum Kochen bringen und Bohnen, Sellerie und Zwiebeln einstreuen. 15 Minuten bei kleiner Hitze köcheln lassen, die Kartoffeln abseihen und dazugeben.
- Wasser in einem weiteren Topf zum Kochen bringen, Mettwürste einlegen, den Topf vom Herd nehmen und die Würste 20 Minuten ziehen lassen. Zum Servieren die Würste in dünne Scheiben schneiden und zum Eintopf reichen.
- Das Gemüse nach 10 Minuten Kochzeit in ein Sieb abgießen, die Brühe dabei in einem Topf auffangen. Butter In einer kleinen Pfanne schmelzen und Mehl einrühren. Diese Mehlschwitze in die Gemüsebrühe unterrühren. Durch ein feines Sieb über das Gemüse gießen. Alles 5–10 Minuten bei geringer Hitze kochen, mit Pfeffer und Salz würzen, Petersilie darüberstreuen und auf jede Portion einen Klacks saure Sahne geben.

Hülsenfrüchte

Lauwarmer Bohnensalat

200 g getrocknete weiße Bohnen
1,25 l Hühnerbrühe
1 Zweig Rosmarin
Salz
5 Stängel glatte Petersilie
3 Tomaten
1 rote Paprikaschote
etwas Parmesan

Für die Vinaigrette
3 EL Bohnen-Kochfond
2 EL weißer Balsamico
3 EL Olivenöl
Salz
schwarzer Pfeffer aus der Mühle

- Bohnen in einem Topf mit heißer Hühnerbrühe aufkochen und Schaum abschöpfen. Rosmarin einlegen und 55 Minuten kochen. Salz zufügen und weitere 5 Minuten köcheln lassen. Anschließend den Rosmarinzweig entfernen. Bohnen abgießen, den Bohnen-Kochfond dabei aber auffangen.
- Für die Vinaigrette 3 EL vom Bohnen-Kochfond, Balsamico, Öl, Salz und Pfeffer vermengen.
- Petersilie waschen, trocken schütteln, Blättchen abzupfen und fein hacken. Tomaten mit kochendem Wasser überbrühen, die Haut abziehen, Tomaten halbieren, entkernen und das Fruchtfleisch fein würfeln. Paprika waschen, halbieren, entkernen und fein würfeln. Alles unter den Salat heben und Parmesan darüberhobeln.

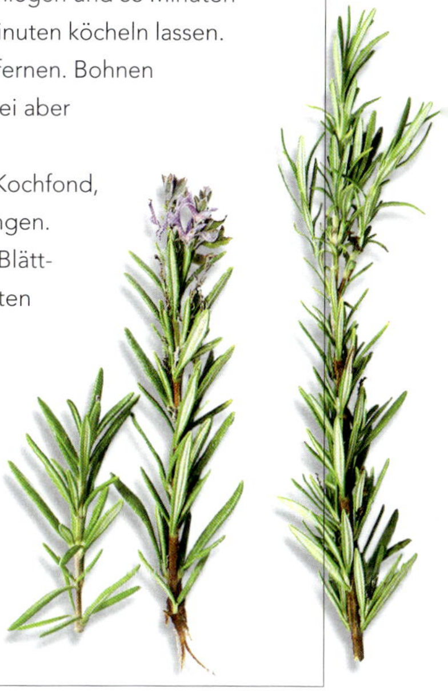

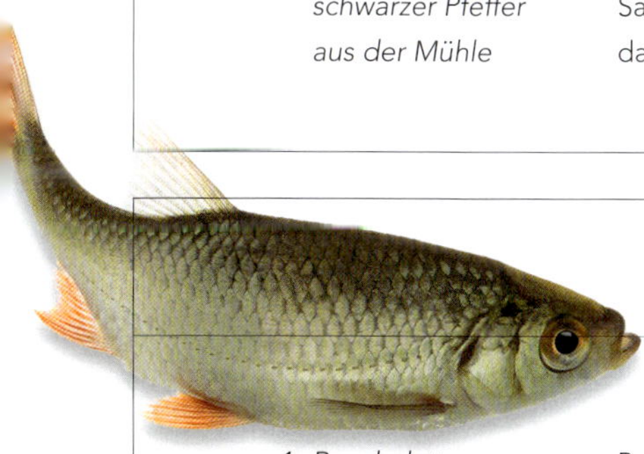

Fisch

Friture

1 Bund glatte Petersilie
10 kleine küchenfertige Süßwasserfische (z. B. Brassen, Döbel, Gründling)
Salz
weißer Pfeffer
1 Bio-Zitrone
150 g Mehl
4 Eier
Öl und Schmalz zum Frittieren

- Petersilie waschen und trocken schütteln. Die Fische in einer Mischung aus Salz und weißem Pfeffer wenden und mit dem Saft der Zitrone beträufeln. Mehl in eine flache Schale geben. Eier in einer zweiten Schale aufschlagen und verquirlen. Die Fische erst in die Eimasse tauchen, dann im Mehl wenden.
- Inzwischen das Öl und das Schmalz in einem Verhältnis von 3:1 in einer Fritteuse oder einem Topf mischen und auf 180 °C erhitzen beziehungsweise zum Siedepunkt bringen. Jeweils einige Fische goldbraun frittieren. Danach die Petersilie kurz ins heiße Fett halten.
- Anschließend beides auf Küchenpapier abtropfen lassen. Den Fisch auf einem vorgewärmten Teller anrichten und mit frittierter Petersilie und Zitronenspalten garnieren.

Krankheiten von A bis Z

Manche Krankheiten sind unheilbar, doch durch einen artgerechten Lebensstil ist es möglich zu verhindern, dass sie überhaupt entstehen. Und auch wenn Sie schon erkrankt sind, können Sie durch eine gezielte Ernährungsumstellung viel bessere Werte, eine Linderung der Beschwerden und neue Lebensfreude erreichen.

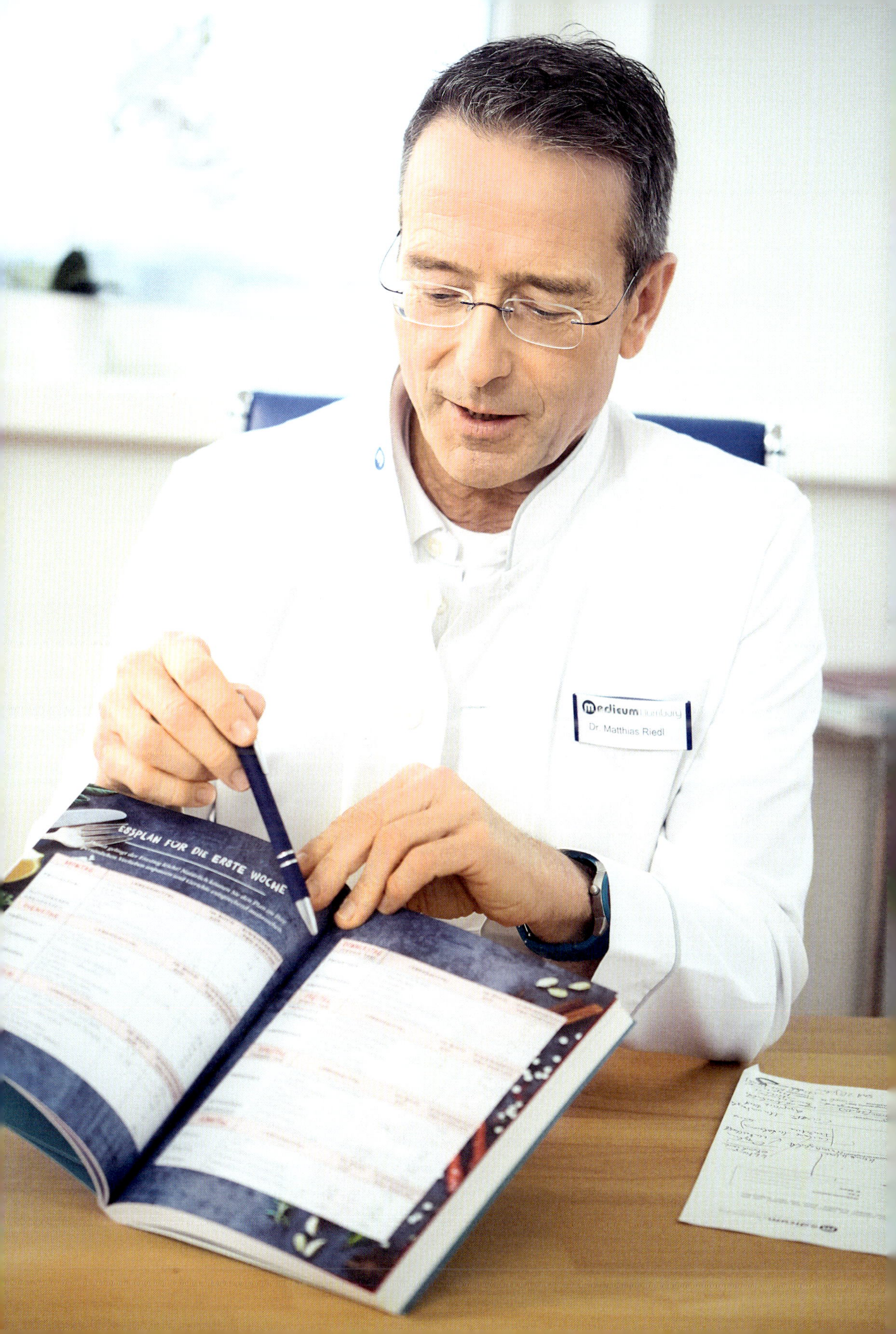
ESSPLAN FÜR DIE ERSTE WOCHE
medicum
Dr. Matthias Riedl

Arthrose

Mit konservativen Maßnahmen wie entzündungshemmenden Medikamenten oder Physiotherapien lassen sich Arthrosebeschwerden allenfalls lindern, aber nicht heilen.

1 2 3

Schleichender Verlauf

Die Abnützung der Gelenkknorpelschicht erfolgt lange Zeit nahezu ohne Beschwerden. Durch einen Auslöser wie Überanstrengung oder ein Trauma wandelt sich die ruhende Arthrose in eine aktive Arthrose. Erst bei der aktiven Arthrose treten schmerzhafte Entzündungen, Schwellungen und starke Schmerzen auf und die Gelenkflächen können nach und nach Schaden nehmen.

Überblick: Was ist Arthrose?

Die weltweit häufigste Gelenkerkrankung macht sich bemerkbar durch den fortschreitenden Abrieb des Knorpels an den Gelenken. Der Knorpel zwischen Gelenkkopf und Gelenkpfanne kann sich nur begrenzt regenerieren. Durch den Verschleiß dieser Schutzschicht werden die elastischen und stoßdämpfenden Eigenschaften stark eingeschränkt. Der Knorpel kann schließlich ganz verschwinden.

Eine Arthrose kann in jedem Gelenk entstehen. Am häufigsten tritt sie jedoch in Gelenken auf, die stärker durch das Körpergewicht belastet werden. Hierzu gehören: Knie (Gonarthrose), Hüften (Coxarthrose), aber auch Hand- und Fingergelenke. Sind mehrere Gelenke betroffen, spricht man von Polyarthrose.

Symptome: Woran erkennt man Arthrose?

Typische Anzeichen für Gelenkverschleiß sind:

Schmerzen, Steifigkeitsgefühl und Bewegungsdefizit im betroffenen Gelenk.

Belastungsschmerzen bei starker Beanspruchung.

Anlaufschmerz: Die ersten Bewegungen nach längerem Ruhen sind schmerzhaft, beispielsweise nach dem Aufstehen aus der Ruhe.

Eine kurze Morgensteifigkeit der Gelenke: Diese hält kurz an. Bei entzündlichen Gelenkerkrankungen wie der rheumatoiden Arthritis dauert die Steifigkeit oft Stunden an.

Schwellungen am Gelenk durch Entzündungen: Im Laufe der Erkrankung kann sich das Gelenk wiederholt entzünden, was sehr schmerzhaft ist, und es kann zur Zunahme des Gelenkumfangs kommen.

Ursachen: Wie entsteht Arthrose?

Mit dem Alter nimmt der Verschleiß im Gelenk zu. Die Knorpelschicht wird dünner und rauer, trotzdem müssen Gelenke nicht unbedingt Schaden nehmen, sofern man konsequent Risikofaktoren meidet. Eine Ausnahme ist jedoch eine primären Arthrose, bei der es ohne Grund zu Beschwerden kommt – hier vermutet man genetische Faktoren.

Die Hauptrisikofaktoren für eine sekundäre Arthrose mit eindeutig benennbaren Risikofaktoren sind:

Übergewicht: Knie, Hüften und Rückenwirbel müssen das Körpergewicht tragen. Starkes Übergewicht trägt deshalb zur Entstehung einer Arthrose bei. Hinzu kommt, dass die Zellen des Fettgewebes im Bauch Entzündungsbotenstoffe produzieren. Wichtig zu wissen: Bereits ein paar Kilo weniger können bei bestehendem Übergewicht das Arthroserisiko senken, denn so werden die Gelenke entlastet und entzündliche Vorgänge abgemildert.

Verletzungen, die zu einer Instabilität des Gelenks führen, wie Knochenbrüche, unbehandelte Meniskus- oder Kapselband-Verletzungen, können zu einer Arthrose beitragen.

Fehlbelastungen durch Beruf oder Sport: Bei einigen Berufen oder (Leistungs-)Sportarten kommt es zu starken und andauernden Gelenkbelastungen, also einer Überbeanspruchung der Gelenke. Wer schwer heben oder tragen muss oder sich häufig hinhockt oder hinkniet, entwickelt möglicherweise eher eine Arthrose ebenso wie Dauersitzer. Auch Fehlstellungen wie X- oder O-Beine führen zu Verschleiß.

Krankheiten: Bei **Rheuma** (siehe Seite 190–193) können am Knorpel Entzündungen entstehen, was die Entstehung einer Arthrose fördern kann. Beide Erkrankungen treten oft gleichzeitig auf. Auch Menschen mit **Typ-2-Diabetes** oder **Gicht** leiden häufig unter Arthrose.

Diagnose: Wie stellt der Arzt Arthrose fest?

Zusätzlich zur Anamnese prüft der Arzt meist die allgemeine Beweglichkeit sowie das Gangbild, Bewegungsumfang und Bewegungsschmerz, Bandstabilität, Gelenkschwellungen, Hautveränderungen (etwa Rötung) und druckschmerzhafte Punkte. Weitere Untersuchungsmethoden sind Röntgen, Ultraschall, MRT (Magnetresonanztomografie), CT (Computertomografie) und Labortests (Blut, Urin, Gelenkpunktion).

Das kann Ihr Arzt für Sie tun

Eine Heilung der Arthrose ist mit standardisierten Therapien nicht möglich. Ziel der konservativen Arthrosebehandlung ist es, Schmerzen zu lindern, den fortschreitenden Gelenkverschleiß zu verlangsamen und die Lebensqualität zu verbessern. Dazu eingesetzt werden Physiotherapie, physikalische Therapien (Wärme, Hochfrequenzstrom, Infrarotlicht, Ultraschall, Packungen, Massage, Krankengymnastik) und Medikamente (Salben, Antirheumatika). Kortison-Injektionen können den Schmerz einige Wochen lang lindern, jedoch schwächt die Langzeitanwendung des Medikaments die Knochen. Die Wirksamkeit von Hyaluronsäure-Injektionen, um Knorpel wiederaufzubauen, ist nicht wissenschaftlich belegt. Tabletten mit Wirkstoffen wir Diclofenac oder Acetylsalicylsäure unterdrücken den Schmerz und hemmen Entzündungen, haben aber in der

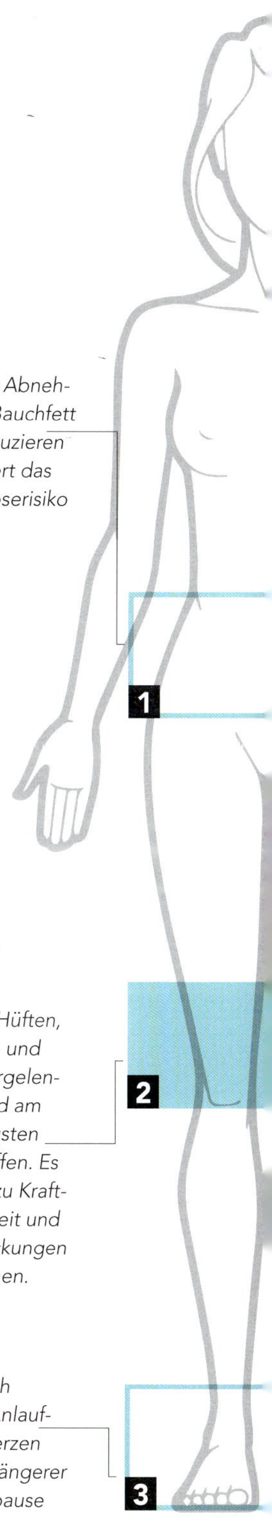

Durch Abnehmen Bauchfett zu reduzieren mindert das Arthroserisiko

Knie, Hüften, Hand- und Fingergelenke sind am häufigsten betroffen. Es kann zu Kraftlosigkeit und Verdickungen kommen.

Typisch sind Anlaufschmerzen nach längerer Ruhepause

Daueranwendung Nebenwirkungen wie Nieren- (Diclofenac) oder Magenschleimhautschädigungen. Mithilfe endoskopischer Operationstechniken ist es möglich, die Knorpeloberfläche zu glätten oder abgeriebene Knorpel- und Knochenteile zu entfernen. Bei fortgeschrittener Arthrose ist es häufig notwendig, Gelenkprothesen (Hüften, Knie) einzusetzen.

Physikalische Therapien

Sie bieten ein breites Spektrum sanfter und natürlicher Behandlungsmethoden, die die Therapie der Arthrose unterstützen. Magnetfeldtherapie, Wärme, Kälte und Strom verbessern die Durchblutung und lindern so Schmerzen. Kryotherapie (Kältetherapie) wird nur bei der akuten, entzündlichen Arthrose eingesetzt.

Das können Sie selbst für sich tun

Sorgen Sie für ein gesundes Gewicht, um Ihre Gelenke zu entlasten. Hierzu empfiehlt sich neben einer Ernährungsumstellung Intervallfastenphasen von etwa 16 Stunden Dauer. Das erreicht man ganz einfach durch ein verlängertes Nachtfasten und ein spätes Frühstück.

Stellen Sie auf eine antientzündlich wirkende Ernährungsweise um.

Hören Sie mit dem Rauchen auf.

Bewegen Sie sich regelmäßig. Durch Walking, Radfahren, Schwimmen oder Aquagymnastik bei niedriger Belastung kann man das Fortschreiten der Arthrose verlangsamen. Durch die Bewegung wird die Nährstoffversorgung der Knorpel verbessert. Diese erfolgt nicht durch Blutgefäße, sondern aus Stabilitätsgründen durch die Gelenkflüssigkeit. Vermeiden sollte man Sportarten mit Start-Stopp-Bewegungen wie Tennis, Fuß- oder Basketball, sie belasten die Gelenke zu sehr.

Nehmen Sie täglich 5 Gramm Hagebuttenpulver zu sich. Die Hagebutte enthält sogenannte Galaktolipide, die den Knorpelabbau hemmen können. Abgesehen von dieser Phytotherapie bieten Medikamente bei Arthrose auf die Dauer keine befriedigende Lösung.

Ernährung, die heilt

Die Top-3-Lebensmittel

Topinambur

Die Erdartischocke ist reich an knorpelstabilisierendem Silizium. Auch der Kalziumgehalt ist beachtlich. Die Knolle kann wie die Kartoffel verwendet werden.

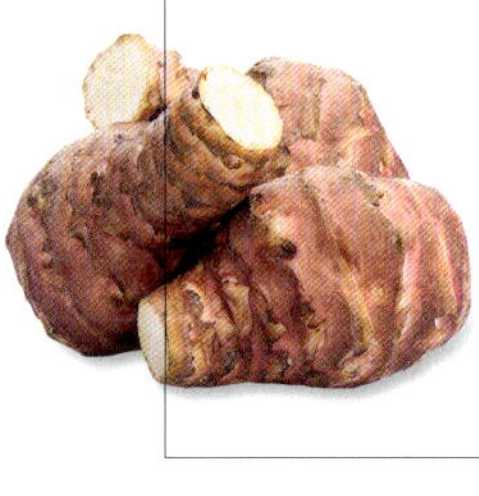

Kumin

Reich an entzündungshemmenden Antioxidantien ist eine Gewürzmischung aus Kreuzkümmel, Koriander und Muskat (je eine Messerspitze, 1- bis 2-mal täglich).

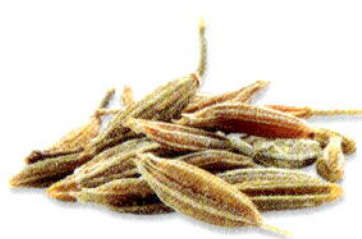

Gemeiner Lein

Die besonders in Lein- und Walnussöl enthaltenen Omega-3-Fettsäuren unterstützen den Organismus effektiv dabei, die Entzündung zu bekämpfen.

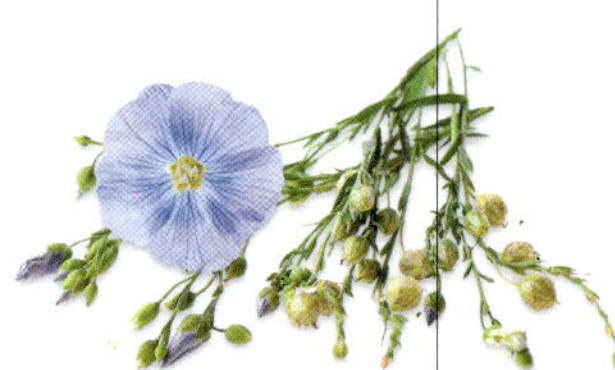

Lebensmittel	Empfehlenswert	bitte darauf verzichten
Getreide & Brot, Nudeln, Kartoffeln, Reis	Vollkornbrot – bevorzugte Getreidesorte: Dinkel; Haferflocken, Müsli ohne Zucker; Vollkornnudeln, Vollkornreis, Pellkartoffeln	Croissants, Hartweizennudeln, Kartoffelbrei und -puffer, Knäckebrot, Kroketten, Laugengebäck, Pfannkuchen, Pommes, Reis, Toast, Weißbrot, Weizenbrötchen, Zwieback
Knabbereien & Snacks		süße Backwaren, Chips, Eiscreme, süße Milchprodukte, Salzgebäck, Süßigkeiten
Nüsse & Samen	Cashewkerne, Hasel- und Macadamianüsse, Mandeln, Kürbis- und Sonnenblumenkerne, Pinienkerne, Walnusskerne	Erdnüsse und gesalzene Nüsse
Gemüse	Artischocken, Blätter von rote Beete, Bohnen, Erbsen, Fenchel, Gurke, alle Kohlarten, Kohlrabi, Linsen, Löwenzahn, Möhren, Möhrengrün in Smoothies, Pilze Salat, Sauerkraut, Sojabohnen, Spargel, Spinat, Radieschen, Zucchini	in Maßen: Tiefkühlgemüse mit Butter oder Sahne
Obst	Apfel, Aprikosen, Brombeeren, Clementinen, Erdbeeren (frisch), Grapefruit, Heidel-, Him-, Johannisbeeren, Kiwi, Nektarinen, Orangen, Papaya, Pflaumen, Pfirsiche, Sauerkirschen, Stachelbeeren, Wassermelone, Zwetschgen	in Maßen in Ordnung: Ananas, Banane, Birne, Honigmelone, Kaki, Kirschen, Mango, Weintrauben, Nicht erlaubt: gezuckerte Obstkonserven und Obstmus, Physalis, kandiertes Trockenobst
Fette & Öle	wenig Butter, Leinöl, Olivenöl, Rapsöl, Walnussöl, Weizenkeimöl	Butterschmalz, Distelöl, Mayonnaise, Palmfett, (Gänse- und Schweine-)Schmalz, Sonnenblumenöl
Eier, Milch & Milchprodukte	Eier (max. 2–3 pro Woche); in Maßen: Buttermilch, Milch 1,5 % Fett, Joghurt 1,5 % Fett, Quark bis 20 % Fett; Selten: Käse bis 45 % Fett i. Tr.: Feta, Frischkäse, Mozzarella, Schnitt- und Weichkäse	Fruchtbuttermilch, Fruchtjoghurt, Fruchtquark, Kakaozubereitungen, Milchreis, Pudding, Sahnequark; in Maßen noch in Ordnung: Crème fraîche, Sahne, Schmand
Fisch & Meeresfrüchte	Aal, Forelle, Heilbutt, Hering, Kabeljau, Karpfen, Lachs, Makrele, Sardine/Sardellen, Scholle, Seezunge, Steinbutt, Thunfisch; Schalentiere wie Flusskrebs, Garnele, Hummer, Shrimps, Krabben	Fisch in Mayonnaise oder Sahne eingelegt, panierter Fisch
Fleisch & Wurst	in Maßen: Hühner- und Putenfleisch bzw. -aufschnitt; selten: Corned Beef, Kalbfleisch, Rinderfilet, Wild	Schweinefleisch, Schinkenspeck, Fleischkäse, Leberkäse, Nackenfleisch, Bauchspeck; Wurstwaren: Aufschnitt, Koch-, Grill-, Brat- oder Bockwurst; paniertes Fleisch

Atherosklerose

Bei Atherosklerose verengen sich die Schlagadern (Arterien) schleichend. Das Blut kann nicht mehr ungehindert fließen und es kommt zu Herz-Kreislauf-Erkrankungen.

1 2 3 4

Überblick: Was ist Atherosklerose?

Eine Atherosklerose ist durch Medikamente nicht heilbar. Durch die Arterien wird unser Blut in alle Gewebe, Muskeln und Organe weitergeleitet. Verkalken können sie im Lauf des natürlichen Alterungsprozesses. Allerdings kann ein ungünstiger Lebensstil die Atherosklerose beschleunigen und verschlimmern. Dabei reichern sich Blutfette, Bindegewebe und weiße Blutkörperchen an den Gefäßwänden an. Diese Plaques lagern sich an der innersten der drei Schichten ab, aus denen sich eine Arterie zusammensetzt. Im Erwachsenenalter können dann Blutbestandteile und Blutplättchen dazukommen. Diese Ablagerungen (arteriosklerotische Plaques) kann ein Operateur bei einem Eingriff mit bloßem Auge erkennen.

Frühzeitiger Beginn

Bis die Atherosklerose Symptome verursacht, können Jahre vergehen. Beginnt sie jedoch bereits im Jugendalter, machen sich Anzeichen bereits zwischen 30 und 40 Jahren bemerkbar. Umso wichtiger ist eine artgerechte Ernährung als vorbeugende Maßnahme bereits im Kindes- und Jugendalter.

Symptome: Woran erkennt man Atherosklerose?

Erst wenn der Gefäßdurchmesser durch die Plaques stark reduziert ist oder sich im Bereich der Plaques ein Blutgerinnsel (Thrombus) bildet, zeigen sich Symptome, je nachdem, an welchen Gefäßen die Veränderungen auftreten. Die Arterienverkalkung ist häufig verantwortlich für:

Koronare Herzkrankheit (KHK) mit der Komplikation Herzinfarkt und Herzschwäche (Herzinsuffizienz). Typische Symptome sind: Engegefühl im Brustkorb, linksseitige Schmerzen (Angina pectoris).

Erkrankungen der Halsschlagader und der Gefäße im Gehirn mit der Komplikation Schlaganfall (Apoplex). Typisch sind neurologische Ausfälle, wie plötzliche Muskelschwäche und Lähmungserscheinungen einer Gesichts- oder Körperhälfte, plötzlich auftretende, heftige Kopfschmerzen, Sprach- und/oder Sehstörungen, Schwindel, Benommenheit bis hin zur Ohnmacht.

Periphere arterielle Verschlusskrankheit (pAVK/Schaufensterkrankheit) mit der Komplikation des Verlusts der unteren Gliedmaßen.

Bei verengten Bein- und Beckenarterien kommt es zu starken Muskelschmerzen nach kurzen Gehstrecken.

Weitere Folgen können sein: Erektionsstörungen (erektile Dysfunktion), Bluthochdruck und eingeschränkte Nierenfunktion durch Ablagerungen in den Nierenarterien.

Ursachen: Wie entsteht Atherosklerose?

Noch sind die Ursachen für Atherosklerose (Arteriosklerose, Arterienverkalkung) nicht restlos geklärt. Ein Risikofaktor scheint Cholesterin zu sein, vor allem das LDL-Cholesterin (»schlechtes« Cholesterin). Dieses wird in der Leber gebildet und gelangt über den Blutkreislauf von dort in andere Organe und Gewebe, wo es sich unter anderem in den Gefäßen ablagert. Im Gegensatz dazu wandert das HDL-Cholesterin (»gutes« Cholesterin) zurück zur Leber. Insofern wird ein hoher HDL-Wert im Blut (> 50 Milligramm pro Deziliter) positiv bewertet, ein hoher LDL-Wert (> 100 Milligramm pro Deziliter) dagegen negativ.

Ein weiterer Faktor ist die sogenannte Lipidtheorie. Demnach entsteht die Atherosklerose durch die Umwandlung bestimmter Zellen in fettreiche Schaumzellen. Voraussetzung ist eine Veränderung der innersten Arterienschicht (Intima), zum Beispiel durch Verletzungen, Bakteriengifte, Viren oder Immunreaktionen. An diese Stellen hängen sich bestimmte weiße Blutkörperchen (Monozyten), die in die Schicht eindringen und sich in Fresszellen umwandeln können. So können Lipide (wozu auch das LDL-Cholesterin gehört) und andere Blutzellen einströmen. Außerdem können die Fresszellen durch Andockstellen an der Außenwand (LDL-Rezeptoren) ungehemmt Cholesterin aufnehmen. Infolgedessen wandeln sich die Fresszellen in fettreiche Schaumzellen um. Auf diese Weise kommt es zu einer Entzündungsreaktion, die nach der Intima auch die Muskelzellen der mittleren Arterienschicht (Media) befallen kann.

Die Hauptrisikofaktoren für eine Atherosklerose sind demnach:

- Alter über 60 (bei Männern) beziehungsweise über 70 (bei Frauen)
- Bewegungsmangel
- Bluthochdruck (Hypertonie)
- Ernährung mit viel Zucker und leicht verdaulichen Kohlenhydraten
- genetische Veranlagung
- erhöhte Harnsäure
- Hypercholesterinämie (erhöhte Cholesterinspiegel bei erhöhten LDL-Werten und erniedrigten HDL-Werten)
- erhöhte Konzentration von Fibrinogen oder Lipoproteinen
- erhöhte Konzentration von Homocystein
- Rauchen
- Schlafapnoe-Syndrom (Schnarchen mit Atempausen in der Nacht)
- Stress und psychosoziale Faktoren
- Typ-1- und Typ-2-Diabetes
- Übergewicht besonders durch viel inneres Bauchfett

Diagnose: Wie stellt der Arzt Atherosklerose fest?

Die Krankengeschichte gibt dem Arzt einen ersten Hinweis auf die Erkrankung und die Verortung der Gefäßverengung. Anhand einer

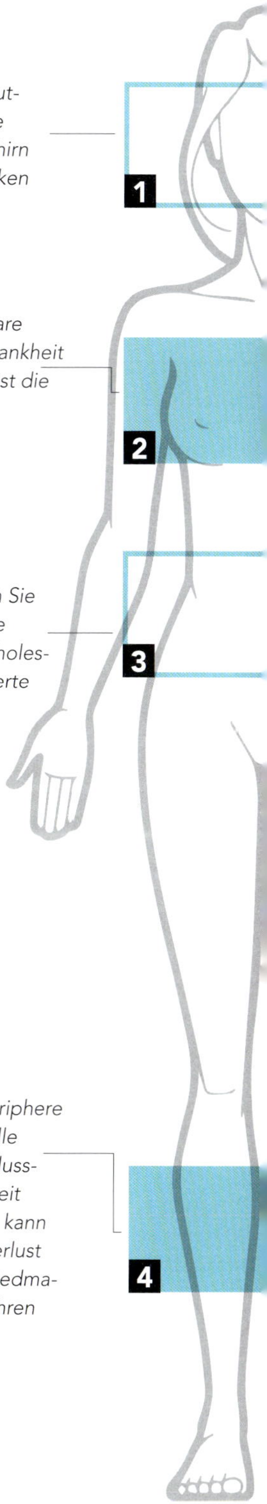

Blutuntersuchung kann er feststellen, ob Grunderkrankungen vorliegen, die die Atherosklerose begünstigen (siehe Seite 95). Weitere Tests wie ein EKG oder eine Dopplersonografie geben Aufschluss über Verkalkungen in den Herz-, Hals- oder Kopfarterien. Eine Angiografie oder ein intrakoronarer Ultraschall können die Diagnose zusätzlich unterstützen.

Lebenswichtig

Bei Myokardinfarkt- oder Apoplex-Symptomen sofort den Notarzt alarmieren! Die Notrufnummer lautet 112!

Das kann Ihr Arzt für Sie tun

Da eine Arterienverkalkung nicht durch Medikamente geheilt werden kann, ist die Vorbeugung besonders wichtig. Schwere Verkalkungen können chirurgisch durch einen Bypass oder per Kathetertechnik mit einer Ballonerweiterung (Stent) behandelt werden. Trotzdem sollten bestimmte Medikamente eingesetzt werden, um die Ablagerungen zu stabilisieren oder die Bildung von Thromben zu verhindern (etwa durch ASS, Clopidogrel). Bei Fettstoffwechselstörung werden auch Cholesterinsynthesehemmer oder Statine verschrieben. Alle Medikamente können Nebenwirkungen haben.

Das können Sie selbst für sich tun

Durch die Änderung des Lebensstils können sich Schäden durch eine Atherosklerose wieder zurückbilden. Ich empfehle daher:

- ein gesundes Gewicht mit normalem Bauchumfang (siehe Seite 99),
- regelmäßige körperliche Bewegung (idealerweise fünfmal pro Woche),
- nicht zu rauchen,
- eine artgerechte Ernährung.

Ernährung, die heilt

Die Top-3-Lebensmittel

Avocado

Avocados helfen, das ungünstige LDL-Cholesterin zu senken und das gute HDL-Cholesterin zu erhöhen. Die Früchte sind auch reich an blutdrucksenkendem Kalium.

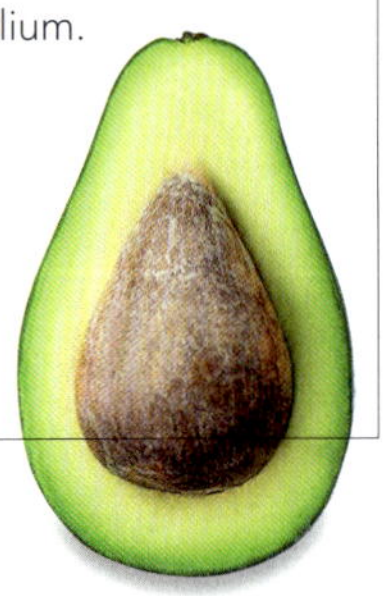

Mandeln

Mandeln senken das schlechte LDL-Cholesterin. Sie sind reich an einfach und mehrfach ungesättigten Fettsäuren, die HDL erhöhen. Magnesium hält den Blutdruck stabil.

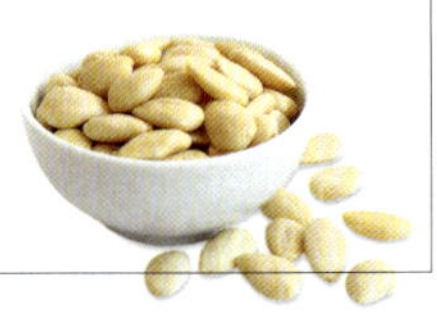

Olivenöl

Besonders kalt gepresstes extranatives Olivenöl ist reich an Antioxidanzien (Polyphenole) und einfach ungesättigten Fettsäuren, was Arterienverkalkung entgegenwirkt.

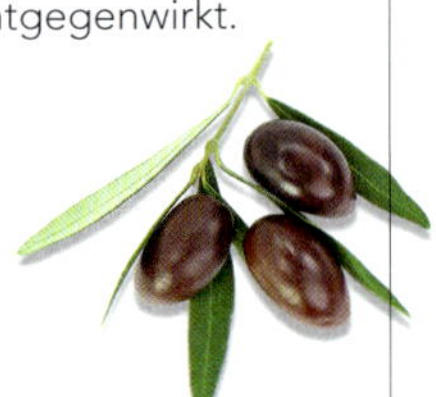

Lebensmittel	Empfehlenswert	Bitte darauf verzichten
Brot, Getreide & Beilagen wie Nudeln, Kartoffeln, Reis	Haferflocken, Vollkornprodukte, Naturreis, erkaltete gekochte Kartoffeln oder Reis (dann auch wieder erwärmt oder verarbeitet zu Püree, Bratreis oder Bratkartoffeln, am besten mit hochwertigem Rapsöl zubereitet)	Chips, Fertigprodukte, Kekse, Kroketten, Kuchen, Marmelade, Pommes frites, Süßigkeiten, Zucker
Nüsse & Samen	Haselnusskerne, Leinsamen, Mandeln, Sesamsamen, Walnusskerne	Erdnusskerne, gesalzene Nüsse
Gemüse	Brokkoli, Chicorée, Endivie, Feldsalat, Grünkohl, Hülsenfrüchte (Bohnen, Erbsen, Linsen, Lupinen, Kichererbsen), Ingwer, frischer Knoblauch, Kopfsalat, Lauch, Löwenzahn, Mangold, Möhren, Rettich, Rosenkohl, Rote Bete, Rucola, Sauerkraut, Spinat, Tomaten, Zwiebeln	fettreiche Salatdressings, fettreiche Soßen
Obst	Zuckerarmes Obst: Äpfel, Avocado, Beeren (Heidelbeeren), Feigen, Granatapfel, Grapefruit, Kiwis, Mandarinen, Orangen Wassermelone	zuckerreiches Obst oder Trockenobst, in großen Mengen gezuckerte Obstkonserven
Fette & Öle	Hanfol, Kürbiskernöl, Leinöl, Olivenöl, Rapsöl, Sesamöl, Walnussöl	größere Mengen Butter, Fettglasuren, versteckte Fette in Soßen und Knabberzeug, Schweineschmalz, Mayonnaise, Remoulade
Eier, Milch & Milchprodukte	frische Bio-Eier, Buttermilch, Hüttenkäse, fettreduzierte Milchprodukte, Naturjoghurt, Skyr, Schwedenmilch, Kefir	fettreiche Milch und Milchprodukte (Crème fraîche, Käse mit 45 % Fett, Sahne)
Fisch & Meeresfrüchte	Kaltwasserfische, fettreicher Seefisch (Forelle, Hering, Lachs, Makrele, Rotbarsch, Schellfisch, Seelachs)	frittierter oder panierter Fisch, Fisch in Sahnesoße
Fleisch & Wurst	Hähnchen, Pute, Wild, kalter Braten, mageres Fleisch wie Lamm- oder Schweinefleisch ohne sichtbares Fett, Geflügelaufschnitt, Kalb, Rind	fettreiche Fleisch- und Wurstwaren, Bratwurst, Ente, Gans, Mett, Mortadella, Salami, Schinken mit Fettrand, Schweinebraten, Speck
Getränke	zuckerarme Getränke, grüner Tee	Alkohol in größeren Mengen, Fruchsäfte, Limonaden
Gewürze	Chili, Curry, Kurkuma, Zimt	Salz in größeren Mengen

Bluthochdruck

In Deutschland leiden 20 bis 30 Millionen Menschen an Hypertonie. Hoher Blutdruck schädigt die Gefäße und trägt zur Entstehung von Herz-Kreislauf-Erkrankungen bei. Er lässt sich medikamentös in Schach halten, allerdings nicht ohne Nebenwirkungen.

Überblick: Was ist Bluthochdruck?

Bei Bluthochdruck (Hypertonie) werden dauerhaft zu hohe Blutdruckwerte gemessen. Diese kommen dadurch zustande, dass bei jedem Herzschlag Blut aus dem Herzen in die Blutgefäße gepumpt wird. Dabei übt das Blut von innen Druck auf die Gefäßwände aus. Abhängig von der Herzaktion unterscheidet man zwei Blutdruckwerte.

Systolischer Blutdruck: Er entsteht in der Phase, in der sich das Herz zusammenzieht (Systole). Dabei wird Blut aus dem Herzen in die Hauptschlagader (Aorta) gepumpt. Die dabei entstehende Druckwelle setzt sich weiter über die Gefäßwände der Arterien fort. Dadurch ist auch in den Extremitäten eine Pulswelle messbar.

Diastolischer Blutdruck: In der Diastole dehnt sich der Herzmuskel aus, um sich erneut mit Blut zu füllen. In den Gefäßen herrscht ein Druck, der jedoch niedriger ist als der systolische Blutdruck.

Notruf wählen!

Bei plötzlichem, massivem Blutdruckanstieg mit Anzeichen von Organschäden (hypertensiver Notfall) sofort den Notarzt alarmieren! Die Notrufnummer lautet 112.

Bei jedem Menschen unterliegt der Blutdruck gewissen Schwankungen. So lassen Aufregung und körperliche Anstrengung den Blutdruck steigen, während er in Ruhe oder im Schlaf deutlich niedriger sein kann. Diese Blutdruckschwankungen sind normal und dienen der körperlichen Anpassung an die jeweilige Situation. Beim Gesunden pendeln sich die Blutdruckwerte immer wieder im Normalbereich ein. Erst wenn der Blutdruck dauerhaft zu hoch ist, muss er behandelt werden. Die Messeinheit für den Blutdruck ist mmHg (Millimeter Quecksilbersäule). Ein Messwert von etwa 126/79 mmHg (also: 126 zu 79) bedeutet, dass der systolische Blutdruck bei 126 und der diastolische bei 79 mmHg liegt. Als optimalen Blutdruck bezeichnen Ärzte Werte von weniger als 120 mmHg systolisch und weniger als 80 mmHg diastolisch. Darüber hinaus gelten folgende Referenzbereiche für den Blutdruck:

Bei der isolierten systolischen Hypertonie handelt es sich um einen rein systolischen Bluthochdruck. Der diastolische Blutdruck ist dagegen erniedrigt. Ursache ist etwa eine Funktionsstörung einer der Herzklappen. Bluthochdruck schädigt auf Dauer Arterien, Herz, Gehirn und Nieren.

Das kann lebensbedrohliche Erkrankungen auslösen: Atherosklerose (in westlichen Ländern die häufigste Todesursache), koronare Herzkrankheit, Herzinsuffizienz, Herzinfarkt, Schlaganfall, vaskuläre Demenz, chronische Niereninsuffizienz (sie führt zum Galoppieren der Arterienverkalkung), periphere arterielle Verschlusskrankheit sowie Schädigung der Netzhaut mit abnehmender Sehschärfe und Ausfällen im Gesichtsfeld.

Symptome: Woran erkennt man Bluthochdruck?

Ein erhöhter Gefäßdruck bleibt oft lange unbemerkt. Dabei ist eine frühzeitige Therapie wichtig, um Folgeschäden zu verhindern. Deshalb sollte man erste Anzeichen sehr ernst nehmen: Schwindel, Kopfschmerzen (vor allem kurz nach dem Aufwachen und eher im Hinterkopf), Schlafstörungen, Nervosität, Ohrengeräusche, leichte Ermüdbarkeit, Nasenbluten, Kurzatmigkeit, gerötetes Gesicht (Couperose) und Übelkeit.

Ursachen: Wie entsteht Bluthochdruck?

Viele Faktoren begünstigen die Entstehung der **primären Hypertonie:** genetische Veranlagung, Übergewicht (Bauchumfang bei Frauen > 88 cm (ideal: 80 cm); bei Männern > 102 cm (ideal: 94 cm), Bewegungsmangel, hoher Salzkonsum (schädigt auch die Darmflora), hoher Alkoholkonsum, niedrige Kaliumzufuhr (durch zu wenig Gemüse und Obst), Rauchen, Alter (Männer ≥ 55, Frauen ≥ 65 Jahre), Typ-2-Diabetes, erhöhte Blutfettwerte, aber auch Stress, Schlafapnoe-Syndrom. Bei Frauen außerdem Schwangerschaften (nach der 20. Schwangerschaftswoche) und die Wechseljahre. Bei der **sekundären Hypertonie** liegen die Ursachen für den Hochdruck in einer anderen Erkrankung begründet. Meist sind dies Nierenerkrankungen, Stoffwechselstörungen oder Gefäßkrankheiten. Ein anderer Auslöser kann das Schlafapnoe-Syndrom sein. Bestimmte Medikamente können ebenfalls Bluthochdruck auslösen, wie die Antibabypille und Rheumamittel. Auch Kokain und Amphetamine erhöhen den Blutdruck krankhaft.

Zwei Arten von Bluthochdruck

Primäre Hypertonie:
Hier liegt keine nachweisbare Grunderkrankung für den Bluthochdruck vor. Diese essenzielle Hypertonie macht ungefähr 90 Prozent aller Bluthochdruck-Fälle aus.

Sekundäre Hypertonie:
Dabei liegt dem Blut hochdruck eine andere Krankheit als Auslöser zugrunde. Das können Nierenkrankheiten, Schilddrüsenstörungen oder andere Stoffwechselkrankheiten sein.

Diagnose: Wie stellt der Arzt Bluthochdruck fest?

Mehrmalige Blutdruckmessungen etwa zu drei verschiedenen Zeitpunkten sind hilfreich. Auch Langzeitmessungen über 24 Stunden sind sinnvoll. So kann der Arzt Schwankungen genau beobachten. Auch der gefährliche nächtliche Bluthochdruck wird dabei entdeckt. Zur Erholung der Adern muss der Blutdruck in der Nacht absinken. Bleibt dies aus, steigt das Infarktrisiko. Auch Vorerkrankungen werden abgefragt, die als Ursache einer sekundären Hypertonie infrage kommen, wie etwa Nieren- oder Schilddrüsenerkrankungen. Falls nötig, werden Blut- und Urinuntersuchungen oder eine Ultraschalluntersuchung der Nieren vorgenommen.

Das kann Ihr Arzt für Sie tun

Bluthochdruck lässt sich medikamentös in Schach halten, allerdings nicht ohne Nebenwirkungen. Jede Therapie hängt von verschiedenen Faktoren ab, etwa dem individuellen Risiko für Folgeerkrankungen wie Herzinfarkt oder Schlaganfall. Zudem werden das Alter des Patienten und eventuelle Grund- oder Begleiterkrankungen berücksichtigt. Die Deutsche Hochdruckliga empfiehlt, den Blutdruck auf unter 140/90 mmHg zu senken. Für bestimmte Patienten gelten leicht abweichende Empfehlungen. Die Empfehlungen zu den Zielwerten des Blutdrucks passt der Arzt individuell an.

Metabolisches Syndrom

Überdurchschnittlich oft tritt die primäre Hypertonie gemeinsam mit anderen Erkrankungen auf. Dann spricht man vom metabolischen Syndrom (siehe Seite 195, 198–201), dem Vorläufer zahlreicher Stoffwechselentgleisungen.

Das können Sie für sich selbst tun

Salzreduktion: Patienten sollten maximal 5 bis 6 Gramm Kochsalz oder 2 bis 2,4 Gramm Natrium pro Tag zu sich nehmen. Das gelingt, wenn man auf Fast Food und Fertigprodukte verzichtet oder den Verzehr drastisch reduziert. Hoher Salzkonsum kann den Blutdruck erhöhen und das Wachstum der Laktobazillen (gesunde Darmflora) schädigen.

Alkoholreduktion: Die Deutsche Hochdruckliga empfiehlt: Männer sollen weniger als 20 bis 30 Gramm Alkohol am Tag trinken, Frauen weniger als 10 bis 20. Das entspricht etwa einem ½ Liter Bier oder ¼ Liter Wein (Frauen jeweils die Hälfte). Allerdings erhöht Alkoholkonsum schon ab dem ersten Tropfen das Risiko für Krebs und Herzrhythmusstörungen.

Leichte Ausdauersportarten wie Nordic Walking oder Radfahren.

Entspannungstechniken wie Yoga, autogenes Training, progressive Muskelentspannung nach Jacobsen oder Qigong beruhigen das sympathische Nervensystem, wodurch sich die Gefäße weiten. Das kann bei regelmäßiger Anwendung den Blutdruck normalisieren.

Ernährung, die heilt

Die Top-3-Lebensmittel

Hibiskus

Studien haben gezeigt: Wer 3 große Tassen Hibiskustee pro Tag trinkt, kann innerhalb von 6 Wochen seinen Blutdruck messbar senken. Auslöser dafür sind die darin enthaltenen Anthocyane.

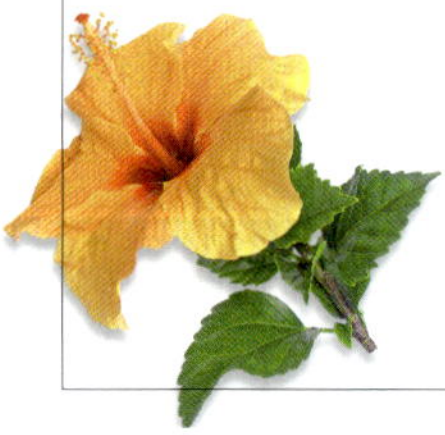

Rote Bete

Die rote Knolle soll den Blutdruck genauso gut senken wie Medikamente. 500 ml Rote-Bete-Saft sind laut aktuellen Studien besonders effektiv.

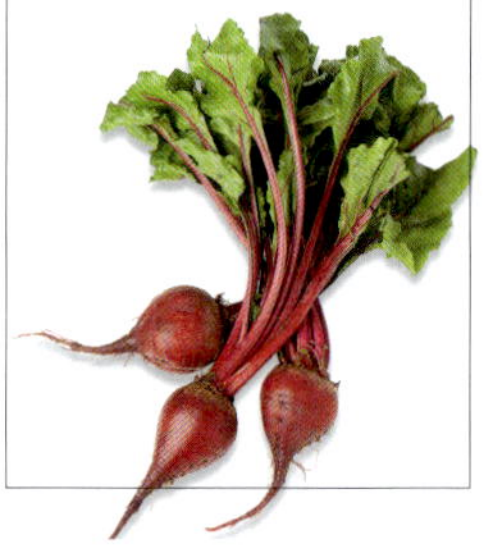

Ananas

Die Tropenfrucht ist reich an Vitamin A, C und E sowie Magnesium und Zink. Ihre blutdrucksenkende Wirkung entfaltet sie aufgrund der enthaltenen Salicylsäure, die das Blut verflüssigt.

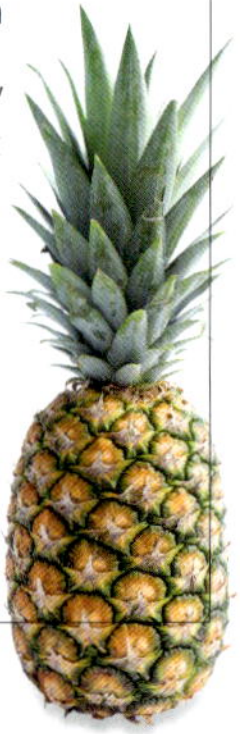

Lebensmittel	Empfehlenswert	Bitte darauf verzichten
Getreide & Brot, Nudeln, Kartoffeln, Reis	In Maßen: Haferflocken, Haferkleie, Müsli (ohne Zucker), Pellkartoffeln, Vollkornbrot, -nudeln (aus Dinkel, Gerste, Roggen), Vollkornreis	süße Backwaren, Croissants, Fertiggerichte (wie Kroketten, Kartoffelbrei, Pfannkuchen, Pommes frites), Hartweizennudeln, Knabbereien, Weißbrot, Weizenbrötchen, Zwieback, geschälter Reis
Nüsse & Samen	Cashewkerne, Haselnüsse, Kürbiskerne, Macadamianüsse, Mandeln, Pinienkerne, Sonnenblumenkerne und Walnusskerne	Erdnüsse und gesalzene Nusskerne
Gemüse	Auberginen, Artischocken, Bohnen, Erbsen, Fenchel, Gurken, alle Kohlarten, Linsen, Möhren, Paprika, Pilze, Spargel, Radieschen, alle Salatsorten, Sauerkraut, Sojabohnen, Spinat, Tomaten, Zucchini	Mais, Süßkartoffeln
Obst	Äpfel, Aprikosen, Clementinen, Grapefruits, Brom-, Erd-, Heidel-, Him-, Johannis-, Stachelbeeren, Nektarinen, Kiwis, Orangen, Papaya, Pflaumen, Pfirsiche, Sauerkirschen, Wassermelonen	gezuckerte Obstkonserven, Obstmus, kandiertes Trockenobst; in Maßen erlaubt: Ananas, Birnen, Bananen, Honigmelonen, Kirschen, Mangos, Weintrauben
Fette & Öle	Butter, Leinöl, Olivenöl, Rapskernöl, Walnussöl, Weizenkeimöl	Distelöl, Mayonnaise, Palmfett, Schmalz (Butter-, Gänse- und Schweineschmalz), Sonnenblumenöl
Eier, Milch- & Milchprodukte	Bis zu 5 Eier pro Woche; Kochsahne (15 % Fett), saure Sahne (10 % Fett), Milch (bis 3,5 % Fett), Buttermilch, Quark (bis 20 % Fett), Naturjoghurt (bis 3,5 % Fett), Käse (bis 45 % Fett i. Tr.)	Crème fraiche, Fruchtbuttermilch, Fruchtjoghurt, Fruchtquark, Kakaozubereitungen, Milchreis, Pudding, Sahne, Schmand
Fisch & Meeresfrüchte	Aal, Forelle, Hering, Kabeljau, Karpfen, Lachs, Makrele, Sardine, Scholle, Thunfisch	Panierter oder in Sahne eingelegter Fisch
Fleisch & Wurstwaren	magere ungepökelte Fleisch- und Wurstwaren, Hühner- und Putenfleisch	nur sehr selten erlaubt: fette, rote, geräucherte Fleisch- und Wurstwaren wie Bauchspeck, Bratwurst, Fleischkäse, Salami, Schinken

Chronisch entzündliche Darmerkrankungen (CED)

Eine Diagnose zu stellen, ist oft nicht so einfach. Auch welche Ursachen zu den Beschwerden führen, konnte noch nicht genau geklärt werden.

1 2 3

Überblick: Was ist CED?

Ärzte fassen unter dem Begriff »CED« mehrere wiederkehrende und teils anhaltende Darmentzündungen zusammen, darunter auch Morbus Crohn. Die **Crohn-Krankheit** ist eine entzündlich verlaufende Erkrankung, die hauptsächlich im unteren Ende des Dünndarms (Ileum) auftritt, aber auch den übrigen Dünn- und Dickdarm, in seltenen Fällen sogar den gesamten Verdauungstrakt von der Speiseröhre bis zum After befallen kann.

Bei **Colitis ulcerosa** handelt es sich um eine entzündliche Erkrankung des Dickdarms, die meist auf den Mastdarm übergreift. Als Komplikation kann es hier zu geschwürigen Darmwandzerstörungen kommen.

Bei Morbus Crohn kann sich – im Gegensatz zur Colitis ulcerosa – nicht nur die Darmschleimhaut oberflächlich entzünden, sondern es sind teils auch tiefere Schichten der Darmwand erkrankt. Die Erkrankung macht sich vorwiegend in jungen Jahren bei Mädchen wie bei Jungen bemerkbar. So liegt das durchschnittliche Erkrankungsalter zwischen dem 15. und 35. Lebensjahr. Grundsätzlich kann Morbus Crohn aber auch erst bei älteren Menschen auftreten.

Colitis ulcerosa kann in jedem Alter vorkommen. Besonders häufig macht sich die Erkrankung jedoch bereits im Schulalter oder im frühen Erwachsenenalter bemerkbar.

Auftreten in Schüben

Typisch für entzündliche Darmerkrankungen sind Schübe – es gibt also Zeiten, in denen sie Beschwerden bereiten, und Zeiten, die symptomfrei verlaufen.

Symptome: Woran erkennt man CED?

Typische Anzeichen für Morbus Crohn sind Durchfall, der über mehrere Wochen anhält, und Bauchschmerzen, vermehrt im rechten Unterbauch. Im Frühstadium findet man oft eine rasche, ungewollte Gewichtsabnahme sowie Beschwerden unterschiedlicher Art im Analbereich (unter anderem Fisteln und Analfissuren). Im weiteren Verlauf kommt es zu chronischem Durchfall, der mit Schleim und Blut vermengt sein kann, krampfartigen Bauchschmerzen und in einigen Fällen auch zu Fieber. Meist ist eine Abgrenzung zu Colitis ulcerosa sehr schwierig, da hier starke Darmkrämpfe im Vordergrund stehen. Diese können vorübergehend für eine Dauer

von einigen Tagen auftreten, oder – was viel häufiger vorkommt – eine chronisch wiederkehrende Form annehmen. Krankheitsbegleitend kann es bei der Crohn-Krankheit zu Entzündungen an den großen Gelenken und einer Regenbogenhautentzündung sowie Hautreaktionen kommen.
Die Durchfälle sorgen für weitere Symptome, da der Körper viel Eiweiß und damit auch Muskelmasse verliert. Die Betroffenen fühlen sich müde, abgeschlagen und appetitlos und oft auch depressiv. Häufig ist auch eine Eisenmangelanämie, die durch Vitamin-B12-Mangel entsteht. Bei Erwachsenen kann sich eine Osteoporose entwickeln.

Ursachen: Wie entsteht CED?

Worin Morbus Crohn seine Ursachen hat, ist nach wie vor ungeklärt. Vermutet werden eine erbliche Veranlagung, eine Erkrankung des Autoimmunsystems und bakteriell-infektiöse Ursachen. Auch Rauchen und die Zusammensetzung der Darmflora können eine Rolle spielen. Dasselbe gilt für die chronische Darmentzündung namens Colitis ulcerosa. Bei CED werden im Verlauf der Erkrankung auch psychische Stressauslöser diskutiert. In beiden Fällen wirken wahrscheinlich mehrere Faktoren gleichzeitig als Auslöser für die chronisch entzündliche Darmerkrankung. Auffällig ist, dass Naturvölker nicht an dieser Autoimmunkrankheit leiden.

Diagnose: Wie stellt der Arzt CED fest?

Der Arzt nimmt dafür verschiedene Untersuchungen vor. Er bestimmt beispielsweisel Entzündungsstoffe im Blut, untersucht den Bauch mit einem Ultraschallgerät, macht eine Darmspiegelung und entnimmt Stuhl- und Gewebeproben. Ein MRT kann erforderlich sein, um zu bestimmen, welche Zellen in welchem Ausmaß entzündet sind.

Das kann Ihr Arzt für Sie tun

Das Therapieziel ist das Unterbinden des Entzündungsprozesses. Bei einem akuten Krankheitsschub kommen Medikamente wie Aminossalicylate, Kortison, andere Immunsuppressiva wie Azathioprin, Biologika und weitere Entzündungshemmer zum Einsatz. Alle Medikamente können Nebenwirkungen auslösen.

Leiden Menschen mit CED länger unter Durchfall, können sie wichtige Nährstoffe wie Mineralien und Vitamine nicht mehr aufnehmen. Diese müssen dann gezielt zugeführt werden. Manchen an Morbus Crohn Erkrankten hilft eine Operation, vor allem wenn Morbus Crohn zu Fisteln oder einem Darmverschluss führt.

Bei Patienten mit schweren Verläufen von Colitis ulcerosa und einem erhöhten Darmkrebsrisiko wird der gesamte Dickdarm und der Enddarm entfernt. Aus dem Dünndarm wird dann eine künstliche Verbindung zum Darmausgang gebildet.

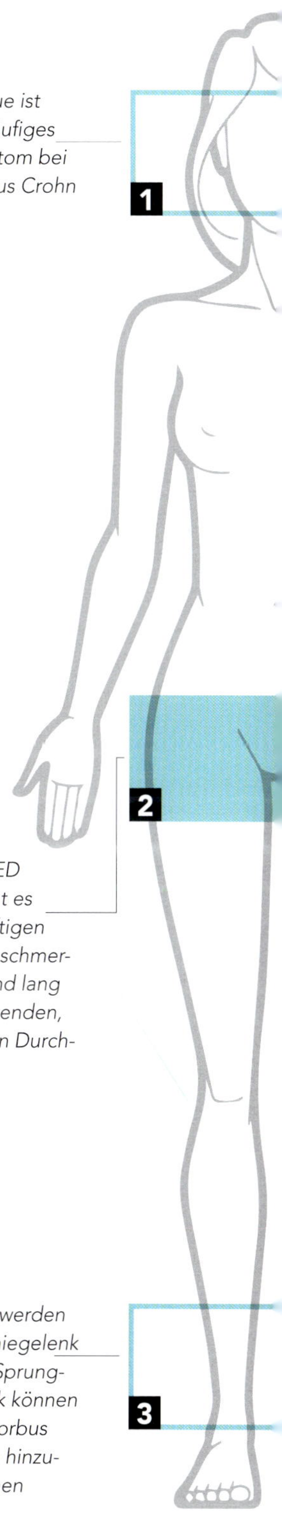

Das können Sie selbst für sich tun

Durch eine **Ernährungstherapie** oder eine **Umstellung der Ernährung** können die bislang als unheilbar geltenden Erkrankungen deutlich gelindert werden.

Kohletabletten oder Heilerde können bei akuten Durchfallbeschwerden im Anfangsstadium entlastend sein.

Wasseranwendungen: Als hilfreiche Maßnahmen der Komplementärmedizin haben sich Wechselfußbäder erwiesen sowie Kneipp'sche Güsse. Für ein Wechselfußbad stellen Sie zwei rechteckige Eimer mit jeweils warmem und kaltem Wasser bereit. Zuerst stellt man die Füße für etwa fünf Minuten in die warme Wanne und anschließend für 30 Sekunden in die kalte. Wiederholen, die Füße abtrocknen und warme Wollsocken anziehen.

Heilpflanzen: Bei akutem Durchfall eignen sich als Teebereitung getrockneter Blutwurz und Heidelbeere zusammen mit Melisse und/oder Kamille. Bei chronischen Beschwerden können helfen: Schafgarbe, Tausendgüldenkraut und Enzian, die einzeln oder zu gleichen Teilen gemischt verwendet werden können.

Entspannungstechniken: Diese können dabei helfen, besser mit Stress umzugehen und Belastungssituationen zu mildern. Hilfreich sind autogenes Training und Meditation sowie Atemtherapie oder MBSR (Mindfulness-Based Stress Reduction). MBSR kann bei Psychotherapeuten erlernt werden. Das ist sinnvoll, weil Autoimmunkrankheiten sich unter Stress häufig verschlimmern.

Nährstoffe ergänzen

Da durch die Durchfälle wichtige Vitalstoffe verloren gehen, ist eine gezielte Ernährungsanpassung wichtig.

Ernährung, die heilt

Die Top-3-Lebensmittel

Haferflocken	Hülsenfrüchte	Kräutertee
Haferschleim (in Wasser aufgekochte Haferflocken) schont ebenso wie ein Brei aus Hirseschmelzflocken den Darm und liefert wichtige Nährstoffe.	Feine grüne Erbsen, feine grüne Bohnen und Sojabohnen sollten regelmäßig auf dem Speiseplan stehen und sind meist gut verträglich. Die pflanzlichen Eiweißquellen liefern hochwertige Ballaststoffe.	Bei Durchfall 2 bis 3 l am Tag trinken: am besten milde, ungesüßte Kräutertees (Fenchel, Kamille oder Pfefferminze), Grüntee oder stilles Mineralwasser (1–2 EL Traubenzucker und 3 g Kochsalz pro Liter zugeben).

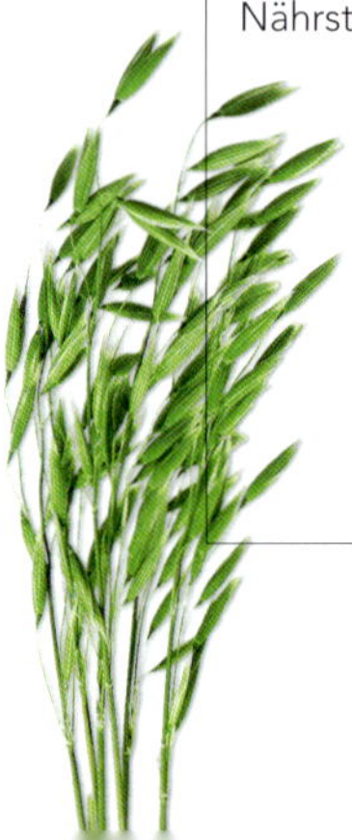

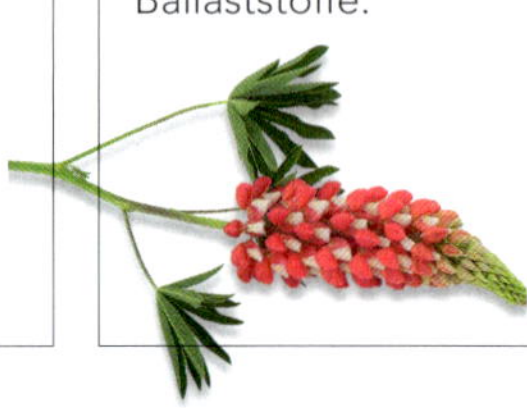

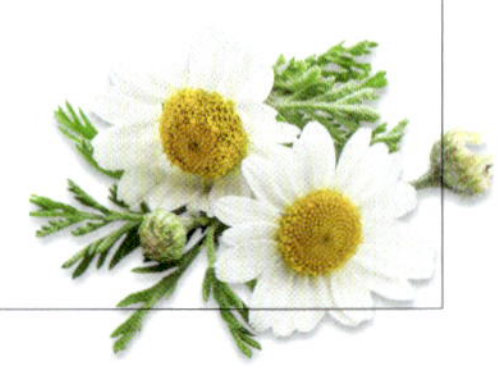

Lebensmittel	Empfehlenswert	Bitte darauf verzichten
Brot, Getreide & Beilagen wie Nudeln, Kartoffeln, Reis	Amaranth, helle Brötchen, Feinbrot ohne Körner, Gerste, Grieß, Hafer, Haferschleim, Hirse, Hirseschmelzflocken, Kartoffelsuppe, Mischbrot, Nudeln, Quinoa, ungeschälter Reis, Salzkartoffeln, Weißbrot, Toastbrot, Weizen, Zwieback	Aufbackbrötchen, süße und fette Backwaren, frisches Brot, frisches Hefegebäck, verarbeitete Kartoffelprodukte (Chips, Kartoffelsalat, Kroketten, Pommes frites), Körnerbrot, fertige Müslimischungen, Pumpernickel, frittierte und fette Speisen, Vollkornbrot
Nüsse & Samen	wenig: gemahlene Nüsse, Mandelmus	ganze Nüsse, Kerne und Samen
Gemüse	milde Gemüsesorten wie Rote Bete, grüne Bohnen, Blumenkohlröschen, Brokkoliröschen, Erbsen, Fenchel, Kohlrabi, Kürbis, Mangold, Möhren, Oliven, Salat, Spargel, Spinat, Tomate, Zucchini	Auberginen, Artischocken, Gurkensalat, getrocknete Hülsenfrüchte und frische nach individueller Verträglichkeit, Knoblauch, alle Kohlsorten, Lauch, Paprika, Pilze, Rettich, Sauerkraut, Zwiebeln
Obst	Banane, Heidelbeeren, Mango, Melone, Papaya, weitere Beeren- und Zitrusfrüchte nach individueller Verträglichkeit	Johannisbeeren, rohes Kern- und Steinobst (nach individueller Verträglichkeit als Mus), Rhabarber, Stachelbeeren, Trockenobst, Weintrauben
Fette & Öle	in Maßen: Butter; Omega-3-haltige Pflanzenöle wie Leinöl, Olivenöl, Rapsöl, Walnussöl, Weizenkeimöl), Kaltpressölmargarine	normale Margarine, Schmalz, Mayonnaise
Eier, Milch & Milchprodukte	weich gekochtes Ei, Spiegelei, Rührei, Omelett; Buttermilch, Dickmilch, Frischkäse, Milch, Mozzarella Naturjoghurt, Quark (bis 20 % Fettgehalt), saure Sahne, fettarmer Schnittkäse	hart gekochte Eier, Eiersalat; Crème fraîche, lang gereifte Käse, Mayonnaise, Sahne, Schimmelkäse, Schmand
Fisch & Meeresfrüchte	Seelachs, Dorsch, Kabeljau, Zander, Forelle, Scholle, Seehecht, Wels, Lengfisch, Schalentiere wie Krabben und Hummer; je nach Fettverträglichkeit: Makrele, Lachs, Hering, Thunfisch	Fischkonserven, Fischsalate, panierter Fisch
Fleisch & Wurst	fettarmes Fleisch: Huhn, Pute, mageres Rind- oder Kalbfleisch, Kaninchen, Wild; Bierschinken, Corned Beef, Geflügelwurst, Kassler, Mortadella, Kochwurst, Sülze	Eisbein, geräuchertes, paniert gebratenes, fettes Fleisch: Ente, Gans, Schweinebraten; Cervelatwurst, Salami, Streichwurst

Chronisches Erschöpfungssyndrom (CFS)

Burn-out-Symptome wie Müdigkeit werden oft abgetan. Dabei ist Abgeschlagenheit ein wichtiger Krankheitsanzeiger, dem man mit der richtigen Ernährung vorbeugen kann.

1 2 3

Wieder gesund

»Eine Fitnesstrainerin, die ständig müde ist und Muskelkater hat? Das klingt absurd, aber so war's. Kam ich abends nach Hause, ging ich fast sofort ins Bett – statt noch was zu unternehmen. Erst eine intensive Ernährungsberatung half mir zu erkennen, welche Vitalstoffe mir fehlten – und dass ich schlicht zu wenig gegessen habe. Seit ich mich an die Empfehlungen halte und Zucker meide, bin ich so fit, wie ich und meine Kunden es erwarten. Und kann abends wieder Salsa tanzen gehen.« Leonie Tüngel (27) hat die Abgeschlagenheit besiegt.

Überblick: Was ist CFS?

Typisch für das chronische Erschöpfungssyndrom (myalgische Enzephalomyelitis) auch Chronic-Fatigue-Syndrom (CFS) genannt, ist eine dauerhafte Erschöpfung mit bleierner Müdigkeit und begleitendem Krankheitsgefühl, die plötzlich beginnt und länger als sechs Monate andauert. Insgesamt scheint die Erkrankung Frauen häufiger zu betreffen als Männer. Schwere Erkrankungen wie Krebs, Infektionen, rheumatische Erkrankungen oder Chemotherapien können auch ein CFS verursachen.

Durch die lähmende körperliche und geistige Erschöpfung kommt es bei den Betroffenen zu verminderter Leistungsfähigkeit und körperlichen Beschwerden. Sie reichen von Kopfschmerzen, Ein- und Durchschlafstörungen bis hin zu Magen- und Darmproblemen. Außerdem finden die Betroffenen im Schlaf keine Erholung. Das chronische Erschöpfungssyndrom ist wahrscheinlich keine psychische Störung oder Auswirkung einer Depression. Allerdings können infolge des CFS depressive Verstimmungen oder Depressionen auftreten, die entsprechend behandelt werden müssen.

Symptome: Woran erkennt man CFS?

Die Beschwerden bei einer CFS sind vielfältig und oftmals diffus. Sie äußern sich beispielsweise in starker Tagesmüdigkeit, aber auch in Kopf- und Gelenkschmerzen sowie Konzentrations- und Gedächtnisproblemen. Es kann auch zu schmerzhaften Lymphknotenschwellungen kommen, einem Gefühl, als hätte man Grippe, Darmbeschwerden und Schwindel. Schon leichte Anstrengungen führen oft zu tagelangen Beschwerden. Pausen bewirken keine Erholung. Wenn die Beschwerden über Monate andauern, kann dies bis zur Berufsunfähigkeit führen.

Ursachen: Wie entsteht CFS?

Die Ursachen des chronischen Erschöpfungssyndroms sind noch nicht vollständig geklärt. Experten gehen davon aus, dass es sich um eine Art Autoimmunkrankheit handeln könnte, die infolge eines Infekts auftritt. Häufig besteht auch ein Mangel an Antikörpern (Immunglobulinen). Bestimmte Entzündungsstoffe sollen ebenfalls eine Rolle spielen.

Diagnose: Wie stellt der Arzt CFS fest?

Um das chronische Erschöpfungssyndrom zu diagnostizieren, zieht der Arzt sehr häufig die sogenannten kanadischen Kriterien heran. Ganz typisch für CFS ist der relativ plötzliche Beginn nach einem Infekt. Schwere chronische Fatigue kann aber auch als Begleiterkrankung von Hepatitis, multiple Sklerose, einer Krebserkrankung oder Depressionen auftreten.

Das kann Ihr Arzt für Sie tun

Eine gezielte Therapie steht noch nicht zur Verfügung. Im Rahmen von Studien gibt es allerdings verschiedene Behandlungsansätze: So führte der Antikörper Rituximab, der auch in der Krebsbehandlung eingesetzt wird, in norwegischen Studien zu einer deutlichen Besserung der Symptome bei etwa 50 Prozent der Patienten. Weitere Medikationen, die im Rahmen von Studien geprüft werden, sind Immunglobuline, Immunadsorption und das Krebsmedikament Endoxan.

Nach dem derzeitigen Forschungsstand orientiert man sich bei der Behandlung an den Krankheitsanzeichen beziehungsweise Symptomen. So behandelt der Arzt zunächst die Beschwerden, die den Patienten am stärksten belasten, wie Schlafstörungen oder Schmerzen. Liegen Mangelzustände vor, insbesondere an Vitamin D und Eisen, Vitamin B_1, B_6, B_{12}, Zink oder Aminosäuren, werden diese entsprechend ausgeglichen. Manchen Patienten helfen hochdosiertes Magnesium und Nahrungsergänzungsmittel mit NADH, Coenzym Q10 oder Ribose.

Nicht wenige Patienten leiden an häufigen Infekten oder Allergien. Diese werden dann ebenfalls behandelt, da sie die Beschwerden verschlimmern.

Das können Sie selbst für sich tun

Sorgen Sie für guten Schlaf. Dafür können Sie selber eine Menge tun: Machen Sie zum Beispiel bewusst Feierabend und genießen Sie ihn. Wenn Sie sich tagsüber regelmäßig bewegen, bauen Sie Stress ab. Das muss nicht immer Sport sein, dazu reichen auch kurze Spaziergänge. Auch Abendrituale wie ein gelegentlicher Abendspaziergang oder ein heißes Bad mit beruhigenden Badezusätzen wie Melisse oder Lavendel machen angenehm müde. Das Abendessen sollte man möglichst gegen 18 oder 19 Uhr einnehmen und auf üppige Mahlzeiten und koffeinhaltige Getränke verzichten. Auch alkoholhaltige Getränke führen zu einem unruhigen Schlaf, da Alkohol den Schlafrhythmus stört. Sorgen Sie außerdem für die richtige Umgebung: Das Schlafzimmer sollte dunkel und schön kühl sein. Die ideale Schlaftemperatur liegt um 16 Grad Celsius. Sinnvoll ist es, vor dem Schlafengehen zu lüften. Zudem ist Regelmäßigkeit hilfreich: Am besten ist es, immer etwa zur selben Zeit aufzustehen und zu Bett zu gehen, auch am Wochenende.

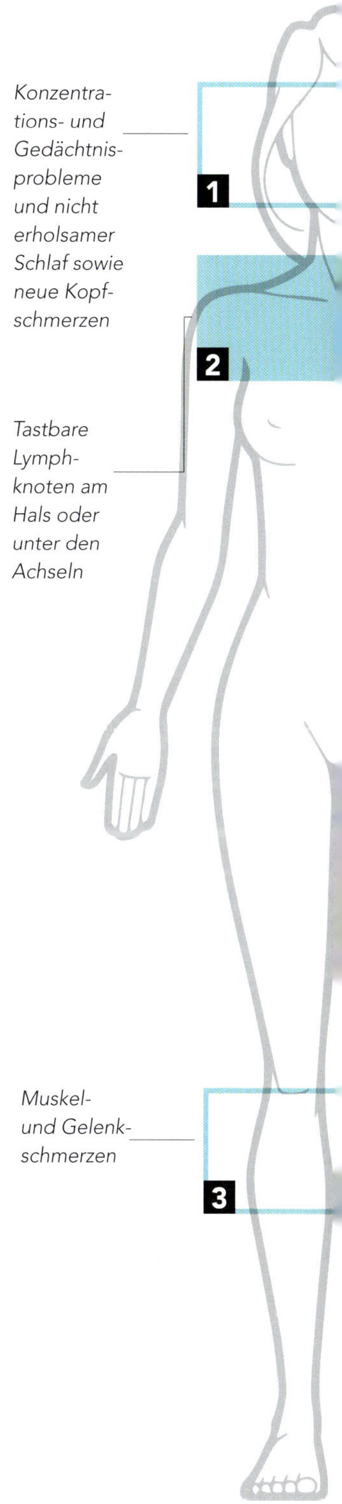

Body-Scan: Bei diesem von dem Molekularbiologen Jon Kabat-Zinn entwickelten Entspannungsverfahren tastet man im Liegen in Gedanken seinen Körper ab. Die Übung dauert etwa 30 Minuten:

Schonzeiten statt Schonung

Aktivität am Tag und nicht zu lange Ruhephasen sind wichtig, um Schlafprobleme zu verringern.

- Ziehen Sie sich dazu an einen ruhigen Ort zurück und legen Sie sich mit lang ausgestreckten Beinen auf den Boden.
- Lassen Sie Ihre Füße nach außen fallen und legen Sie Ihre Arme seitlich am Körper ab. Spüren Sie, wie sich mit jedem Atemzug die Bauchdecke leicht hebt und senkt. Lassen Sie sich Zeit.
- Lenken Sie nun Ihre Aufmerksamkeit zunächst auf Ihren linken Fuß. Einatmend stellen Sie sich vor, dass Sie bis in die Zehen Ihres linken Fußes hineinatmen. Beim Ausatmen stellen Sie sich dann vor, wie Sie alle negativen Gefühle und Anspannungen loslassen.
- Auf diese Weise lenken Sie Ihre Aufmerksamkeit der Reihe nach auf Ihre Fußsohle, Ihren Fußrücken, Ihr Sprunggelenk, Ihren Unterschenkel, Ihr Knie, Ihren Oberschenkel und die Leistengegend. Tasten Sie so im Geist Ihren ganzen Körper ab: vom rechten Fuß bis zur Leiste, über den Unterleib, das Gesäß und das Becken, die Wirbelsäule hinauf bis zur Schulter. Von den Fingern der linken Hand bis zur Schulter und den Finger der rechten Hand bis zur Schulter, dann über Nacken, Hals, Gesicht, und Kopf bis zum Scheitelpunkt. Atmen Sie währenddessen ruhig und in Ihrem Rhythmus.
- Am Ende des Body-Scans spüren Sie noch einmal Ihrer Atmung nach. Anschließend öffnen Sie Ihre Augen und recken und strecken sich.

Ernährung, die heilt

Die Top-3-Lebensmittel

Cranberrys

Die Beeren versammeln wertvolle Mikronährstoffe wie etwa Eisen. Das Spurenelement verbessert den Sauerstofftransport und wirkt so gegen Müdigkeit.

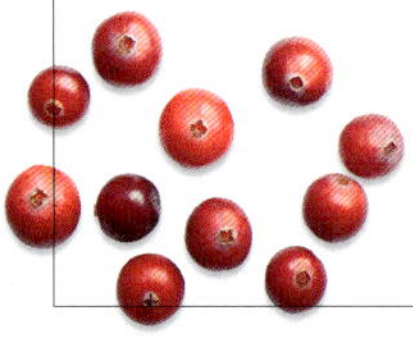

Nüsse

Walnusskerne und Mandeln liefern Fette, Mineralien, B-Vitamine und Tryptophan. Dies sorgt für das Gute-Laune-Hormon Serotonin, das mit der Dunkelheit in das Schlafhormon Melatonin umgewandelt wird.

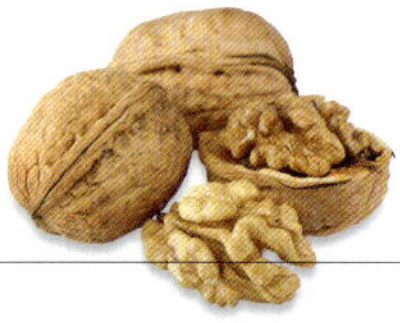

Hühnerei

Etwa 5 Eier pro Woche dürfen es sein. Ein Bio-Hühnerei ist reich an dem Eiweißbaustein (Aminosäure) Lysin. Diese stärkt das Immunsystem und regt die Energieproduktion in den Zellen an.

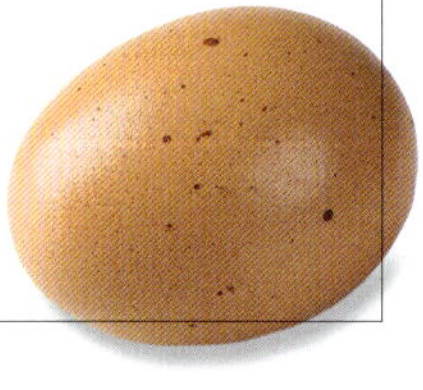

Lebensmittel	Empfehlenswert	Bitte darauf verzichten
Getreide & Brot, Nudeln, Kartoffeln, Reis	Haferflocken, Müsli ohne Zucker, Pellkartoffeln, Vollkornbrot und -brötchen, Vollkornknäcke, Vollkornnudeln, Vollkornreis	Croissants, süße Backwaren (Kekse, Kuchen, Torten,) Hartweizennudeln, Kartoffelbrei, Kroketten, Pfannkuchen, Pommes, geschälter Reis, Weißbrot und -brötchen, Zwieback
Nüsse & Samen	Cashewkerne, Haselnüsse, Macadamianüsse, Mandeln, Kürbis-, Pinien-, Sonnenblumen- und Walnusskerne	Erdnüsse und gesalzene Nüsse
Gemüse	Auberginen, Artischocken, Bohnen, Erbsen, Fenchel, Gurken, alle Kohlarten, Linsen, Möhren, Paprika, alle Pilzarten, Radieschen, alle Salatsorten, Sauerkraut, Sojabohnen, Spargel, Spinat, Tomaten, Zucchini	Mais und Süßkartoffeln
Obst	Äpfel, Aprikosen, Brombeeren, Clementinen, Erdbeeren, Grapefruits, Heidelbeeren, Himbeeren, Johannisbeeren, Kiwis, Nektarinen, Orangen, Papayas, Pfirsiche, Pflaumen, Stachelbeeren, Wassermelonen	gezuckerte Obstkonserven; in Maßen geeignet: Ananas, Bananen, Birnen, Honigmelonen, Kakis (Sharonfrüchte), Kirschen, Mangos, Weintrauben sowie Trockenobst und Obstmus
Fette & Öle	Butter, Leinöl, Olivenöl, Rapskernöl, Walnussöl	Butter-, Gänse- und Schweineschmalz, Mayonnaise, Palmfett, Distelöl, Sonnenblumenöl
Milch & Milchprodukte, Eier	Etwa 5 Eier pro Woche; Buttermilch (bis 20 % Fett), Käse (bis 45 % Fett i. Tr.), Kochsahne (15 % Fett), Milch (bis 1,5 % Fett), Naturjoghurt (bis 1,5 % Fett), Quark (bis 20 % Fett), saure Sahne (10 % Fett)	Fruchtbuttermilch, Fruchtjoghurt, Fruchtquark, Kakaozubereitungen, Milchreis, Pudding; in Maßen geeignet: Crème fraîche, Sahne, Schmand
Fleisch & Fisch	magere Wurst- und Fleischwaren wie Huhn, Kasseler, Pute, Schinken, Schweine- und Rinderfilet; frischer oder geräucherter Fisch wie Hering, Kabeljau, Lachs; Schalentiere	panierter oder in Sahne eingelegter Fisch; nur in Maßen erlaubt: fette Wurst und fettes Fleisch wie Bauchspeck, Bratwurst, Fleischkäse, Mettwurst, Nackenfleisch, Salami, Weißwurst

Demenzvorbeugung

Die häufigste Hirnleistungsstörung ist die Alzheimer'sche Krankheit, die zweithäufigste die Demenz, der Verlust der intellektuellen Fähigkeiten. Beide gehören zu den folgenschwersten Alterskrankheiten und gelten bislang als unheilbar.

1 2 3

Den Krankheitsverlauf verlangsamen

Der Demenz kann man durchaus vorbeugen und auch eine Verlangsamung des Fortschreitens der Erkrankung ist möglich – neben geistiger Anregung und körperlicher Bewegung kann man mit artgerechter Ernährung sehr viel erreichen: Vermeiden Sie Zucker, wo immer es geht! Bevorzugen Sie pflanzliche Lebensmittel mit Ballaststoffen und vielen sekundären Pflanzenstoffen.

Überblick: Was ist Demenz?

Meistens beginnt eine Demenz im höheren Lebensalter, weshalb man auch von Altersdemenz spricht. In seltenen Fällen kann sie sich auch bei jungen Menschen entwickeln. Dabei sind Frauen deutlich häufiger betroffen als Männer: Fast 70 Prozent aller Erkrankten sind weiblich. Eine Demenz liegt vor, wenn neben einem beeinträchtigten Gedächtnis mindestens eines der folgenden Merkmale zutrifft:

- Probleme, sich sprachlich auszudrücken (Aphasie).
- Die Fähigkeit zur Ausführung motorischer Aktivitäten ist beeinträchtigt.
- Das Erkennen und Wiedererkennen von Gegenständen ist unmöglich.
- Eine Störung der zur Ausführung von Handlungen nötigen Hirnleistungen (Exekutivfunktionen) wie Planung, Organisation, Einhaltung von Reihenfolgen liegt vor.

In den Gehirnen der Patienten finden sich vermehrt charakteristische Eiweißablagerungen. Dabei handelt es sich zum einen um Ablagerungen (sogenannte senile Plaques) aus Eiweißbruchstücken (Beta-Amyloid-Peptide). Zum anderen sind es faserförmige Ablagerungen, die sogenannten Neurofibrillenbündel aus abnormem, verklumptem Eiweiß (Tau-Proteine mit zu viel angehängten Phosphatgruppen). Außerdem verändern sich die Konzentrationen bestimmter Botenstoffe (Acetylcholin und Glutamat). Im Gehirn kommt es dadurch zu Energiemangel und es ist nicht mehr in der Lage, ausreichend Glukose aufzunehmen.

Symptome: Woran erkennt man eine Demenz?

Das für jede Demenz wichtigste Anzeichen ist das nachlassende Erinnerungsvermögen. Dabei ist zunächst das Kurzzeitgedächtnis betroffen. Die Erinnerung an Vertrautes und früher Erlerntes verblasst erst in späten Demenzstadien. Insgesamt kennt man drei Stadien.

Wie sich eine Demenz auswirkt, ist sehr vielfältig: Die Anzeichen der Erkrankung können sich im Denken, beim Orientierungssinn, in der Lernfähigkeit sowie im Sprach- und Urteilsvermögen niederschlagen.

In der Regel sind die geistigen Leistungen in mehreren Bereichen beeinträchtigt. Außerdem verändern sich das Sozialverhalten, die Motivation wie auch die Persönlichkeit. Im Verlauf der Erkrankung können einfachste Tätigkeiten plötzlich schwerfallen – zum Beispiel auf die Toilette zu gehen, sich alleine anzuziehen oder die Schuhe zu binden. Je nach Ursache und Stadium der Demenz fallen die Symptome unterschiedlich aus. Dazu gehören auch Verhaltens- und psychische Symptome, von Teilnahmslosigkeit über Enthemmung und Euphorie bis hin zu Aggression, Depression und dem Wiederholen ständig gleicher Abläufe. Im späteren Stadium kommen auch körperliche Krankheitsanzeichen dazu, wie ein gestörter Schlafwach-Rhythmus, Inkontinenz oder Verstopfung.

Ursachen: Wie entsteht Demenz?

Die Demenzerkrankungen haben unterschiedlicher Ursachen. Meistens handelt es sich um eine **primäre Demenzerkrankung** – das heißt: Dahinter stecken Vorgänge im Gehirn, an denen kleinste Entzündungen mit beteiligt sind. Besonders die westliche Ernährung mit viel Zucker, Teigwaren, Nudeln und Pommes frites fördert solche Entzündungen. Die mit mindestens 50 Prozent häufigste Demenzform ist die **Alzheimer-Demenz**. Die Erkrankung geht mit einem fortschreitenden Verlust von Nervenzellen einher. Ihre genaue Ursache ist unbekannt. Am zweithäufigsten ist die **vaskuläre Demenz**. Sie entsteht durch gefäßbedingte Schädigungen des Gehirns, zum Beispiel infolge von Atherosklerose oder einem Schlaganfall.

Es gibt auch **Mischformen** zwischen Alzheimer- und vaskulärer Demenz, deren gemeinsame Ursachen die Alzheimerkrankheit und eine Gefäßschädigung sind. Drei weitere, seltenere Demenzformen, bei denen ein fortschreitender Verlust von Nervenzellen vorliegt, sind die **Pick-Krankheit** (frontotemporale Demenz), bei der Nervenzellen im Stirn- und Schläfenlappen des Gehirns zugrunde gehen, die **Parkinson-Demenz** und die **Lewy-Körperchen-Demenz**. Risikofaktoren sind: Rauchen, Bluthochdruck, zu hohe Cholesterinwerte, Übergewicht, Vorhofflimmern, frühere Kopfverletzungen und Schilddrüsenunterfunktion.

Diagnose: Wie stellt der Arzt Demenz fest?

Wichtig ist das Gespräch mit dem Betroffenen und seinen Angehörigen. Zum Nachweis von Gedächtnisdefiziten gibt es spezielle neuropsychologische Tests. Zur Ursachenklärung werden weitere Untersuchungen gemacht, etwa durch bildgebende Verfahren (CT, MRT) oder EKG.

Das kann Ihr Arzt für Sie tun

Je früher eine Therapie erfolgt, desto besser, da die passende Behandlung auch eine unheilbare Demenz positiv beeinflussen kann. Dabei wird versucht, die Symptome der Hirnleistungsstörung zu verringern und das Fortschreiten zu verzögern. Für die Therapie stehen Medikamente und nicht

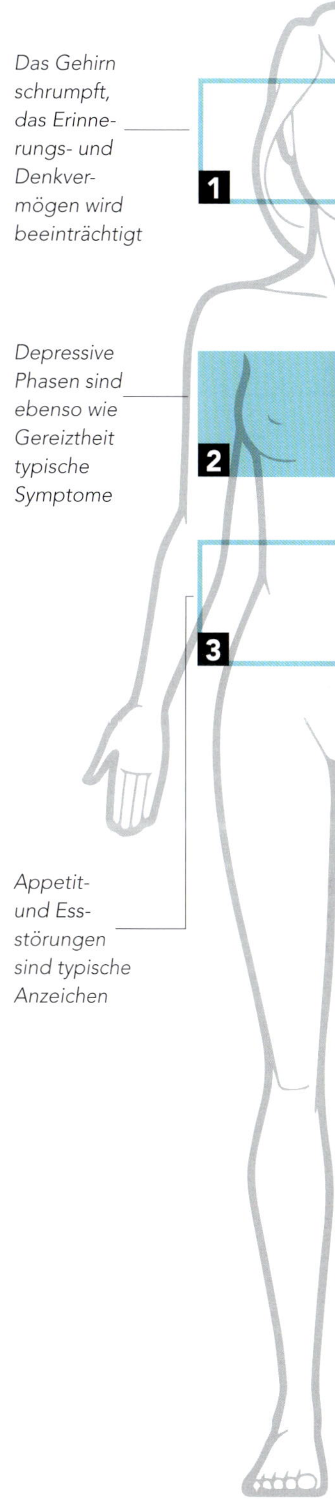

medikamentöse Maßnahmen zur Verfügung, mit denen die Lebensqualität der Betroffenen verbessert werden soll. Hilfreich dabei sind Ergo- und Logotherapie, Hirnleistungstraining, Verhaltenstraining und Physiotherapie zu Verbesserung der körperlichen Fitness.

Geheimtipp Ginkgo

In leichten Fällen und bei altersbedingten Gedächtnisproblemen ist ein Extrakt aus Ginkgo-Blättern hilfreich.

Das können Sie selbst für sich tun

Ernährungsumstellung: Wichtig bei der Vorbeugung einer Demenz ist es, den zentralen Energiehaushalt zu stärken und schlecht verwertbare toxische Nahrungsbestandteile zu reduzieren. Gut tun deshalb:

- Der Verzicht auf zu viele und besonders rasch verdaubare Kohlenhydrate (Zucker und Stärke) und der auf gesättigte Fettsäuren aus fettem Fleisch und Wurst oder Butter und Sahne sowie Transfettsäuren aus Fertiggerichten und Margarine.
- Verboten ist nichts, aber die Mischung macht es. Gut sind pflanzliche Produkte mit Ballaststoffen und vielen sekundären Pflanzenstoffen.
- Den Blutzuckerspiegel in einem gesunden Gleichgewicht halten (durch reichlich Ballaststoffe).
- Über wertvolle Fette können Sie das Hirninfarktrisiko ebenso reduzieren wie mit ausreichend pflanzlichem Eiweiß aus der Nahrung, sekundären Pflanzenstoffen aus Gemüse und zuckerarmen Früchten, Mineralstoffen und Vitaminen, die den Körper stärken.

Ernährung, die heilt

Die Top-3-Lebensmittel

Seefisch	Leinöl	Kakao
Fetter Fisch ist besonders gesund. Thunfisch ist der absolute Spitzenreiter unter den Omega-3-Fettsäure-Lieferanten, knapp gefolgt von Hering und Makrele. Am besten ist Fisch aus nachhaltiger Fischerei.	In Studien konnte nachgewiesen werden, dass die geistige Leistung bei höherer Aufnahme von Omega-3-Fettsäuren (zum Beispiel aus Fischölkapseln) besser abschnitt. Alternativ bietet sich ein Esslöffel Leinöl pro Tag an.	Eine Studie der Harvard Medical School ergab, dass der Konsum von 2 Tassen dunklem Kakao die Durchblutung im Gehirn und insbesondere im Gedächtnisareal Hippocampus steigert.

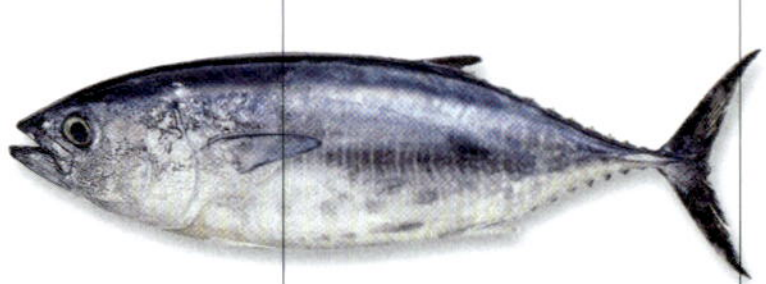

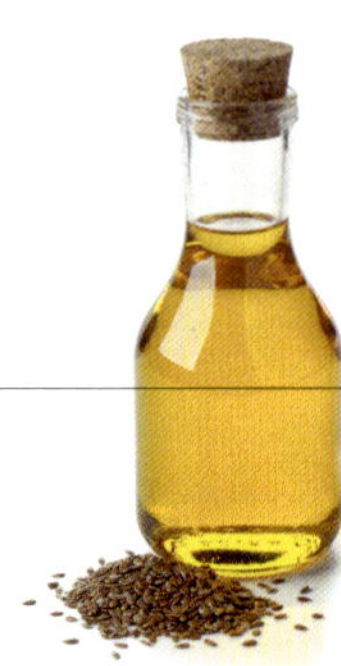

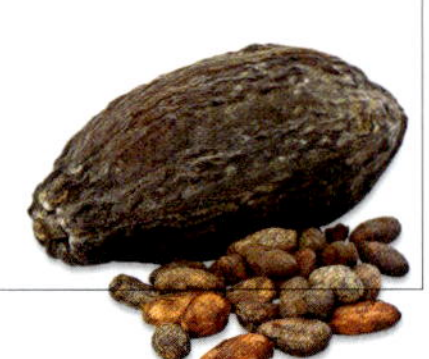

Lebensmittel	Empfehlenswert	Bitte darauf verzichten
Brot, Getreide & Beilagen wie Nudeln, Kartoffeln, Reis	Amaranth, Buchweizen, Couscous auf Dinkelbasis, Dinkel, Dinkelmehl, Einkorn, Haferflocken, Hefeflocken, Hirse, Kamut, Roggen, roter Reis	Weizenmehl und Weizenmehlprodukte
Nüsse & Samen	Erdmandeln, Kokosnüsse, Mandelmus, Mandeln, Maroni, Paranuss, Pistazien, Sesamsamen, Walnusskerne	gesalzene Nüsse
Gemüse	Algen, Blattsalate, Bleichsellerie, Blumenkohl, grüne Bohnen, Brokkoli, Chicorée, frische Erbsen, Frühlingszwiebeln, Grünkohl, Kichererbsen, Lauch, Linsen, Möhren, Mangold, Oliven, Pastinaken, Petersilienwurzeln, Pilze, Portulak, Radicchio, Romanesco, Rote Bete, Schwarzwurzeln, Soja, Spargel, Spinat, Sprossen, Tomaten, Zucchini, Zwiebeln	
Obst	alle zuckerarmen Obstsorten, besonders: Apfel, Avocado, Beeren, Granatapfel, Kirschen, Kiwi, Zitrusfrüchte	süße Früchte im Übermaß, gezuckerte Obstkonserven, Trockenobst in großen Mengen
Fette & Öle	Ghee, Hanföl, Kokosöl, Kürbiskernöl, Leinöl, Macadamianussöl, Olivenöl, Rapsöl, Sesamöl, Walnussöl	Transfettsäuren
Eier, Milch & Milchprodukte	Bio-Eier, Joghurt (Ziege/Schaf), Quark (Ziege/Schaf), Sahne, Ziegen- und Schafskäse	Kuhmilchprodukte in größeren Mengen
Fisch & Meeresfrüchte	Bachforelle, Heilbutt, Hering, Kabeljau, Rotbarsch, Saibling, Sardine, Schellfisch, Scholle, Schwertfisch, Thunfisch, Wildlachs, Zander	Pangasius, Tilapia, roter Thunfisch; in Mayonnaise oder Sahne eingelegter, frittierter oder panierter Fisch
Fleisch & Wurst	in Maßen: magere Wurst- und Fleischsorten, Hähnchen, Lamm, Pute, Wild	fettes Fleisch; Fleisch aus Industriemast, stark verarbeitete Fleisch- und Wurstwaren, paniertes oder frittiertes Fleisch
Kräuter & Gewürze	Basilikum, Bohnenkraut, Borretsch, Brennnessel, Chilischoten, Dill, Essig, Fenchelsamen, Ingwer, Kapern, Kardamom, Kerbel, Kresse, Kreuzkümmel, Kümmel, Kurkuma, Liebstöckel, Löwenzahn, Majoran, Oregano, Safran, Salbei, Thymian, Tomatenmark, Zimt	Fertiggewürzmischungen (enthalten oft Hefeextrakt, Salz oder Zucker)
Getränke	Früchtetee, Kaffee, Kräutertee, Mandeldrink, Tee (schwarz/grün), Wasser	Alkohol im Übermaß, Fruchsäfte in großen Mengen, Softdrinks

Fettleber

Etwa ein Viertel aller Erwachsenen in Deutschland hat eine Fettleber. Verantwortlich dafür sind nicht nur Alkohol und Fette, sondern auch Fertignahrung und Fast Food.

1 2 3

Low Carb, High Fat

Eiweiß, gesunde Fette ballaststoffreiche, komplexe Kohlenhydrate und kein Zucker! Dieser Lebensmittel-Mix (siehe Seite 116) ist das Geheimnis des Heilungserfolgs. Ideal sind Kohlenhydrate aus faserreichem Gemüse sowie pflanzliches Eiweiß aus Nüssen und Pilzen. 25 Gramm Zucker am Tag sind genug. So ist die Fettleber heilbar.

Überblick: Was ist eine Fettleber?

Bei einer Fettleber (*Steatosis hepatis*) lagern sich Fette (vor allem Triglyzeride) in der Leber ein. Man unterscheidet folgende Schweregrade:

- **Leichtgradige Fettleber:** Weniger als ein Drittel der Leberzellen sind übermäßig verfettet.
- **Mäßige Fettleber:** Weniger als zwei Drittel der Leberzellen, aber mehr als ein Drittel sind übermäßig verfettet.
- **Schwere Fettleber:** Mehr als zwei Drittel der Leberzellen sind übermäßig verfettet.

Obwohl sie zu Beginn kaum Beschwerden bereitet, kann die Fettleber gravierende Folgen haben: Bleibt sie lange unerkannt und unbehandelt, verändert sich die Organstruktur und Entzündungen entwickeln sich (*Hepatitis*). Außerdem kann sich als schwerwiegendste Komplikation zwischen den Leberzellen mehr Bindegewebe bilden und das Gewebe vernarbt (*Leberzirrhose*). In diesem Fall hilft keine Fettleber-Therapie mehr.

Von der häufigsten chronischen Lebererkrankung sind in Deutschland etwa 20 Prozent der Menschen betroffen. Die meisten erkranken zwischen dem 40. und 60. Lebensjahr. Dennoch kann es auch bei Kindern und Jugendlichen schon zu einer Leberverfettung kommen. Die Erkrankung wird medizinisch nach ihren Ursachen in eine alkoholische und eine nicht alkoholische Form unterteilt. Alkohol ist der Auslöser der alkoholischen Fettleber (AFLD; *Alcoholic fatty liver disease*). Die nicht alkoholische Fettlebererkrankung (NAFLD) wird oft auch als Wohlstandserkrankung bezeichnet. Männer sind davon weniger betroffen als Frauen.

Symptome: Woran erkennt man eine Fettleber?

Manche Betroffene empfinden ein Druck- oder Völlegefühl im rechten Oberbauch oder leiden generell unter Völlegefühl. Oft spüren Patienten aber gar keine Krankheitsanzeichen oder nur eine kaum merkliche Leistungsminderung. Wir erleben häufig nach der Heilung der Fettleber den plötzlichen Anstieg der Vitalität. Erst bei fortschreitender Erkrankung treten deutlichere Beschwerden auf. Auch bei Alkoholgenuss als Ursache einer Fettleber zeigen sich zunächst keine spezifischen Symptome.

Dauerhaft erhöhte Leberwerte bei einem Blutbild können auf eine Fettleber hindeuten. Dazu gehören beispielsweise die Enzyme GOT (auch AST) und GPT (auch ALT) sowie der Bilirubinwert und das Enzym Gamma-GT (GGT). Doch sind diese ebenfalls keine spezifischen Fettleber-Symptome, sondern nur ein Hinweis auf eine Leberschädigung.

Mitunter ist die Leber vergrößert. Zudem sind Fettleber-Erkrankte oft übergewichtig. Allerdings können auch eine eiweißarme Diät und ein schneller Gewichtsverlust zur Fettleber führen. Viele Betroffene sind zuckerkrank oder leiden unter dem metabolischen Syndrom mit erhöhtem Blutdruck und Blutfettwerten. Der Bauchumfang liegt im kritischen Bereich (siehe Seite 99) und häufig besteht eine Insulinresistenz.

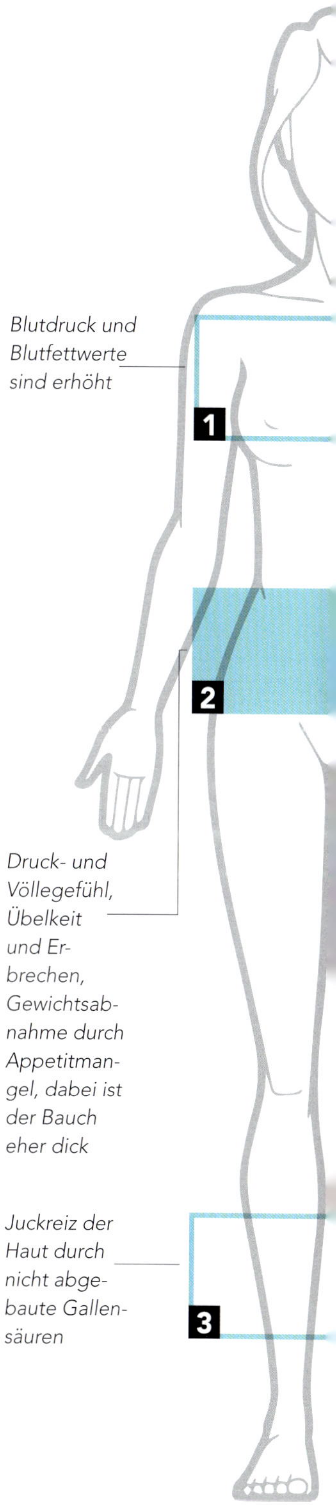

Ursachen: Wie entsteht eine Fettleber?

Wenn dem Körper mehr Kalorien zugeführt werden, als er verbrennen kann, lagert er Fett ein – und zwar nicht nur im Fettgewebe unter der Haut, sondern auch in den Muskeln und in der Leber. Studien legen nahe, dass vor allem eine zuckerreiche Ernährung dazu beiträgt. Hüten Sie sich daher vor zu viel Zucker und Fruchtzucker und einem Übermaß von Kohlenhydraten aus Nudel, Brot und Co., wenn Sie sie nicht durch Sport verbrennen.

Bei einer AFLD konnen die Mitochondrien Coenzyme (Acetyl-CoA) aus dem Alkohol nicht mehr verstoffwechseln – aus dem Rest bauen die Zellen neue Fettsäuren auf. Zugleich entsteht beim Alkoholabbau das die Leberzellen schädigende Acetaldehyd, welches die Zellen daran hindert, Fette ins Blut abzugeben. Die Folge: Sie sammeln sich in der Leber!

Eine Fettleber kann zudem entstehen, wenn Eiweißmangel vorliegt. Diese Form der Fettleber ist hierzulande relativ selten. Manchmal entsteht sie als Folge einer Essstörung. Selten verursachen auch bestimmte Medikamente oder Gifte (zum Beispiel Phosphor) eine Fettleber. Kankheiten, die eine Fettleber verursachen können, sind CED (siehe Seite 102–105), das PCO-Syndrom (siehe Seite 202–205), Zöliakie (siehe Seite 206–209) oder das Reye-Syndrom (bei Kindern bis zum 15. Lebensjahr).

Das kann Ihr Arzt für Sie tun

Eine spezifische medikamentöse Fettleber-Therapie gibt es nicht. Der Arzt wird daher eine gezielte Lebensstiländerung vorschlagen, mit der sich eine Fettleber abbauen lässt. Das bedeutet, dass Betroffene langsam Übergewicht reduzieren. Eine Formula-Diät zur kurzfristigen Entfettung kann hilfreich sein. Zudem sollte auf regelmäßige körperliche Aktivität geachtet und auf Alkohol verzichtet werden. Darüber hinaus sollte der Arzt beglei-

Grundsätzlich hilft alles, was auch Gewicht reduziert. Die Basis sollte sein: nicht zu süßes Obst, aber viel Gemüse, maximal drei Mahlzeiten pro Tag mit mindestens fünfstündigen Essenspausen und jede Mahlzeit mit ausreichend viel Eiweiß: Eier, Fisch, mageres Fleisch, Geflügel, fettarme Milch und Milchprodukte. Dazu gibt es Hülsenfrüchte, ballaststoffreiche und »langsame« Kohlenhydrate aus Vollkornprodukten und Nüsse.

tend Blutzucker-, Blutdruck- und Blutfettwerte prüfen und gegebenenfalls andere Medikamente verordnen.

Das können Sie selbst für sich tun

Ernährungsumstellung: Wer aufgrund einer unausgewogenen Ernährung an einer Fettleber erkrankt ist, kann durch eine Verbesserung der Lebens- und Essgewohnheiten ein gesundes Körpergewicht erreichen, wodurch die krankhaften Fettansammlungen in der Regel wieder verschwinden.

Ausreichend trinken: Ohne Wasser läuft im Körper nichts, nur können wir es nicht bevorraten. Für alle Stoffwechselvorgänge benötigt der Mensch Wasser. Trinken Sie deshalb jeden Tag nach dem Aufstehen ein Glas Wasser. Trinken Sie zu jeder Mahlzeit etwas Wasser und stellen Sie sich in jeden Raum, in dem Sie sich oft aufhalten, eine Flasche Wasser. So kommen Sie auf das Pensum, das Ihr Körper benötigt: 2 bis 3 Liter pro Tag. Faustregel 0,03 Liter pro Kilogramm Körpergewicht.

Bewegung: Das optimale Training für Herz und Kreislauf und Muskeln setzt sich aus einer Mischung aus Kraft (zum Beispiel Liegestütze und Sit-ups), Ausdauer (zum Beispiel Walking oder Schwimmen) und Beweglichkeitsübungen (zum Beispiel Yoga) zusammen – mindestens zweimal pro Woche, ideal fünfmal eine Stunde. Hervorragend wäre es, wenn Sie sich auch im Alltag so viel wie möglich bewegen.

Ernährung, die heilt

Die Top-3-Lebensmittel

Grapefruit

Die Zitrusfrucht ist reich an Vitalstoffen – darunter Vitamin C sowie die an zahlreichen Stoffwechselvorgängen beteiligten B-Vitamine. Die Bitterstoffe in der Frucht regen besonders die Fettverdauung an.

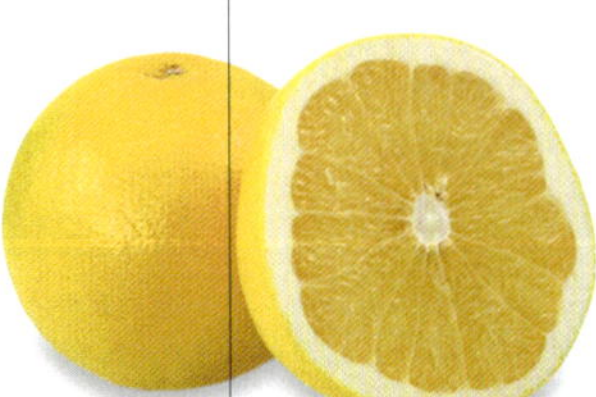

Spinat

Die Folsäure im Spinat kommt Leber und Nieren zugute. Zudem enthält er reichlich Ballaststoffe, die die Darmpassage regulieren. Das Chlorophyll begünstigt die Ausscheidung von Giftstoffen und Fetten, die sich in der Leber stauen.

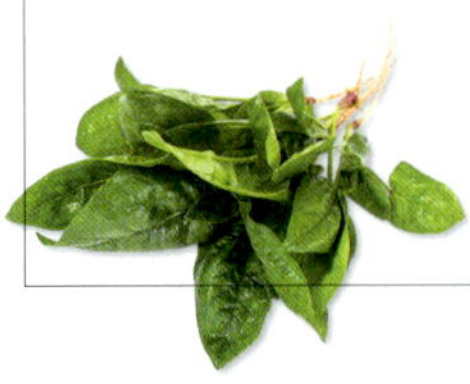

Löwenzahn

Wurzel wie Blätter gehören zu den Bitterkräutern der Naturheilkunde. Sie stimulieren die Verdaunng und die Gallenproduktion in der Leber. Zur Leberreinigung eignen sich Löwenzahntee, gepresster Frischsaft oder Salat.

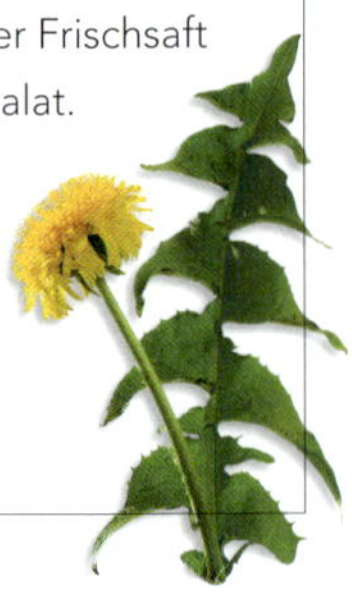

Lebensmittel	Empfehlenswert	Bitte darauf verzichten
Brot, Getreide & Beilagen wie Nudeln, Kartoffeln, Reis	Vollkornbrot/-brötchen, insbesondere aus Hafer, Dinkel, Roggen, Gerste; Haferflocken, Müsli ohne Zucker; Vollkornnudeln, Vollkornreis, Pellkartoffeln	Croissants, Weißbrot, Toastbrot, Weizen- und Milchbrötchen, Zwieback; Hartweizennudeln, geschälter Reis, Pommes frites, Kroketten, Kartoffelbrei, Kartoffelpuffer; Fertiggerichte, Fast Food
Nüsse & Samen	Cashewkerne, Haselnüsse, Kürbiskerne, Macadamianüsse, Mandeln, Pinienkerne, Sonnenblumenkerne, Walnusskerne	Erdnüsse und gesalzene Nüsse
Gemüse	Aubergine, Artischocken, Bohnen, Erbsen, Fenchel, Gurke, alle Kohlarten, Linsen, Möhren, Paprika, alle Pilze, Radieschen, alle Salatsorten, Sauerkraut, Sojabohnen, Spargel, Spinat, Tomate, Zucchini	Mais; in Maßen noch in Ordnung: Süßkartoffeln
Obst	Apfel, Aprikosen, Brombeeren, Clementinen, Erdbeeren (frisch), Grapefruit, Heidelbeeren, Himbeeren, Johannisbeeren, Kiwi, Nektarine, Orange, Papaya, Pfirsiche, Pflaumen, Sauerkirschen, Stachelbeere, Wassermelone, Zwetschgen	gezuckerte Obstkonserven, Trockenobst und Obstmus; in Maßen noch in Ordnung: Ananas, Banane, Birne, Honigmelone, Kaki, Kirschen, Mango, Weintrauben
Fette & Öle	Butter, Leinöl, Olivenöl, Rapsöl, Walnussöl, Weizenkeimöl	Butter-, Gänse-, Schweineschmalz, Distelöl, Mayonnaise, Palmfett, Sonnenblumenöl
Eier, Milch & Milchprodukte	Eier in allen Variationen; Buttermilch, Milch (1,5 % Fett), Naturjoghurt (1,5 % Fett), Speisequark (bis 20 % Fett); Käse (bis 45 % Fett i. Tr.): Feta, körniger Frischkäse, Harzer Käse, Mozzarella Schnittkäse, Weichkäse	Crème fraîche, Fruchtbuttermilch, Fruchtjoghurt, Fruchtquark, Kakaozubereitungen, Milchreis, Pudding, Sahne, Schmand
Fisch & Meeresfrüchte	Aal, Forelle, Heilbutt, Hering, Kabeljau, Karpfen, Lachs, Makrele, Sardine/Sardellen, Scholle, Seezunge, Steinbutt, Thunfisch; Flusskrebs; Garnelen, Hummer, Krabben, Shrimps	Fisch in Mayonnaise oder Sahne eingelegt
Fleisch & Wurst	Aspik, Corned Beef, Hühnerfleisch, Kassler, Koch- und Lachsschinken, Putenbrustaufschnitt, Putenfleisch, Rinderfilet Schinkenzwiebelmettwurst, Schweinefilet, Schweinerücken,	in Maßen: Bauchspeck, Bockwurst, Bratwurst, Blutwurst, Fleischkäse Fleischwurst, Leberkäse, Leberwurst, Mettwurst, Mortadella, Nackenfleisch, Salami, Schinkenspeck, Weißwurst

Fibromyalgie

Wer an Fibromyalgie erkrankt ist, geht oft einen langen Leidensweg. Die Behandlung ist schwierig. Fördern Sie Ihre Selbstheilung durch artgerechte Ernährung.

1 2 3

Ungeklärte Ursachen

Lange ging man davon aus, dass es sich bei der Fibromyalgie um eine Begleiterscheinung seelischer oder psychischer Überbelastung handelt. Heute wird Fibromyalgie als eigenständige Krankheit betrachtet, der Störungen zugrunde liegen, die direkt unter der Haut befindliche Nervenfasern betreffen. Als Ursachen werden Störungen in der Schmerzverarbeitung im Gehirn vermutet. Verantwortlich hierfür kann ein Mangel des Neurotransmitters Serotonin sein ebenso wie starke, vor allem stressbedingte Schwankungen im Hormonhaushalt.

Überblick: Was ist Fibromyalgie?

Die Fibromyalgie ist auch unter dem Begriff »myofasziales Schmerzsyndrom« bekannt. Die nicht entzündliche Erkrankung verläuft in Schüben und chronisch, gehört zum rheumatischen Formenkreis und ist nicht heilbar. Sie ist schwierig zu diagnostizieren, da Blutuntersuchungen und Röntgenbilder keinen Aufschluss auf das Vorhandensein der Krankheit liefern, da keine Schädigungen innerer Organe oder des Bewegungsapparats verursacht werden. Man unterscheidet zwei Formen:

- Bei der **primären Fibromyalgie** ist eine eindeutige Ursache nicht bekannt.
- Die **sekundäre Form** kann nach organischen Erkrankungen wie entzündlich-rheumatischen Beschwerden beziehungsweise Autoimmunerkrankungen oder Infekten (insbesondere virale Infekte wie Hepatitis C) auftreten. Auch Krebserkrankungen oder Operationen können einer Fibromyalgie vorausgehen.

Symptome: Woran erkennt man Fibromyalgie?

Die Betroffenen leiden unter teils starken, meist diffusen Schmerzen der Muskulatur und des Bewegungsapparats. Diese manifestieren sich in Nacken, Rücken, Armen, Beinen und Brust in Form von Brennen, Stechen oder muskelkaterähnlichen Beschwerden. Die Beschwerden ändern sich sowohl im Tages- als auch im Krankheitsverlauf. Emotionaler Stress und Kälte können die Schmerzen verstärken. Sowohl das Schmerzempfinden als auch Begleitsymptome wie Erschöpfung, Morgensteifigkeit, Schwellungen, Kopfschmerzen und Reizdarm oder Zittern in den Gliedmaßen führen zu erheblichen Beeinträchtigungen der Lebensqualität und Einschränkungen der Bewegungsfähigkeit. Viele Betroffene leiden zudem an Depressionen, Müdigkeit, Erschöpfung und Angstzuständen. Auch Schlafapnoe sowie das Restless-Legs-Syndrom treten häufig auf.

Ursachen: Wie entsteht Fibromyalgie?

Etwa vier Prozent der Bevölkerung in den westlichen Industrienationen sind betroffen. Frauen erkranken deutlich häufiger, weshalb hormonelle

Ursachen bei der Entstehung vermutet werden. Auch eine genetische Disposition wird diskutiert. Die genauen Ursachen sind nicht bekannt. Neuere Untersuchungen der Universität Würzburg haben erstmals einen organischen Befund bei Fibromyalgie erbracht. Man stellte fest, dass die kleinen Nervenfasern im Muskelgewebe von Fibromyalgie-Patienten verändert waren. Ob das auf alle Betroffene zutrifft, ist jedoch noch offen.

Diagnose: Wie stellt der Arzt Fibromyalgie fest?

Typisch für Patienten mit Fibromyalgie ist, dass sie besonders sensibel auf Druck an bestimmten Körperpunkten reagieren. Insgesamt gibt es 18 dieser sogenannten Tender-Points. Außerdem gibt es einen speziellen Fragebogen, mit dem der Arzt die Beschwerden abklären kann.

Das kann Ihr Arzt für Sie tun

Eine Behandlung der Krankheitsursachen ist nach heutigem Wissensstand unmöglich. Da die Einnahme von Schmerzmitteln mit erheblichen Nebenwirkungen verbunden ist, eignet sich diese Maßnahme nicht für die Anwendung über einen langen Zeitraum. Die Therapie einer Fibromyalgie zielt darauf ab, einer Chronifizierung der Beschwerden entgegenzuwirken. Sie ist komplex und schließt auch Veränderungen der Lebensgewohnheiten mit ein. Als hilfreich hat sich eine psychologische Betreuung der Patienten herausgestellt. Unter Anleitung eines erfahrenen Psychotherapeuten oder Psychiaters können die Patienten lernen, chronischen Stress oder seelische Belastungen zu überwinden. Ergänzend werden Schmerzbewältigungstechniken, Entspannungsübungen, Meditation oder Biofeedback eingesetzt. Eine zeitlich begrenzte Gabe von Antidepressiva kann zur Senkung der Schmerzschwelle und Verbesserung der Schlafgewohnheiten beitragen. Ebenfalls empfehlenswert sind physiotherapeutische Anwendungen.

Das können Sie selbst für sich tun

Sanfte sportliche Betätigung wie Thai-Chi, Yoga oder Schwimmen hilft, die Beweglichkeit zu erhalten und die Angst vor dem Bewegungsschmerz zu lindern. Besonders empfehlenswert sind heiltherapeutische Bewegungsübungen in Warmwasserbecken oder im Thermalbad.

Alternative Heilverfahren: Manchen Patienten tun Therapien der traditionellen chinesischen Medizin, Akupunktur oder auch Osteopathie gut.

Fleisch enthält viel Arachiodonsäure, die Entzündungsprozesse anregt. Decken Sie Ihren Eiweißbedarf lieber über Hülsenfrüchte, Soja und andere pflanzliche Proteinlieferanten, um alles, was Entzündung fördert, zu minimieren. An Fleisch geeignet ist nur Geflügel- und Kalbfleisch, weil es L-Carnetin liefert und die Fettverbrennung fördert.

Fermentierte Lebensmittel wie Buttermilch, Naturjoghurt ohne Zucker, Dickmilch und Sauerkraut fördern die Darmflora und stärken das Immunsystem. In Studien konnten Muskelschmerzen nach Sport reduziert werden – ein möglicher Ansatz auch bei der Fibromyalgie.

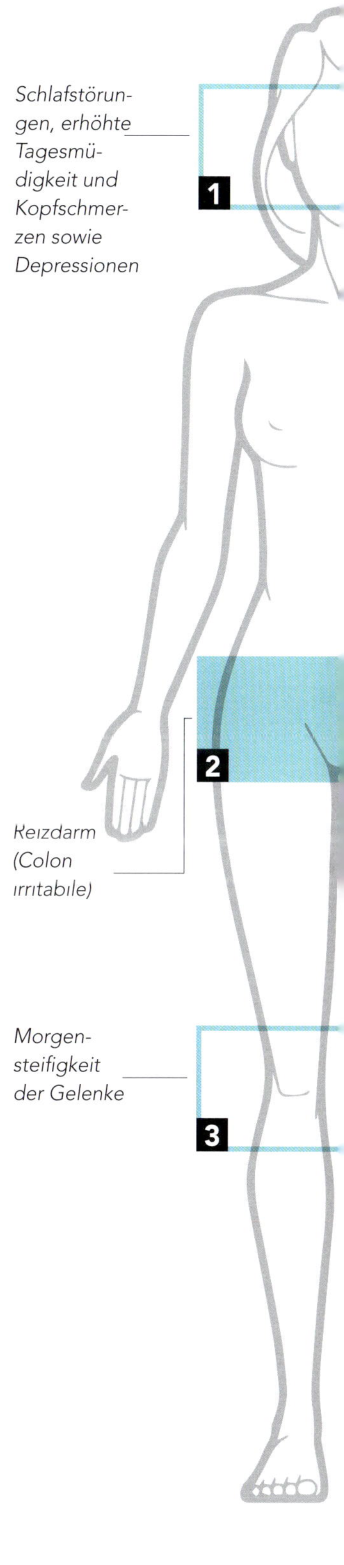

Genussmittel in Maßen

Alkohol, Schokolade und Kaffee, aber auch Nikotin verstärken muskuläre Unruhe. Daher sollten sie reduziert werden. Auf Tabakkonsum sollte ganz verzichtet werden. Eine gesunde Getränkealternative zum Kaffee: grüner Tee, der einerseits eine starke antioxidative Wirkung hat, andererseits anregend wirkt.

Da viele Betroffene an einem zu niedrigen Liquor-Serotoninspiegel leiden, ist es umso wichtiger, dass sie sich **trytophanreich ernähren**. Tryptophan ist eine essenzielle Aminosäure, die unter anderem dafür benötigt wird, Serotonin im Körper herzustellen. Das Hormon sorgt für eine normale Schmerzschwelle. Ist der Serotoninspiegel zu niedrig, erhöht sich die Schmerzempfindlichkeit. Die Aufnahme des Tryptophans ins Gehirn kann durch den gleichzeitigen Verzehr von Kohlenhydraten gefördert werden. Deshalb wird der gemeinsame Verzehr tryptophanreicher Lebensmittel wie Nüsse, Kalbfleisch, Thunfisch und Haferflocken und kohlenhydratreicher Lebensmittel in einer Mahlzeit empfohlen.

Fibromyalgie-Erkrankte sollten auf einen **ausgeglichenen Säure-Basen-Haushalt** achten. Säuren fallen hauptsächlich durch eiweiß- und phosphatreiche Lebensmittel wie Fleisch, Wurst und Käse im Körper an. Diese sollen nur in Maßen verzehrt werden. Basenbildend sind hingegen Obst, Gemüse, Kartoffeln oder Nüsse. Hier dürfen Sie schlemmen.

Die tägliche Zufuhrempfehlung von 300 Milligramm **Magnesium** sollten Betroffene unbedingt erreichen. So kann die Muskelrelaxation gefördert und Muskelkrämpfen vorgebeugt werden. Auf dem Speiseplan sollten daher täglich Lebensmittel wie Bananen, Vollkornprodukte, Nüsse, Naturreis und magnesiumreiches Mineralwasser stehen.

Ernährung, die heilt

Die Top-3-Lebensmittel

Schokolade

Das Tryptophan in dunkler Schokolade ist eine essenzielle Aminosäure und regt die Serotoninproduktion an. Bei neurodegenerativen Erkankungen ist der Tryptophanstoffwechsel gestört. Wichtig ist ein Kakaoanteil von mindestens 70 Prozent.

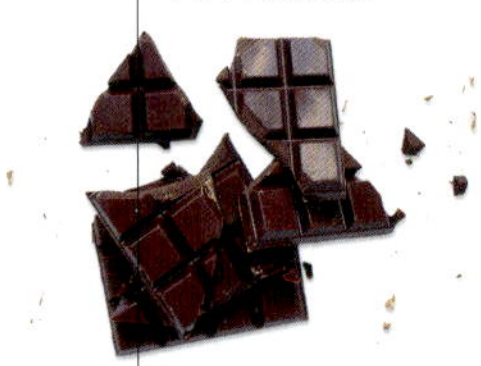

Sauerkraut

Gegen das Begleitsymptom Reizdarm hilft milchsauer vergorenes Sauerkraut. Lebensmittel mit einer probiotischen Wirkung beruhigen die Darmflora. Gut sind auch morgens etwas Naturjoghurt und 2 EL Haferkleie zur Darmberuhigung.

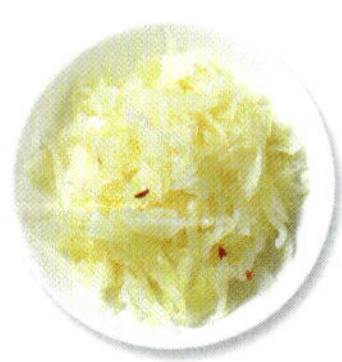

Grünkohl

Das gesunde Wintergemüse zählt zu den basenreichsten seiner Art und hilft so, den Körper zu entsäuern. Zudem ist es reich an Kalzium (mehr als Milch!) und sekundären entzündungshemmenden Pflanzenstoffen wie Lutein und Zeaxanthin.

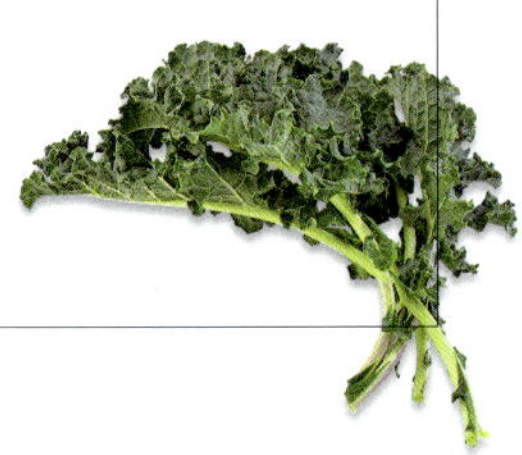

Lebensmittel	Empfehlenswert	Bitte darauf verzichten
Brot, Getreide & Beilagen wie Nudeln, Kartoffeln, Reis	Amaranth, Buchweizen, Cornflakes ohne Zucker, Grünkern, Hirse, Schrotbrot, Sojamehl, Vollkornbrot, Vollkornnudeln, Vollkornreis, Weizenkeime	Croissants, Maisstärke, Mischbrot, polierter Reis, Teigwaren, Nudeln, Weißbrot, Weizen; eihaltige Teig- und Backwaren
Nüsse & Samen	Cashewkerne, Haselnüsse, Kürbiskerne, Leinsamen, Mandeln, Maronen, Pistazien, Sesamsamen, Sonnenblumen- und Walnusskerne	Erdnüsse, gesalzene und geröstete Nüsse
Gemüse	Algen, Auberginen, Artischocken, Bleichsellerie, Blumenkohl, frische Bohnen, Brokkoli, Chicorée, Eisbergsalat, Endivie, Fenchel, Frühlingszwiebeln, Gurke, Hülsenfrüchte, Kartoffeln, Kohlrabi, Knoblauch, Lauch, Löwenzahn, Möhren, Pfifferlinge, Pilze, Rosenkohl, Rote Bete, Sauerkraut, Sprossen, Topinambur, Weißkohl, Zucchini	getrocknete Erbsen, Gemüsekonserven, Linsen, Mais, TK-Gemüse in Butter, Rahm oder Sahne
Obst	Ananas, Apfel, Aprikose, Avocado, Banane, Birne, Beeren, Grapefruit, Kirschen, Kiwi, Mango, Melone, Pfirsich, Pflaumen, Zitrusfrüchte	gezuckerte Obstkonserven
Fette & Öle	Leinöl, Macadamianussöl, Olivenöl, Rapsöl, Sesamöl, Walnussöl	Distelöl, Schweineschmalz, Sonnenblumenöl
Eier, Milch & Milchprodukte	Buttermilch, Dickmilch, Frischmilch, Molke, Nuss- und Sojadrink	Crème fraîche, Eigelb, Frischkäse, H-Milch und H-Sahne, Quark, Schmelzkäse
Fisch & Meeresfrüchte	Bachforelle, Heilbutt, Hering, Kabeljau, Krebs, Lachs, Meeresfrüchte, Miesmuscheln, Saibling, Seelachs, Schellfisch, Scholle, Schwertfisch, Zander	Makrele, Rotbarsch, Schillerlocke, Thunfisch
Fleisch & Wurst	in Maßen: Geflügelaufschnitt, Hähnchen ohne Haut, Kalbfleisch, Lamm, Pute ohne Haut, Bio-Rindfleisch, Schinken, mageres Schweinfleisch, Wild	fettes Fleisch, Innereien, Schweinebauch, Schweinefleisch, Wurst aus Schweinefleisch
Getränke	Wasser, grüner Tee, Kaffee	Alkohol im Übermaß, Colagetränk
Kräuter & Gewürze	Basilikum, Bohnenkraut, Borretsch, Brennnessel, Brunnenkresse, Chilischoten, Dill, Essig, Fenchelsamen, Ingwer, Kapern, Kardamom, Kerbel, Kreuzkümmel, Kümmel, Kurkuma, Liebstöckel, Löwenzahn, Majoran, Oregano, Petersilie, Safran, Salbei, Thymian	fertige Brühe, grüner und weißer Pfeffer

Fruktoseintoleranz

Viele Menschen vertragen nur kleine Mengen Fruchtzucker oder Fruktose. Experten gehen davon aus, dass hierzulande bis zu 30 Prozent der Erwachsenen betroffen sind.

1 2 3

Darüber reden

Es ist wichtig, über die Symptome zu sprechen, auch wenn sie »peinlich« sind. Die Anzeichen sind unabhängig vom Alter und hängen in der Regel mit der Menge der aufgenommenen Fruktose zusammen. Das heißt aber nicht, dass ein bestimmtes Gericht immer zu denselben Beschwerden führt. Manchmal macht sich zu viel Fruktose direkt nach dem Essen bemerkbar, manchmal erst Stunden später, am nächsten Tag oder noch bis zu drei Tage danach. Ist die Fruktoseintoleranz schwach ausgeprägt, hat man unter Umständen auch nicht jeden Tag Beschwerden.

Überblick: Was ist Fruktoseintoleranz?

Bei der Unverträglichkeit von Fruktose führt der in Mahlzeiten enthaltene Fruchtzucker zu Problemen. Das liegt daran, dass jeder Mensch nur ein bestimmtes Maß an Fruchtzucker verträgt. Um ihn über die Blutbahn zu den Zellen zu schleusen, gibt es im Darm Transporteiweiße (GLUT-5). Sie sorgen dafür, dass die Nährstoffe aus dem Darminneren ins Blut wandern können. Über bestimmte Transportertypen wird Glukose (Traubenzucker) aus Kohlenhydraten und Fruchtzucker aus Obst befördert. Die Menge an Fruktose ist dabei begrenzt. Sind die Transporter defekt oder sind zu wenige vorhanden, können nicht so viele Fruktoseladungen aufgenommen werden wie bei gesunden Menschen. Der Rest wandert dann unverdaut weiter. Im Grunde handelt es sich deshalb bei einer Unverträglichkeit um eine eingeschränkte Aufnahme von Fruktose (Malabsorption).

Symptome: Woran erkennt man Fruktoseintoleranz?

Am häufigsten kommt es bei Betroffenen zu Bauchkrämpfen, Blähungen und Durchfall. Ausgelöst wird dies durch den Fruchtzucker selbst. Sobald er den Dickdarm erreicht hat, zerlegen ihn die Darmbakterien. Dabei entstehen Gase und teilweise übel riechende Fettsäuren. Manche Betroffene klagen auch über Völlegefühl, Aufstoßen und Übelkeit. Als psychische Symptome gesellen sich oft Müdigkeit und Gereiztheit hinzu. Die Symptome äußern sich bei jedem Patienten in unterschiedlicher Stärke.

Ursachen: Wie entsteht Fruktoseintoleranz?

Die Ursachen sind nicht bekannt. Im Alter kann die Toleranz für Fruktose abnehmen. Bei der angeborenen Fruktoseintoleranz können selbst kleine Mengen Beschwerden verursachen. Doch ist Fruktose billig, galt lange als gesund und steckt heute in fast allen Fertiggerichten. Daher sollten nicht nur Fruktoseintolerante mehr selbst kochen. Selbstgekochtes senkt auch das Risiko für zahlreiche andere Beschwerden wie etwa Gicht oder Krebs.

Diagnose: Wie stellt der Arzt Fruktoseintoleranz fest?

Bei Darmproblemen ist nicht immer eine Magen- oder Darmspiegelung nötig. Oft gibt ein Atemtest bei einem Gastroenterologen oder Allergologen

Aufschluss über die Ursache von Verdauungsbeschwerden. In den vier Wochen vor der Untersuchung sollte weder eine Darmspiegelung oder eine Colon-Hydro-Therapie durchgeführt worden sein noch sollten Sie Antibiotika eingenommen haben. In diesen Fällen könnten nämlich die Wasserstoff produzierenden Darmbakterien abgetötet oder extrem reduziert worden sein, sodass sich in der Atemluft kein Wasserstoff nachweisen lässt, obwohl möglicherweise eine Fruktoseintoleranz vorliegt.

Mindestens zwölf Stunden vor der Untersuchung sollte man nichts mehr zu sich nehmen und nur Wasser trinken. Die letzte Mahlzeit am Abend vorher sollte leicht verdaulich sein, außerdem sollte man am Vortag auf Zwiebeln und Knoblauch verzichten. Am Morgen der Untersuchung die Zähne bitte nicht putzen, nicht rauchen und kein Kaugummi kauen. Um den Nüchternwert festzustellen pustet man in ein elektrochemisches Testgerät, das den Wasserstoffgehalt im Atem misst.

Danach trinkt man eine Fruktoselösung und pustet anschließend in bestimmten Zeitabständen in das Gerät. Wird Fruktose zu Wasserstoff und anderen Gasen vergärt, sollte das Gerät anschlagen. Je stärker die Fruktoseintoleranz ausgeprägt ist, desto höher ist auch der Wasserstoffanteil im Atem. Übersteigt dieser einen bestimmten Wert, spricht das für eine Fruchtzuckerunverträglichkeit. Neben dem Atemtest kann man auch über eine Ernährungsumstellung feststellen, ob die Verdauungsbeschwerden von Fruktose herrühren.

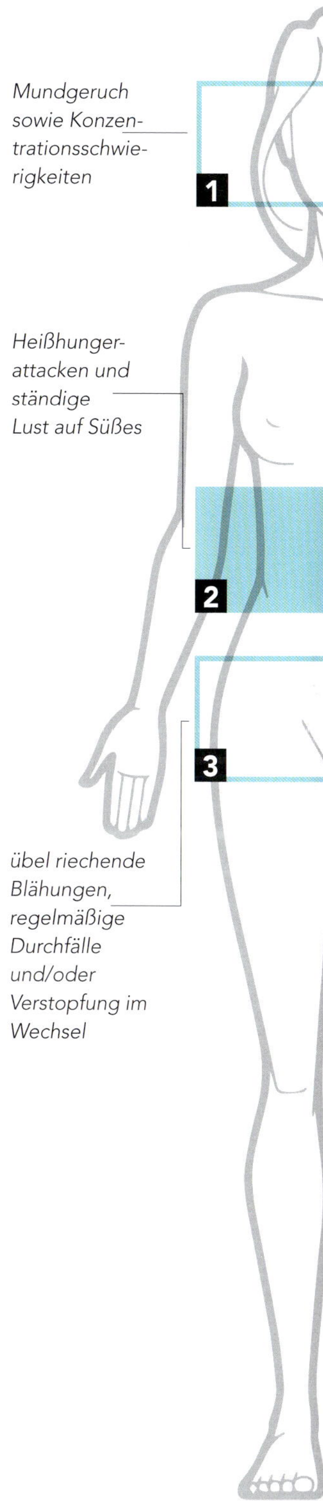

Das kann Ihr Arzt für Sie tun

Der Darm braucht eine Auszeit. Dazu empfehle ich folgendes Vorgehen:

Karenzphase: Zutaten checken. Mindestens vier Wochen lang sollte auf alles verzichten werden, was Fruktose enthält (oder Sorbit). Dazu zählen neben Softdrinks, Limonaden, Säften, Smoothies und Fertiggerichten auch vermeintlich unverdächtige Lebensmittel wie Brot, Gebäck und bestimmte Gemüse. Haushaltszucker reduzieren, denn auch dieser besteht zur Hälfte aus Fruktose. Auch Dicksäfte sollten auf dem Index stehen, ebenso wie Honig und Trockenfrüchte.

Testphase – Buchführung ist alles: Ein Stück Apfel, zwei Löffel Möhrengemüse – nach der Karenzphase sollten Fruktoseintolerante in kleinen Mengen wieder gesunde fruktosehaltige Lebensmittel testen, sonst drohen Mangelerscheinungen. Dabei sollte jedes Salatblatt in einem Ernährungstagebuch akribisch notiert werden – inklusive der körperlichen Reaktionen darauf. So offenbart das Tagebuch, was der Darm verträgt und was ihm (noch) zu viel ist.

Dauerphase – clever mixen: Fruchtzuckerhaltiges möglichst mit Traubenzucker und Eiweißprodukten zu einer Mahlzeit essen – das erleichtern dem Körper die Aufnahme.

Das können Sie selbst für sich tun

Glukose verbessert die Verträglichkeit von Fruktose: Streuen Sie über fruktosereiche Lebensmittel einfach Traubenzucker (reine Glukose) im Verhältnis 1 : 1.

Bei Fertiggerichten auf das Kleingedruckte achten: Je weiter vorne ein Inhaltsstoff auf der Zutatenliste steht, umso mehr davon ist drin. Die Begriffe Fruktose, Inulin, Maisstärkesirup, Fruchtsüße, Glukose-Fruktose-Sirup und Fructooligosaccharid sind Synonyme für Fruchtzucker. Meiden Sie die Produkte – und wählen Sie fruktosearme Alternativen.

Gut verträglich

Aprikosen und Beerenfrüchte enthalten wenig Fruchtzucker

Früchte nicht auf leeren Magen essen: Essen Sie Obst nicht pur, sondern zu einer Mahlzeit (etwa als Dessert) oder mit Milchprodukten. Fett und Eiweiß bewirken, dass der Fruchtzucker langsamer aufgenommen wird. Das erleichtert dem Darm die Arbeit.

Zuckeraustauschstoffe wie Sorbit, Xylit und Mannit behindern die Aufnahme von Fruchtzucker aus dem Darm. Essen Sie diese möglichst selten. Sie finden sich zum Beispiel in Kaugummis, zuckerfreien Bonbons und Diabetikerprodukten.

Welcher Zucker bei Fruktoseintoleranz? Verträglich sind **Traubenzucker** und oft **Milchzucker** (sofern keine Laktoseintoleranz vorliegt). Gesünder wären **Steviaprodukte** aller Art. Auch **Erythrit** wird meist vertragen. Von allen Siruparten kann Reissirup eingesetzt werden.

Ernährung, die heilt

Die Top-3-Lebensmittel

Rhabarber	Sprossen	Blattsalate
Die extrem fruktosearme Pflanze ist reich an Vitamin C und Kalium sowie dem Ballaststoff Pektin, der die Darmfunktion fördert. Auch das enthaltene Natrium regt die Verdauung an.	Sie sind superverträglich bei einer Fruktoseintoleranz und helfen auch dabei, Histamin abzubauen, da sie viel von dem Enzym Diaminooxidase (DAO) enthalten.	Lollo bionda, Endivie und Feldsalat sind reich an Bitter- und Ballaststoffen, die den Darm beruhigen und die Darmpassage fördern. Abends besser nicht essen: Rohkost ist jetzt schwer verdaulich.

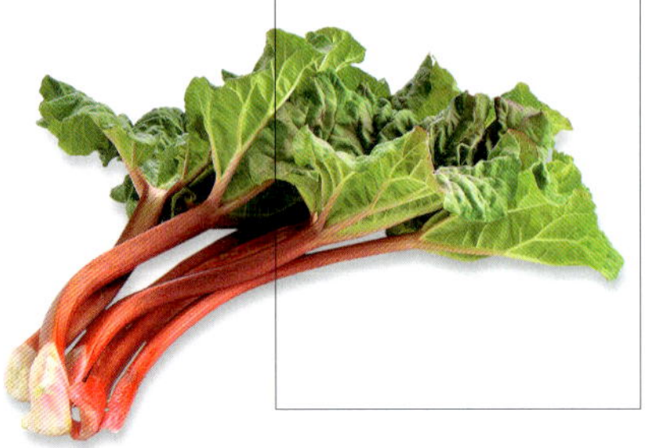

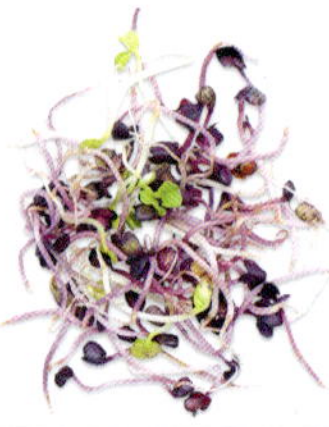

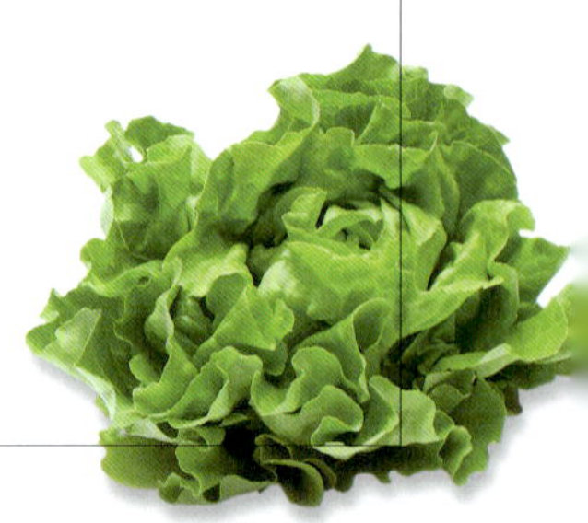

Lebensmittel	Oft verträglich	Oft unverträglich
Brot, Getreide & Beilagen	Brot und Backwaren bevorzugt aus Dinkel und ohne Sorbit, Dinkel, Getreideflocken, Grünkern, Hirse, Müsli ohne Trockenobst	Backwaren, Fertigmüsli, fast alle gesüßten Fertigprodukte
Zucker & Süßungsmittel	Acesulfam (E 950), Aspartam (E 951), Cyclamat (E 952), Glukose (Traubenzucker, Dextrose), Malzzucker/-sirup (Maltose), Milchzucker (aus Galactose und Glukose), Reissirup, Saccharin (E 954), Stevia; selbst gemachte Marmelade aus geeignetem Obst; in Maßen: Haushaltszucker	Dicksäfte, Fruktose(-sirup), Maissirup (HCFS); Produkte mit Zusätzen wie »für Diabetiker«, »Kalorienreduziert«; »light«, »zahnschonend«; Honig, Sorbit in vielen Bier- und Weinsorten, Kaugummis, Ketchup, Mayonnaisen, Senf und Zahncremes
Gemüse	Algen, Brokkoli, Gurken, Grünkohl, grüne Bohnen, Hülsenfrüchte, Knoblauch, Knollensellerie, Löwenzahn, Mangold, Radicchio, Rucola, Radieschen, Rettich, Rote Bete, Salate (Eisberg-, Endivien-, Feld-, Kopfsalat), Sellerie, Spinat, Tomaten, Zucchini, Zwiebeln	individuell sehr unterschiedlich: Artischocken, Auberginen, Kürbis, Lauchzwiebel, Möhren, Paprika, Pilze, Rotkohl, Sojabohnen und alle Sojaprodukte, Topinambur, Weißkohl
Obst	Acerola, Brombeeren, Clementinen, Erdbeeren, Gojibeeren, Grapefruit, Himbeeren, Honigmelone, Johannisbeeren, Limetten, Papaya, Zwetschgen	Apfel, Aprikosen, Birnen, Heidelbeeren, Mangos, Pflaumen, Pfirsich, Weintrauben; Trockenfrüchte
Fette & Öle	Butter, Butterschmalz, Margarine (ohne Zusatzstoffe), pflanzliche Öle (nicht emulgiert), Schweineschmalz	Fettemulsionen
Eier, Milch & Milchprodukte	Eier, Milch und Milchprodukte ohne Zusatz von Fruktose oder Sorbit wie Buttermilch, selbst gemachtes Eis, Kefir Milch, Naturjoghurt, Quark	gesüßte Joghurts
Fleisch & Fisch	Hähnchen, Heilbutt, Hering, Kalbfleisch, Lachs, Pute, Rindfleisch, Sardellen, Sardinen, Thunfisch, Wild	Bei verarbeiteten Produkten mit Fisch und Krustentieren sind Zusätze von Sorbit möglich – Kennzeichnung beachten
Getränke	Kaffee, Tee, Mineralwasser, Nussdrinks, Kokoswasser	Brause, Gemüsesäfte mit Inulin, Getreidekaffee, alkoholische Getränke aus Obst (Sekt, Weine), Limonade, Säfte aus Obst oder Gemüse (s. o.) oder mit Zusatz von Zuckeraustauschstoffen, Likör

Gallensteinleiden

Die überwältigende Mehrheit aller meist krampfartigen Oberbauchschmerzen sind die Folge von Gallensteinen (*Cholelitiasis*).

1 **2**

Unbemerkter Verlauf

Es können sowohl rundliche Einzelsteine (Solitärsteine) als auch ganze Grüppchen von Steinen zusammengelagert sein, die sich in der Gallenblase oder den Gallenwegen verstecken. Gallensteine können, besonders wenn es sich um einzelne Steine handelt, ein Leben lang oder zumindest über einige Zeit unbemerkt bleiben.

Überblick: Was sind Gallensteine?

Ungefähr jeder sechste Deutsche hat Steine in dem Organ an der Unterseite der Leber. Gallensteine bleiben zum Teil lange Zeit unbemerkt. Die Mediziner bezeichnen Gallensteine als Konkremente (Aneinanderlagerungen) von Kalziumsalzen, Cholesterol (Abkömmling des Cholesterins) und Pigmenten. Meist treten Gallensteinleiden um das fünfte Lebensjahrzehnt auf, es können aber auch schon jüngere Menschen davon betroffen sein. Frauen bekommen diese Erkrankung dreimal häufiger als Männer.

Erst wenn Krankheitszeichen vorhanden sind, was bei etwa einem Viertel der Betroffenen der Fall ist, muss gehandelt werden. In diesem Fall entwickeln die Gallensteine Komplikationen wie eine Gallenblasenentzündung oder eine Entzündung der Bauchspeicheldrüse, wenn ein Gallenstein den Ausführungsgang zum Darm versperrt. Auch zu einem Darmverschluss kann es kommen.

Symptome: Woran erkenne man ein Gallensteinleiden?

Eines der Hauptcharakteristika von Gallensteinleiden ist das Auftreten von zum Teil krampfartigen Schmerzen unter dem sechsten Rippenbogen nach dem Genuss von Fett, Gebäck aus Hefeteig, von Hülsenfrüchten oder Kaffee. Völlegefühl, Übelkeit oder Erbrechen sowie Aufstoßen und rechtsseitiger Rückenschmerz können hinzukommen. Oft ist die Region um die Gallenblase und die Leber sehr druckempfindlich.

Ursachen: Wie entstehen Gallensteine?

Der Gallensaft sorgt dafür, dass die Aufnahme von Fetten im Stoffwechsel erleichtert wird. Außerdem werden mit dem Sekret über den Darm Abbauprodukte und Toxine ausgeschieden. Das Gros der Gallenflüssigkeit besteht aus Wasser, die übrigen Substanzen sind Cholesterin, Gallensäuren und der Gallenfarbstoff Bilirubin. Solange das Gleichgewicht der Gallenflüssigkeit erhalten bleibt, ist alles in Ordnung. Gerät es aber aus den Fugen, steigt die Konzentration eines Stoffes gegenüber einem anderen und es entstehen Kristalle: Gallensteine. Übergewicht, ein Alter über 40 Jahren und eine zu cholesterinreiche, gleichzeitig ballaststoffarme Ernährung sind

Risikofaktoren. Außerdem kommen infrage: eine verminderte Umwandlung von Cholesterin in Gallensalze, erhöhte Cholesterinbildung, Schwangerschaft, Entzündung durch Bakterien oder auch bestimmte Antibiotika. Auch genetische Faktoren können eine Rolle spielen.

Diagnose: Wie stellt der Arzt Gallensteine fest?

Bei Beschwerden wird der Arzt die Begleitumstände und Art der Schmerzen erfragen und anschließend eine Tastuntersuchung des Bauchs vornehmen. Besteht eine Verdachtsdiagnose, kann diese durch eine Ultraschalluntersuchung gesichert werden. In 95 Prozent der Fälle lassen sich vorhandene Gallensteine mit einer Sonografie erkennen. Zusätzlich nimmt der Arzt eine Blutuntersuchung vor. Eine Erhöhung der Leberenzyme (GOT, GPT und Gamma-GPT) sowie von Gallensekreten und Bilirubin geben Aufschluss über einen eventuell vorhandenen Gallenstau ebenso wie über erhöhte Enzyme der Bauchspeicheldrüse.

Eine weitere Methode zur Diagnose ist die Cholangio-Pankreatopathie (ERCP). Hierbei werden die Gallenwege mittels eines Endoskops ausgeleuchtet, um versteckte Steine aufzuspüren oder sie sogar zu entfernen. Des Weiteren hat sich inzwischen eine besondere Variante des MRT bewährt, um Engstellen der Gallengänge zu diagnostizieren.

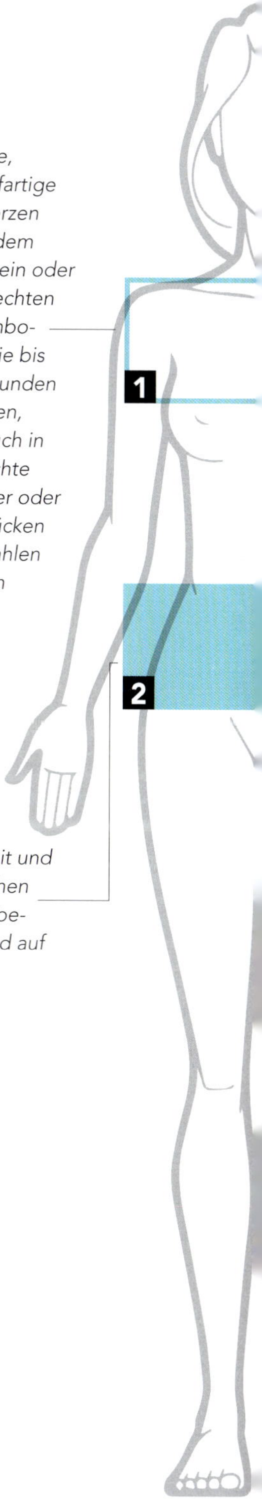

Das kann Ihr Arzt für Sie tun

Bei Schmerzen, wie etwas durch eine Gallenkolik, wird der Arzt Schmerzmittel und krampflösende Medikamente verschreiben. Bei Gallensteinen, die zu Symptomen geführt haben, wird in der Regel eine operative Entfernung der Gallenblase empfohlen. Meist wird dabei die minimalinvasive Schlüssellochmethode (Laparoskopie) angewandt. Zur weiteren Behandlung wird Ihr Arzt eine Ernährungsumstellung empfehlen:

- Achten Sie auf eine **ballaststoffreiche Ernährung** und eine ausreichende Zufuhr von **Omega-3-Fettsäuren**.
- Verzichten Sie auf Zucker, gesättigte Fettsäuren aus Butter, Wurst, Käse, Fleischwaren) sowie Transfette aus Backwaren, Brat- und Frittierfett sowie auf hart gekochte Eier.
- Verzichten Sie auf blähende Lebensmittel sowie Alkohol, Nikotin und Kaffee.

Das können Sie außerdem für sich tun

Bewegen Sie sich regelmäßig: Zu wenig Bewegung kann die Entstehung von Gallensteinen begünstigen.

Halten Sie ihr Normalgewicht, denn Übergewicht begünstigt Gallensteine ebenfalls.

Vermeiden Sie jedoch Nulldiäten und eine schnelle Gewichtsabnahme, denn dies lässt Gallensteine geradezu sprießen.

Ein Leberwickel wirkt entspannend und schmerzlindernd.

Sie brauchen ein Innentuch (glatte Baumwolle, doppelt gelegt, 28 cm breit), ein Zwischentuch (Frottee oder angeraute Baumwolle, doppelt gelegt, 32 cm breit), ein Außentuch (Wolltuch, 36 cm breit).

Notruf wählen!

Halten die Symptome über Stunden an oder sind sehr stark, bitte sofort den Notarzt unter 112 alarmieren!

- Machen Sie einen Tee mit Schafgarbenkraut (Apotheke): 10 Minuten ziehen lassen und durch ein Sieb in eine Thermoskanne abseihen.
- Bereiten Sie eine heiß gefüllte Wärmflasche (nicht prall) vor.
- Legen Sie eine Wolldecke oder das große Wolltuch sowie das Zwischentuch in Höhe des Oberbauchs auf das Sofa oder das Bett, sodass Sie es später im Liegen um sich wickeln können.
- Den Tee in eine Schüssel gießen, das doppelt gelegte Innentuch eintauchen und auswringen. Legen Sie sich hin und platzieren Sie das Innentuch auf die Leber unter den rechten Rippenbogen. Darüber wird das Zwischentuch gelegt: Es muss sich an den Körper anschmiegen, sodass keine Luft dazwischenkommen und der Wickel auskühlen kann.
- Wickeln Sie nun das Wolltuch um das Baumwolltuch. Zum Schluss legen Sie außen seitlich die Wärmflasche an.
- Nach 30 Minuten entfernen sie den Wickel, decken sich zu und ruhen noch weitere 30 Minuten. Die Nachtruhe ist genauso wichtig wie die gewissenhafte Ausführung des Wickels!

Ernährung, die heilt

Die Top-3-Lebensmittel

Wermut

wirkt hervorragend auf die Gallenproduktion. Die wirksamkeitsbestimmenden Inhaltsstoffe im Wermutkraut sind Sesquiterpenbitterstoffe und ätherischen Öle. Ideal ist eine Tasse Wermuttee vor den Mahlzeiten.

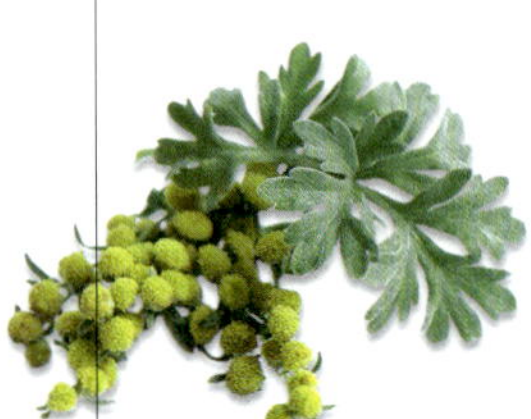

Mariendistel

Die Früchte der Heilpflanze enthalten das bittere Silymarin: Es unterstützt die Gallenproduktion, wodurch Gallensteine herausgespült werden können. Mariendistel gibt es in Kapsel- oder Tablettenform oder als Tee.

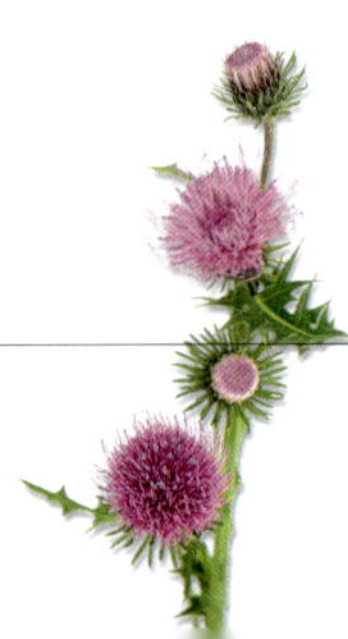

Schafgarbe

wirkt entzündungshemmend, krampflösend, verdauungsfördernd und regt die Produktion von Gallensaft an. Schafgarbenkraut ist Bestandteil vieler Teemischungen gegen Gallenleiden.

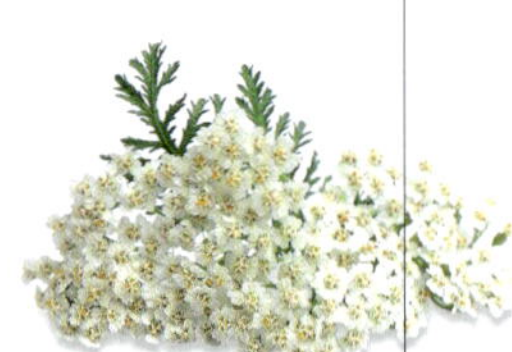

Lebensmittel	Empfehlenswert	Bitte darauf verzichten
Brot, Getreide & Beilagen wie Nudeln, Kartoffeln, Reis	Knäcke- und Toastbrot, altbackenes Weißbrot, Zwieback, trockene Kekse und fettarmer Kuchen; Graupen, Haferflocken, Nudeln, Salzkartoffeln, Kartoffelbrei, Pellkartoffeln	frisches Brot und Brötchen sowie Vollkornbrot; fettiges Gebäck, Pfannkuchen, Schmalzgebackenes und Waffeln; Bratkartoffeln und Kartoffelsalat mit Mayonnaise, Pommes frites
Gemüse	alle leicht verdaulichen Gemüsesorten mit Ausnahme der nebenstehenden	Kohl, Paprika, Pommes frites, Radieschen, Rettich, Sauerkraut, Wirsing, Zwiebeln
Obst & Nüsse	leicht verdauliches Obst wie Äpfel, Birnen, Erdbeeren, Heidelbeeren oder Himbeeren; eventuell kein rohes Obst, eher Mus oder Kompott	unreifes Obst sowie Johannisbeeren, Pflaumen, Trockenobst, Weintrauben und Nüsse
Fette & Öle	Butter (nicht mehr als 15 g am Tag), Kaltpressölmargarine, Leinöl, Olivenöl, Rapsöl, Walnussöl, Weizenkeimöl	Erdnussbutter, Kokosfett, Mayonnaise, Remoulade, Schmalz, Speck
Eier, Milch & Milchprodukte	Rührei, weich gekochtes Ei, Buttermilch, milder Käse (max. 30 % Fett i. Tr.), Kefir, Magerquark, fettarme Milch und Milchprodukte (1,5 % Fett)	Eier mit Speck, hart gekochte Eier, Gorgonzola; fetter Käse (> 30 % Fett i.Tr.), Kondensmilch, Schlagsahne
Fisch & Meeresfrüchte	fettarme Fische, alle gegrillt bzw. schonend zubereitet: Forelle, Kabeljau, Rotbarsch, Schellfisch, Scholle, Seezunge, Steinbutt, Zander	Aal, Hering, Lachs, Makrele, Ölsardinen
Fleisch & Wurst	fettarme Fleisch- und Wurstwaren, schonend zubereitet: Hähnchen, Hase, Kalbfleisch, Lamm Rindfleisch, Wild	Ente, Masthuhn, Schweinefleisch (außer Filet), Wildschwein
Kräuter & Gewürze	milde Gewürze: Basilikum, Borretsch, Currypulver, Kerbel, Kümmel, Kurkuma, Majoran, Paprikapulver, Petersilie, Thymian	Essig, Knoblauch, Meerrettich, Vanille, Zimt, Zwiebeln
Getränke	Kaffee in Maßen, Mineralwasser ohne Kohlensäure, schwarzer und grüner Tee, Wasser	Alkohol, eisgekühlte und stark kohlensäurehaltige Getränke

Gicht

Lange galt sie als die Krankheit der Reichen. Heute ist sie in allen Gesellschaftsschichten verbreitet und vor allem in Ländern mit einem höheren Lebensstandard.

1 2 3

Schmerzhafte Kristallbildung

Bei der Stoffwechselstörung erhöht sich die Harnsäurekonzentration im Blut. Infolgedessen kommt es zur Kristallbildung. Harnsäurekristalle lagern sich ab in Gelenken, Sehnen und Schleimbeuteln, aber auch in der Haut sowie in der Ohrmuschel. Eine Ernährungsumstellung ist eine der wichtigsten Therapiesäulen.

Überblick: Was ist Gicht?

Bei Gicht (*Arthritis urica*) liegt eine Störung des Harnsäurestoffwechsels mit einer daraus resultierenden Erhöhung des Blutharnsäurespiegels (*Hyperurikämie*) vor. So kommt es zu einem verstärkten Ausfall von Harnsäurekristallen und deren Ablagerung in Körpergeweben, Organen und Gelenken. Vor allem das Großzehengrundgelenk ist davon betroffen.

Symptome: Woran erkennt man Gicht?

Gicht entsteht, wenn der Körper zu wenig Harnsäure ausscheidet. Hat die Harnsäurekonzentration einen kritischen Wert überschritten, kommt es zu einem akuten Gichtanfall, also starken Schmerzen an einem Gelenk. Oft am Fuß. Das Gelenk ist dabei hochempfindlich und kleinste Berührungen können den Schmerz verstärken. In der Folge schwillt die Stelle an, wird heiß und verfärbt sich. Nach einigen Tagen klingt der Anfall ab. Bis zum nächsten Anfall kann dann längere Zeit vergehen. Selten wird eine Gicht chronisch. Dann leiden die Betroffenen an dauerhaften Schmerzen und Gelenkveränderungen. Der Anteil der von Gicht betroffenen Menschen ist in den letzten Jahren stark angestiegen: Ungefähr fünf Prozent der Deutschen sind von der Erkrankung betroffen. Männer sind, besonders ab dem 45. Lebensjahr, bis zu 20-mal häufiger von Gicht betroffen als Frauen.

Ursachen: Wie entsteht Gicht?

Grundsätzlich kann man die primäre (familiäre) von der sekundären Gicht unterscheiden. Die **primäre Gicht** ist genetisch bedingt, also eine angeborene Stoffwechselstörung, bei der die Harnsäureausscheidung in den Nieren gestört ist. In sehr seltenen Fällen liegt ein Enzymdefekt vor, der die Ausscheidung von Harnsäure durch die Nieren behindert. Als Ursache für die **sekundäre Gicht** liegt eine vermehrte Harnsäureansammlung zugrunde, die durch Leukämie, Tumoren, Zytostatika oder Strahlenbehandlungen, Chemotherapie und auch durch Anämien ausgelöst worden sein kann. Die verminderte Ausscheidung der Harnsäure kann die Folge von Nierenerkrankungen, Fasten, Typ-2-Diabetes und der Einnahme bestimmter Entwässerungsmittel sein. Gichtpatienten erkranken häufig an Typ-2-Diabetes und Fettstoffwechselstörungen.

Eine der Hauptursachen liegt in unserer **Wohlstandsüberernährung**: viel Fleisch, vor allem Schweinefleisch, reichlich ungesunde Fette, mit Fruktose versetzte Fertigprodukte und übermäßiger Alkoholgenuss. Ausgedehnte »Gelage« haben oft einen akuten Gichtanfall zur Folge. Übertriebene und falsch ausgeführte Fastenkuren können ebenfalls ein Auslöser sein.

Diagnose: Wie stellt der Arzt Gicht fest?

Maßgebend für die Diagnose einer Gicht ist der erhöhte Harnsäurespiegel im Blut – je nach seinem Wert kann dieser vier verschiedenen Krankheitsstadien zugeordnet werden.

- Erhöhung des Harnsäurespiegels, ohne dass Beschwerden auftreten (*asymptomatische Hyperurikämie*); die ist die häufigste Form,
- akuter Gichtanfall,
- Zwischenstadium,
- chronische Gicht mit irreversiblen Gelenkschäden. In diesem Stadium kann es zu Nierensteinen oder Nierenbeckenentzündung kommen.

Betroffene Gelenke

In zwei Drittel aller Fälle ist das **Großzehengrundgelenk** entzündet (Gichtzehe), stark gerötet, geschwollen und bereitet große Schmerzen.

Gelegentlich sind auch **andere Gelenke** wie Knie, Ellenboden oder Handgelenk von einer Entzündung betroffen.

Im weiteren Verlauf der Erkrankung kann es zu Ablagerungen von Harnsalzen in den Weichteilen von Ohr, Großzehe oder der Ferse kommen, wodurch die typischen **Gichtknoten** (*Tophi*) entstehen.

Außerdem ist die Gicht ein Risikofaktor für **Arterienverkalkung** und damit für Infarkte.

Das kann Ihr Arzt für Sie tun

Der Arzt kann schmerz- und entzündungshemmende Medikamente verordnen und wird eine Ernährungsumstellung sowie gegebenenfalls eine Gewichtsreduktion empfehlen. Ziel der Dauertherapie ist es, Ihren Harnsäurespiegel im Blutplasma auf Wert zwischen 5,5 und 6 Milligramm pro Deziliter zu bringen.

Das können Sie selbst für sich tun

Beim akuten Anfall das entzündete Gelenk hochlagern und ruhigstellen. Zur Bekämpfung des Hitzegefühls sind kühlende Umschläge mit Alkohol empfehlenswert (60-prozentiger Isopropylalkohol im Verhältnis 1:3 mit Wasser verdünnt).

Purinhaltige Lebensmittel vermeiden: Anchovis, Brathähnchen, Forelle, Hering, Kalbsleber, Kalbslende, Rinderfilet, Salami, Sardellen, Schellfisch, Schweinenieren und Schweineschnitzel.

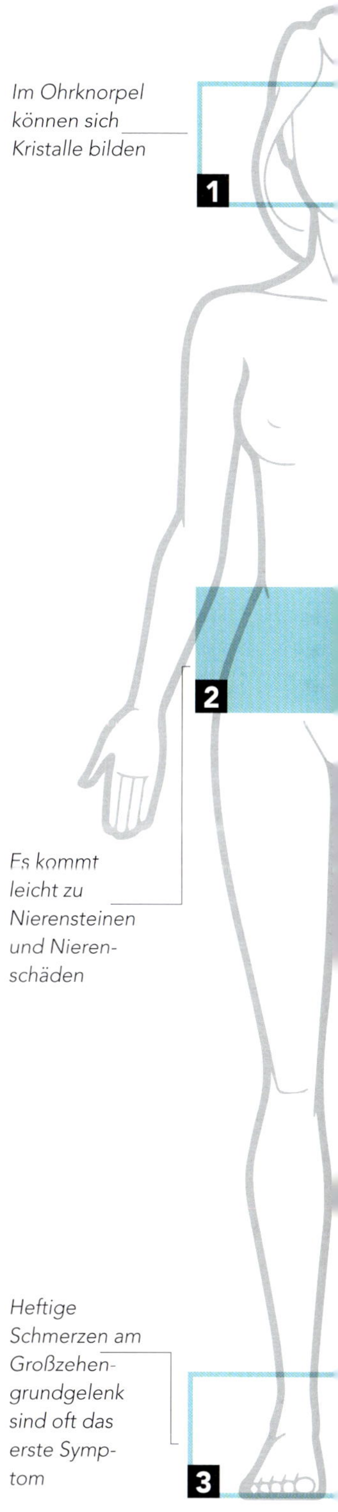

Purinfreie oder purinarme Lebensmittel bevorzugen: Etwa Nudeln (aus Hartweizengrieß), Reis, Mischbrot, Kartoffeln, Blumenkohl, Karotten, Tomaten, Äpfel, Bananen, Orangensaft, Milchprodukte (Trinkmilch, Buttermilch, Joghurt, Käse), Eier und Zartbitterschokolade. Grundsätzlich ist eine vegetarische Kost empfehlenswert.

Fruktose in Getränken und Süßem meiden: Ein weiterer »Gichtförderer« ist Fruchtzucker. Studien zeigen, dass Fruktose bei Menschen mit erhöhtem Harnsäurespiegel genauso ungünstig wirke wie Alkohol. Kritisch sind alle Softdrinks und Multivitaminsäfte, die mit Fruktosesirup gesüßt sind. Auch Müsliriegel, Fruchtjoghurt, Eis und andere Süßigkeiten sind reich an Fruchtzucker, deshalb besser Finger weg!

Viel trinken: Mindestens zwei bis drei Liter Wasser am Tag und kein Alkohol! Durch Bier und Hochprozentiges steigt die Harnsäurekonzentration im Blut an. Alkoholexzesse und auch dauerhafter Alkoholkonsum sind ungünstig, da sie bei Gicht einen erneuten Anfall auslösen können. Empfehlenswert sind Mineralwässer, ungesüßte Kräuter- und Früchtetees sowie schwarzer Tee, Kaffee oder Kakao.

Bauchfett reduzieren: Auf diese Weise wird die Harnsäure am effektivsten gesenkt. Achtung: Es kann anfangs zum Anstieg der Werte kommen.

Ausreichend trinken!

Trinken Sie zwei bis drei Liter am Tag, sofern aus ärztlicher Sicht nichts dagegenspricht. Geeignet sind Leitungs- und Mineralwasser, ungesüßte Tees und Kaffee – auf keinen Fall jedoch alkoholische Getränke!

Ernährung, die heilt

Die Top-3-Lebensmittel

Kohl

Für Gichtpatienten ist eine Versorgung mit Vitamin C besonders wichtig. Vorbeugend wirkt laut Studien eine Dosis von mindestens 1500 mg. Gute Pflanzliche Quellen sind Orangen, Grapefruits, Zitronen und Kohlgemüse, das Zitrusfrüchte um Längen schlägt.

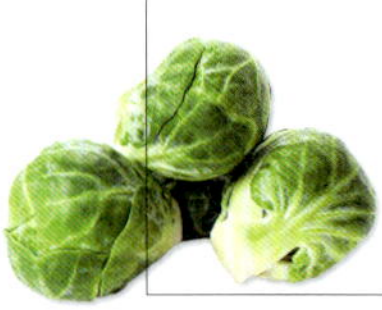

Birkenblätter

3 EL Birkenblätter in 1 l kochendes Wasser geben, 10 Minuten ziehen lassen und über den Tag verteilt trinken. Ideal ist auch eine Teemischung aus jeweils 50 g Brennnessel, Birkenblättern, Berberitze und Wacholder.

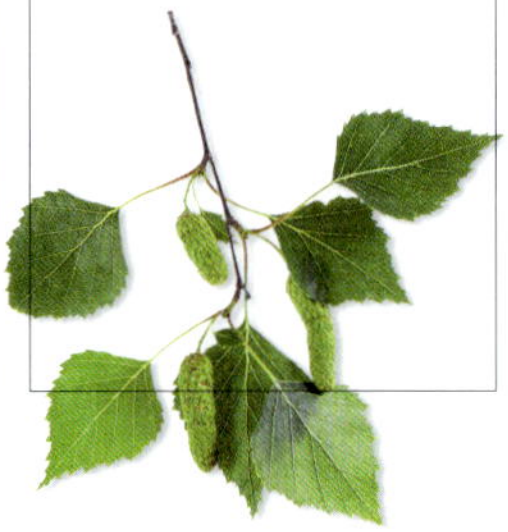

Kaffee

Langzeitstudien belegen, dass Kaffee in Bezug auf Gicht einen günstigen Einfluss haben könnte: So ergab eine Auswertung von Daten der *Nurses Health Study* mit fast 90 000 Frauen, dass der regelmäßige Genuss von Kaffee das Risiko für Gicht verringern könnte.

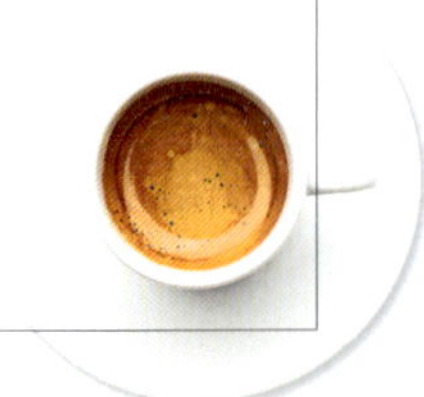

Lebensmittel	Empfehlenswert	Bitte darauf verzichten
Brot, Getreide & Beilagen	Vollkornbrot; Vollkornnudeln, Vollkornreis; frisch gestampfter Kartoffelbrei, Pellkartoffeln; in Maßen, da purinreich: Buchweizen, Grünkern, Haferflocken, Knäckebrot	süße Backwaren, Bratkartoffeln, Chips, Fast Food, Fertiggerichte, Kartoffelpuffer, Pommes frites, Salzgebäck, Sojamehlprodukte, Weizenkeime; für Normalgewichtige in Maßen: Croissants, Hartweizennudeln, geschälter Reis, Süßkartoffeln, Toast, Weißbrot, Weizenbrötchen; Zwieback
Obst	zuckerarme Obstsorten; Ananas, Banane, Birne, Honigmelone, Kaki, Kirsche, Mango und Weintrauben	gezuckerte Obstkonserven und Obstmus, (kandiertes) Trockenobst
Gemüse	frisches Gemüse: Gurke, Kohlrabi, Löwenzahn, Möhren, Salate mit Bitterstoffen; in Maßen, da purinreich (2 Portionen pro Woche): Champignons, Hülsenfrüchte (Bohnen, Linsen, Sojabohnen), Kohl, getrocknete Pilze, Schwarzwurzeln, Spargel, Spinat	Tiefkühlgemüse mit Butter oder Sahne; bei Übergewicht: Mais
Nusskerne & Samen	Haselnüsse, Mandeln, Paranüsse, Walnusskerne; in Maßen, da purinreich: Kürbiskerne, Sonnenblumenkerne	Erdnüsse, gesalzene Nusskerne
Fette & Öle	wenig Butter, Lein-*, Oliven-, Raps-, Walnuss-, Weizenkeimöl*	Distel- und Sonnenblumenöl, Mayonnaise, Schmalz aller Art
Fisch & Meeresfrüchte	Aal, Heilbutt, Hering, Kabeljau, Karpfen, Lachs, (Räucher-)Makrele, Scholle, Seezunge – immer ohne Haut!, Flusskrebse, Garnelen, Krabben, Muscheln	Haut von Fisch; Anchovis, Matjesfilet, Sardellen, Sardinen, Sprotten
Fleisch & Wurstwaren	Hühnerfleisch ohne Haut, Putenfleisch/-aufschnitt; in Maßen: Corned Beef, mageres Kalb-, Rind- oder Wildfleisch	fettes Fleisch (Ente, Gans, Haxe, Schweinebraten,); Innereien; Schinken, Speck, fettreiche Wurst (z. B. Brat- Leber-, Mettwurst, Salami)
Eier, Käse & Milchprodukte	Buttermilch, Eier, Milch bis zu 3,5 % Fett, Speisequark bis 20 % Fett, Naturjoghurt bis zu 3,5 % Fett); Käse (bis 45 % Fett i. Tr.) wie Feta-, körniger Frisch-, Schnitt- und Weichkäse, Mozzarella	Fruchtbuttermilch, -joghurt, -quark, Kakao, Milchreis, Pudding, Sahnequark; in Maßen geeignet: Crème fraîche, Sahne, Schmand

Histaminintoleranz

Etwa jeder dritte Westeuropäer verträgt keinen Käse, keine Marmelade oder Spinat zum Rotwein. Diese histaminreichen Lebensmittel verursachen vielfältige Beschwerden.

1 2 3

Frische Lebensmittel bevorzugen

Der Gehalt an biogenen Aminen kann durch mikrobiologische Prozesse wie Gärung, Reifung oder Fermentation sowie durch lange Lagerung stark ansteigen. Daher ist bei lang gereiften Produkten Vorsicht geboten. Fermentierte Lebensmittel, wie etwa Käse, Sauerkraut und Wurst oder Bier und Wein, können hohe Konzentrationen an biogenen Aminen enthalten, frische, unverarbeitete Lebensmittel dagegen enthalten diese kaum.

Überblick: Was ist Histaminintoleranz?

Der Botenstoff Histamin kommt in vielen Lebensmitteln vor und ist auch eine Substanz des menschlichen Organismus mit vielfältigen Funktionen. Als körpereigenes Gewebshormon regt es beispielsweise die Magensaftproduktion an und steigert die Darmtätigkeit, es senkt den Blutdruck und hat Einfluss auf den Schlaf-wach-Rhythmus.

Histamin zählt neben Tyramin, Serotonin und Phenylethylalamin zu den biogenen Aminen. Diese können im Stoffwechsel von Pflanzen und Mikroorganismen gebildet werden. Sie kommen in vielen Lebensmitteln vor, beispielsweise im Fisch, und entstehen aus den kleinsten Eiweißbausteinen, den Aminosäuren. Die biogenen Amine werden vor allem von dem Enzym Diaminoxidase im Darm abgebaut. Problematisch für den Betroffenen ist, dass beim Abbau die anderen biogenen Amine gegenüber Histamin vorgezogen werden.

Eine Histaminintoleranz ist eine Unverträglichkeit gegenüber dem mit der Nahrung aufgenommenen Histamin. Steigt der Histamingehalt durch den Verzehr von histaminreichen Lebensmitteln im Körper an, regulieren normalerweise zwei Enzymsysteme im Dünndarm den Abbau des überschüssigen Histamins, wobei das eine, die Diaminoxidase, den größeren Anteil der Arbeit leistet. Zudem wird auch das von den Darmbakterien selbst produzierte Histamin von diesen Enzymen ausgeschaltet.

Bei der Histaminintoleranz handelt es sich um einen Mangel oder eine Inaktivität dieser Enzyme im Dünndarm, sodass ein Überschuss an Histamin im Körper entsteht, der verschiedene Beschwerden auslösen kann. Man schätzt, dass bei ein bis fünf Prozent der Erwachsenen eine Histaminintoleranz vorliegt. Frauen sind viermal häufiger betroffen als Männer.

Symptome: Woran erkennt man eine Histaminintoleranz?

Bei Menschen, die eine Überempfindlichkeit gegenüber Histamin aufweisen, können bereits geringe Mengen davon pseudoallergische Reaktionen auslösen. Folgende Beschwerden sind beobachtet worden:

- Juckreiz, Hautrötungen, Quaddelbildung,
- Übelkeit bis hin zum Erbrechen, Magenkrämpfe, Durchfall,
- Atemnot,
- Herzrasen, Schwindel,
- Fließschnupfen oder verstopfte Nase,
- Kopfschmerzen und Migräne,
- chronisch niedriger Blutdruck.

Ursachen: Wie entsteht Histaminintoleranz?

Es gibt zwei Formen, von denen die erbliche extrem selten ist und ein Leben lang bestehen bleibt. Die erworbene Histaminintoleranz kann durch verschiedene Faktoren hervorgerufen werden:

Ein Infekt der Darmschleimhaut kann vorübergehend zu einer verringerten Aktivität der Diaminoxidase führen.

Medikamente können die Diaminoxidasesktivität hemmen.

Der Verzehr von großen Mengen histaminhaltiger Lebensmittel und **alkoholischer Getränke** kann Beschwerden hervorrufen.

Die übermäßige Aufnahme von Lebensmitteln, in denen viele andere biogene Amine (Tyramin, Serotonin, Phenylethylalamin) stecken, wirkt sich ebenfalls ungünstig auf den Histaminabbau durch Diaminoxidase aus.

Diagnose: Wie stellt der Arzt Histaminintoleranz fest?

Bei einem Verdacht gibt es keine einheitliche Vorgehensweise. An erster Stelle steht ein ausführliches Arzt-Patienten-Gespräch. Hier werden Fragen nach Beschwerden und der Reaktion auf starke Auslöser wie beispielsweise Hartkäse, Rotwein oder Thunfisch besprochen. Besteht der begründete Verdacht auf eine Histaminintoleranz, sollte eine Blutuntersuchung erfolgen. Folgende Parameter sind zu überprüfen:

- verringerte Diaminoxidaseaktivität,
- erhöhte Histaminspiegel,
- eventuell verminderte Vitamin-B_6-Spiegel.

Die Patienten sollten zusätzlich ein **Ernährungs-Symptom-Tagebuch** führen, in dem sie die verzehrten Lebensmittel, die eingenommenen Medikamente und ihre Beschwerden chronologisch auflisten.

Die Methode der Wahl ist die sogenannte **Eliminationsdiät**. Hierbei meiden die Patienten sämtliche Lebensmittel, die größere Mengen an Histamin – aber auch an anderen biogenen Aminen – enthalten. Diese Diät sollte über einen Zeitraum von wenigstens vier Wochen eingehalten werden. Liegt tatsächich eine Histaminintoleranz vor, kommt es zu einer raschen Besserung der Symptome. Die Diagnose kann letztlich nur durch eine orale Provokation mit histaminreichen Lebensmitteln bestätigt werden. Diese

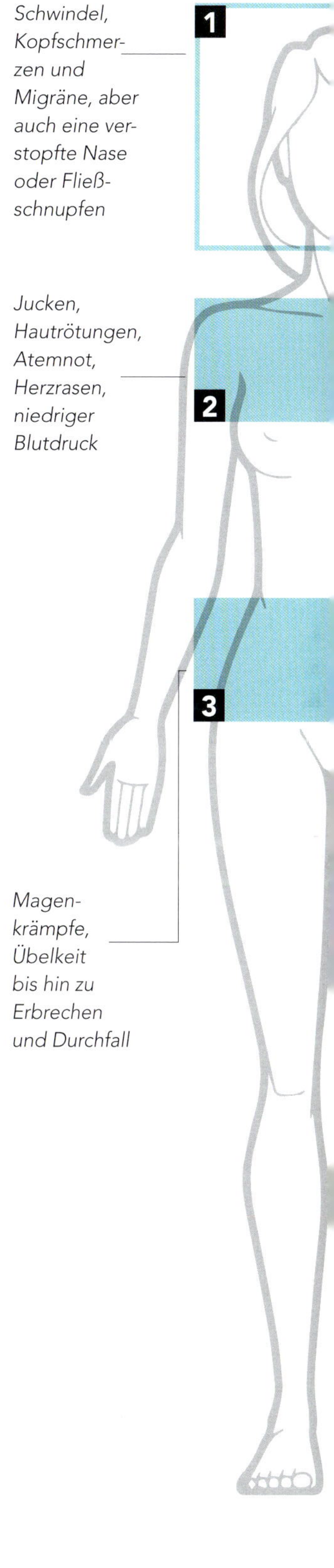

kann aber durch die längere Eliminationsphase von Histamin und anderen biogenen Aminen erschwert sein.

Das kann Ihr Arzt für Sie tun

Hat sich der Verdacht (durch die Eliminationsdiät und anschließende Provokation) bestätigt, dass Sie an einer Histaminintoleranz leiden, sollten Sie Ihre **Ernährung langfristig umstellen**. Ziel der Ernährungstherapie ist letztlich die Beschwerdefreiheit.

Antihistaminika können zur Unterstützung oder im akuten Fall eingenommen werden. Sie verhindern, dass das freie Histamin im Körper im Gewebe »andockt« und Beschwerden hervorruft. Besonders geeignet sind Antihistaminika vom Typ-H1-Rezeptorblocker. Diese sind aber nicht in jedem Fall wirksam.

Auch ein **Enzympräparat** kann dem Körper zusätzlich die Diaminoxidase liefern. Dieses kann den Verlauf der Histaminintoleranz günstig beeinflussen.

Eine bessere Verträglichkeit von Histamin ist in Einzelfällen nach **mehrwöchiger Gabe von Vitaminpräparaten** festgestellt worden. Die Diaminoxidase benötigt wahrscheinlich für Ihre Funktion Vitamin B_6, da bei histaminintoleranten Patienten häufig ein Vitamin-B_6-Mangel nachgewiesen wurde. Diskutiert wird derzeit, ob durch eine erhöhte Zufuhr von Vitamin C der Histaminabbau beschleunigt werden kann.

Rotwein meiden

Rotweine gelten als häufige Auslöser der Unverträglichkeit. Auch wirkt sich Alkohol grundsätzlich negativ auf den Histaminspiegel aus. Vor allem zum Essen sollten Sie daher auf Alkohol verzichten. Wenn Wein, dann ist Weißwein vorzuziehen.

Ernährung, die heilt

Die Top-3-Lebensmittel

Hüttenkäse

Der Frischkäse aus Magermilch wird mit Milchsäurebakterien und Lab versetzt, weshalb der Kalzium- und Eiweißspender säuerlich schmeckt. Auf den Hinweis »ohne Zusatzstoffe« achten!

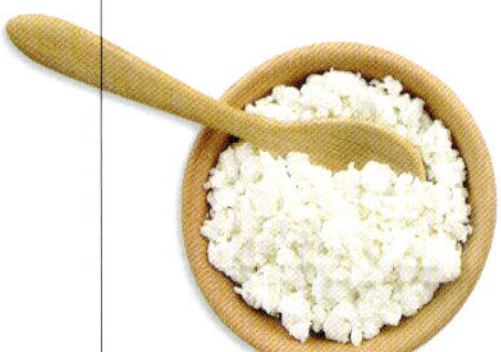

Kürbis

Die Riesenbeeren haben kaum Kalorien und enthalten zahlreiche Mineralstoffe wie Kalium und Eisen. Betacarotin kann der Körper in Vitamin A umwandeln.

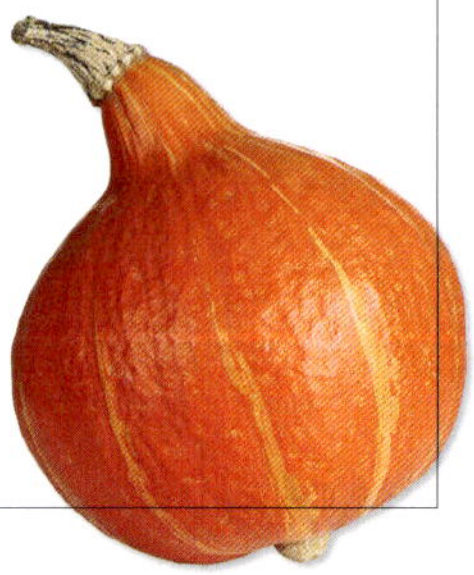

Fenchel

Ätherisches Öl ist verantwortlich für den intensiven Anisgeschmack. Die Knolle hat eine positive Wirkung für Magen und Darm und ist reich an Vitamin C und Eisen, die zur Blutbildung benötigt werden.

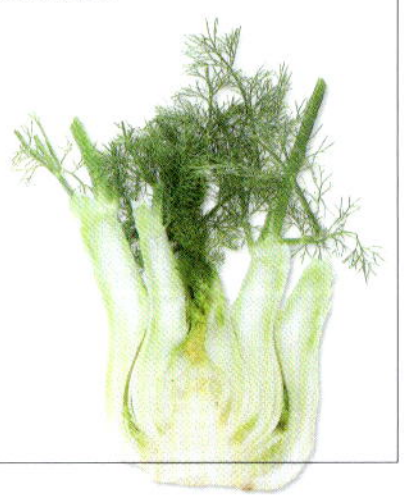

Lebensmittel	Empfehlenswert	Bitte darauf verzichten
Brot & Getreide, Kartoffeln, Nudeln, Reis	(Selbst gemachte) Brote, Brötchen, Kuchen/Kekse/Müslis aus Buchweizen/ Dinkel/Roggen und Getreideflocken ohne Hefe und Zusatzstoffe; weizenfreie Nudeln; Buchweizen, Hirse, Kartoffeln, Reis	Brot/Brötchen mit Zusatzstoffen; Fertigmüsli mit getrockneten Früchten oder Nüssen; Paniermehl; Weizenkeime
Fertigprodukte, Nüsse, Samen und Süßes	Fruchtquark; Honig; Kaltschale, Kokosnuss; Kompott; aus verträglichem Obst selbst gemachte Konfitüre; Macadamianüsse, Maroni; Popcorn	Fertigprodukte und alles fermentierte wie Dressings, Ketchup, Sojasoßen, Soßen, Suppen; fertige Marmelade, alle anderen Nüsse; Schokolade, alles Süße mit Nüssen
Obst	alle Obstsorten (außer denen in der rechten Spalte) – wie etwa Äpfel, Kirschen, Melonen, Nektarinen und Stachelbeeren	Ananas, Avocado, Bananen, Birnen, Erdbeeren, Himbeeren, Kiwis, Papayas, Obstkonserven, Pflaumen, Trauben und Zitrusfrüchte
Gemüse	viele Gemüsesorten (außer denen in der rechten Spalte) – wie Blattsalate, Bohnen, Chinakohl, Erbsen, Kürbis, Möhren, Steckrüben, Zucchini und Zwiebeln	Auberginen, Keimling, Kohlrabi, Pilze, Soja, Spinat, Sprossen, Tomaten; fermentiertes Gemüse wie Gewürzgurken, Sauerkraut und Konserven
Fette & Öle	Butter und pflanzliche Öle	Walnussöl
Getränke	Kaffee, Kräutertee, Mineralwasser und Rooibostee	Alkoholika (Rotwein), Grüntee, Kakao und Schwarztee
Eier, Milch & Milchprodukte	gekochte und gebratene Eier; Butter- und Dickmilch, Butterkäse und junger Gouda, Frisch- und Hüttenkäse; Joghurt, pasteurisierte Milch, H-Milch und Quark; süße oder saure Sahne (ohne Carrageen)	Lang gereifte Käsesorten wie Bergkäse, Emmentaler, Gorgonzola, Parmesan; Sauermilchkäse wie Harzer Roller; Schnittkäse wie mittelalter Gouda; Weichkäse wie Camembert
Fleisch & Fisch	frisches und TK-Fleisch; selbstgemachte Frikadellen; Bratenaufschnitt, Koch- und Brühwurst; Forelle, Gold- und Rotbarsch, Kabeljau, Scholle und Seelachs	Fleischwaren wie Innereien, Salami, Schinken; rohe, geräucherte und gepökelte Wurst; Fischkonserven, geräucherter Fisch wie Makrelen; Hering, Sardinen, Sprotten, Thunfisch, Schalentiere und Muscheln

Hypercholesterinanämie

Fettstoffwechselstörungen machen oft über Jahre keine Beschwerden und bleiben deshalb lange unbemerkt. Das Gefährliche daran ist die Entwicklung einer Atherosklerose.

1 2 3

Gefährliches LDL-Cholesterin

Cholesterin ist eine natürliche Substanz im Körper, die für bestimmte Organe, wie etwa das Gehirn, überaus wichtig ist. Die Substanz zählt, ebenso wie die Triglyzeride (Blutfette), zu den Lipiden. Insofern gehört die Hypercholesterinämie auch zu den Hyperlipidämien. Den Großteil des Cholesterins stellt der Körper selbst her, nur ein geringer Teil stammt aus der Nahrung. Aussagekräftig für ein Gesundheitsrisiko ist nie der Gesamtcholesterinwert, sondern der des LDL-Cholesterins, das an der Entstehung von Atherosklerose beteiligt ist.

Überblick: Was ist Hypercholesterinämie?

Eine Fettstoffwechselstörung liegt vor, wenn im nüchternen Zustand die Anteile der Blutfette wie Cholesterin und/oder Triglyzeride im Blut über den normalen Wert erhöht sind. Fettstoffwechselstörungen gehören in Westeuropa und den USA zu den häufigsten Krankheiten überhaupt.

Die häufigste Form der Hypercholesterinämie ist die sogenannte polygene Form: Sie betrifft zwei von drei Menschen mit zu hohem Cholesterin. Ein zu hoher Cholesterinwert selbst ist nicht zu spüren – erst ein Blutbild zeigt, ob jemand erhöhte Cholesterinwerte hat. Dabei kommt es jedoch weniger auf den Gesamtcholesterinwert an. Man unterscheidet vielmehr:

LDL-Cholesterin (Low-Density-Lipoprotein; Lipoproteine mit geringer Dichte und einem Fettanteil von 75 Prozent. Sie bringen Cholesterin aus der Leber zu den anderen Körperzellen, wo es weiterverarbeitet wird = »schlechtes« Cholesterin)

HDL-Cholesterin (High-Density-Lipoprotein; Lipoproteine mit hoher Dichte und einem Fettanteil von etwa 50 Prozent. Sie transportieren überschüssiges Cholesterin zurück in die Leber, wo es abgebaut werden kann = »gutes« Cholesterin).

Auch wenn der Gesamtcholesterinwert unter 200 Milligramm pro Deziliter (mg/dl) liegt und somit nichts für eine Hypercholesterinämie spricht, kann das Risiko für Herz-Kreislauf-Erkrankungen erhöht sein bei:

- einem LDL-Cholesterinwert über 160 mg/dl und
- einem HDL-Cholesterinwert unter 40 mg/dl.

Symptome: Woran erkennt man Hypercholesterinämie?

Bis eine Hypercholesterinämie Symptome verursacht, kann einige Zeit vergehen. Wie stark erhöht der Cholesterinspiegel ist, hängt dabei in erster Linie von der Form der Lipidstoffwechselstörung ab: So verursacht zum Beispiel die polygene Hypercholesterinämie weniger hohe Cholesterinwerte als rein erblich bedingte Formen.

Mit der Zeit können sich bei einer Hypercholesterinämie in der Haut im Bereich der Augenlider, aber auch an Armen, Beinen, Hände und am Gesäß gelbliche, leicht erhabene Lipid- oder Cholesterineinlagerungen (Xanthelasmen) bilden. Diese können bereits bei leicht erhöhtem Cholesterinspiegel auftreten und bilden sich mit sinkenden Werten meist wieder zurück. Allerdings treten solche Veränderungen auch ohne Lipidstoffwechselstörungen auf. Ein jahrelang zu hoher Cholesterinspiegel kann zu Brustenge (Angina pectoris), koronarer Herzkrankheit (KHK), Schwindel, Seh- und Bewusstseinsstörungen bei verengten Gefäßen kommen.

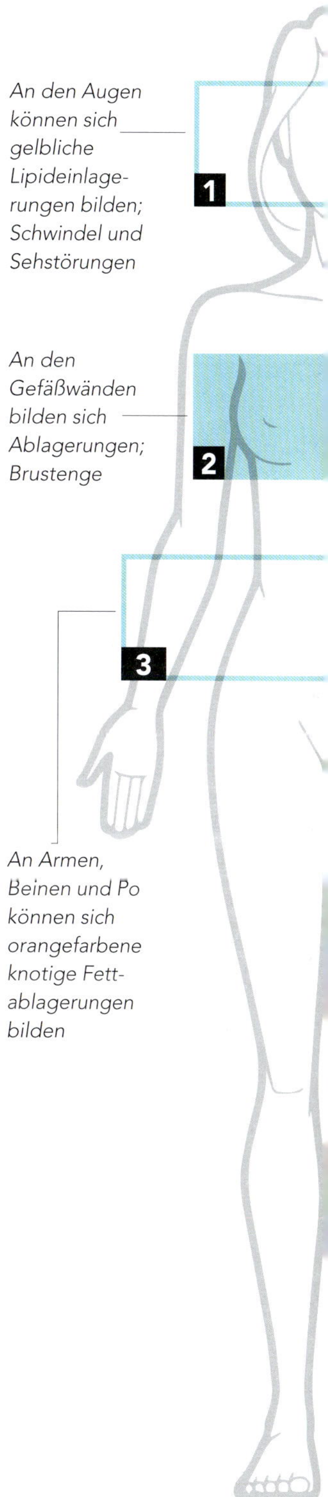

Ursachen: Wie entsteht Hypercholesterinämie?

Wenn das Cholesterin erhöht ist, können eine Erkrankung, Medikamente, ein ungesunder Lebensstil oder eine erbliche Komponente dahinterstecken. Ungünstige Ernährungs- und Bewegungsgewohnheiten führen zu einer **reaktiv-physiologischen Hypercholesterinämie**: Eine hohe Zufuhr von gesättigten Fett- oder Transfettsäuren überlasten den Stoffwechsel, allgemeiner Bewegungsmangel wirkt sich zusätzlich negativ aus.

Von einer **primären Hypercholesterinämie** spricht man, wenn ihr erbliche Ursachen zugrunde liegen, egal, ob die Betroffenen ansonsten gesund sind, sich gesund ernähren und sich ausreichend bewegen. Typisch ist ein erhöhtes LDL-Cholesterin. Die für die Krankheit verantwortliche Mutation macht Leberzellen für das LDL-Cholesterin nur noch eingeschränkt funktionsfähig. Nicht selten tritt die primäre Hypercholesterinämie auch im Rahmen einer kombinierten Fettstoffwechselstörung auf. Dann sind erblich bedingt neben dem Cholesterin auch Blutfettwerte erhöht. Zusätzlich zur Hypercholesterinämie liegt eine mäßige Erhöhung der Triglyzeride vor.

Einer **sekundären Hypercholesterinämie** liegen erworbene Ursachen zugrunde wie eine Erkrankung (etwa Magersucht, Leberkrebs, Gallengangverschluss oder Schilddrüsenunterfunktion). Auch eine Schwangerschaft und Wechseljahre können den Cholesterinspiegel ansteigen lassen. Die sekundäre Hypercholesterinämie kann auch durch Medikamente (Kortison, Androgene oder Betablocker) verursacht werden. Bei etwa zwei Dritteln aller Patienten ist für erhöhte Cholesterinwerte die sogenannte polygene Hypercholesterinämie verantwortlich. Ursachen für diese Mischform sind: mehrere geringfügige genetische Veränderungen (polygen) in Kombination mit zusätzlichen Risikofaktoren wie Übergewicht, Typ-2-Diabetes, eine zu zuckerreiche Ernährung, die zugleich zu viele gesättigte Fettsäuren enthält, Funktionsstörungen der Schilddrüse sowie bestimmte Medikamente.

Diagnose: Wie stellt der Arzt Hypercholesterinämie fest?

Die Bestimmung einer Hypercholesterinämie erfolgt durch das Messen der Cholesterinwerte im Blut (nüchtern). Wichtig ist auch die Ermittlung von HDL- und LDL-Cholesterin.

Riskante Statine

Typische Nebenwirkungen der Standardmedikamente sind Muskelschmerzen und erhöhte Zuckerwerte im Blut. Außerdem stehen sie im Verdacht, Demenz zu befördern.

Das kann Ihr Arzt für Sie tun

Ernährungsumstellung: Ihr Arzt wird eine Lebensstilverbesserung empfehlen, die auch regelmäßige körperliche Aktivität beinhaltet.

Bei einer **sekundären Hypercholesterinämie** (etwa ausgelöst durch Krankheiten oder Medikamente) sollte möglichst deren Ursache beseitigt oder wenigstens behandelt werden.

Gegen zusätzlichen Risikofaktoren (wie Diabetes mellitus, Bluthochdruck, Rauchen, Übergewicht) sollte vorgegangen werden.

Cholesterinsenker kommen zum Einsatz, wenn nach etwa drei Monaten trotz dieser Maßnahmen das Cholesterin immer noch zu hoch ist.

All diese machen die restlichen Behandlungsmaßnahmen gegen die Hypercholesterinämie jedoch nicht überflüssig.

Das können Sie selbst für sich tun

- Bevorzugen Sie **gesunde Pflanzenfette** (Oliven-, Raps- oder Leinöl).
- **Essen Sie ballaststoffreich** (Gemüse und Vollkornprodukte).
- Schränken Sie den Verzehr von **Weißmehl und Zucker** ein.
- **Meiden Sie Nikotin**, da diese zusätzlich Ihren Gefäßen schadet.
- **Viel Bewegung**, am besten Sport, und die Verminderung des Bauchfettes im Bauchraum helfen zusätzlich, die Blutfette zu senken.

Ernährung, die heilt

Die Top-3-Lebensmittel

Haferkleie

Die Kleie kann durch ihren hohen Beta-Glucan-Gehalt Gallensäuren an sich binden. Dadurch werden die Säuren neutralisiert, können kein Fett mehr aufnehmen und die Fettausscheidung wird gefördert. 3-mal täglich 1 EL Haferkleie essen.

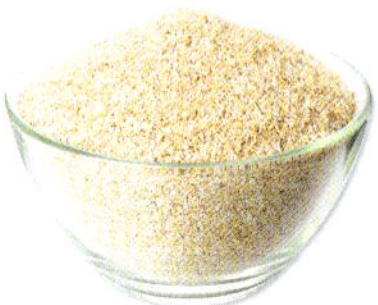

Knoblauch

Knoblauch wirkt beeindruckend gegen hohen Cholesterin. Er enthält Allicin, das die Produktion vom Cholesterin hemmt und gleichzeitig den Triglyzerid-und Gesamtcholesterinspiegel senkt.

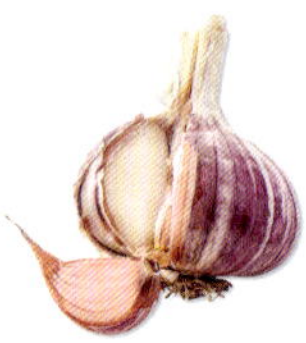

Bohnen

Bohnen enthalten viele lösliche Ballaststoffe und sind außergewöhnlich gut gegen hohe Cholesterinwerte. In nur 6 Wochen hilft der tägliche Verzehr von Bohnen, den Cholesterinspiegel um 10 Prozent zu senken.

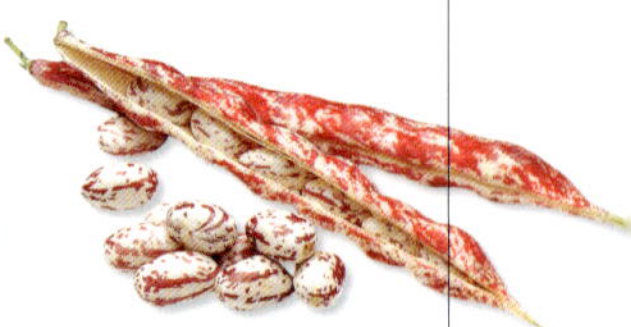

Lebensmittel	Empfehlenswert	Bitte darauf verzichten
Brot, Getreide & Beilagen wie Nudeln, Kartoffeln, Reis	Vollkornbrot, Vollkorngetreideprodukte (insbesondere aus Dinkel, Gerste, Hafer, Haferkleie, Roggen), Vollkornnudeln, Naturreis, Pellkartoffeln	Croissants, Toast-, Weißbrot, Weizen- und Milchbrötchen, Zwieback; Hartweizennudeln, Kartoffel- und Süßkartoffelprodukte wie Kartoffelpuffer, Kroketten, Pommes frites; geschälter Reis
Nüsse & Samen	Cashewkerne, Haselnüsse, Kürbiskerne, Macadamia, Mandeln, Pinienkerne, Pistazien, Walnusskerne; in Maßen: Sonnenblumenkerne	Erdnüsse und gesalzene Nüsse
Gemüse	Artischocken, Aubergine, Bohnen, Erbsen, Fenchel, Gurke, Kohl, Linsen, Möhren, Paprika, Pilze, Radieschen, Salat, Sauerkraut, Sojabohnen, Spargel, Spinat, Tomate, Zucchini	TK-Gemüse in Butter, Rahm oder Sahne; bei Übergewicht: Mais und Süßkartoffeln
Obst	Apfel, Aprikosen, Avocado, Beeren (Brom-, Erd-, Heidel-, Him-, Johannis- und Stachelbeeren), Clementinen, Grapefruit, Kiwi, Nektarine, Orange, Papaya, Pfirsiche, Pflaumen, Sauerkirschen, Wassermelone, Zwetschgen; in Maßen: Ananas, Banane, Birne, Honigmelone, Kaki, Mango, Süßkirschen, Weintrauben	gezuckerte Obstkonserven, kandierte Früchte und Obstmus Obstmus, Trockenobst in großen Mengen
Fette & Öle	Butter (nicht mehr als 15 g am Tag), Kaltpressölmargarine; Leinöl, Olivenöl, Rapsöl, Walnussöl, Weizenkeimöl	Butter-, Gänse- und Schweineschmalz, Distelöl, Mayonnaise, Palmfett, Sonnenblumenöl
Eier, Milch & Milchprodukte	Bio-Eier (maximal 1–2 pro Woche fettarm zubereitet); Buttermilch, Milch (1,5 % Fett), Naturjoghurt (1,5 % Fett), Speisequark (20 % Fett); Käse (40 % Fett i. Tr.): Feta, körniger Frischkäse, Harzer Käse, Mozzarella, Schnittkäse, Weichkäse	Crème fraîche, Kakaozubereitungen, Mayonnaise, gesüßte Milchprodukte wie Fruchtbuttermilch, Fruchtjoghurt, Fruchtquark, Milchreis, Pudding, Sahne, Schmand
Fisch & Meeresfrüchte	Aal, Forelle, Heilbutt, Hering, Kabeljau, Karpfen, Lachs, Makrele, Sardinen, Scholle, Seezunge, Steinbutt, Thunfisch	Fisch in Mayonnaise oder Sahne; Schalentiere wie Flusskrebs, Garnelen, Hummer, Krabben, Shrimps
Fleisch & Wurst	mageres, helles Fleisch wie Hühner-, Kalb- und Putenfleisch; Kassler, Koch- und Lachsschinken, Putenbrustaufschnitt	Bauchspeck, Blut-, Bock- und Brat-, Fleisch-, Leber-, Mett-, Tee- und Weißwurst, Leberkäse, Hackfleisch, Mortadella, Nackenfleisch, Salami, Schinkenspeck; paniertes Fleisch
Getränke	Wasser, Tee und bis zu 3 Tassen Kaffee	

Infektneigung

Wiederkehrende Erkältungen schwächen auf Dauer das Immunsystem. Ein grippaler Infekt sollte deshalb immer gut ausheilen, um keine Komplikationen nach sich zu ziehen.

1 **2**

Gesunde Darmflora

Auf der enormen Fläche von 400 Quadratmetern sorgt unser Darm für die Aufnahme von allen Nährstoffen, die wir zum Leben benötigen. Alles, was in den Körper hineinwill und -soll, wird strengstens von Immunzellen kontrolliert. 80 Prozent davon befinden sich im Darm. Sie kommunizieren über Immunbotenstoffe. Auf dieser Ebene finden alle Prozesse der spezifischen und unspezifischen Immunabwehr statt. Lebenswichtig für sie: eine gesunde Darmflora, die wir über unsere Ernährung steuern können.

Überblick: Wann spricht man von einem Infekt?

Ein grippaler Infekt geht mit eher leichten Beschwerden und teilweise auch mit Fieber einher und ähnelt den Symptomen einer beginnenden, leichten Grippe (Influenza). Trotzdem sind Grippe und grippaler Infekt zwei komplett verschiedene Krankheiten. Der grippale Infekt ist überdies wesentlich harmloser. Etwa eine Woche nach einer Infizierung ist man ansteckend und kann die Erkältungsviren auf andere Personen übertragen.

Der grippale Infekt tritt oft nach Kälte- oder Nässeeinwirkung oder Stress auf, wenn der Körper geschwächt ist. Er kündigt sich an durch Schmerzen oder Kratzen im Hals und entwickelt sich langsam. Eine Grippe hingegen betrifft immer den ganzen Körper und beginnt immer plötzlich und sehr heftig. Die Erkältung wiederum besteht ausschließlich in einer akuten Infektion der oberen Atemwege: Die Nasen- und Rachenschleimhaut sondert dabei vermehrt wässriges oder schleimiges Sekret ab (Katarrh). Normalerweise wird sie durch unterschiedliche Erkältungsviren verursacht. Eher selten, etwa wenn das Immunsystem bereits sehr geschwächt ist, kommt es zusätzlich zu einer Infektion mit Bakterien.

Auch bei der Sommergrippe handelt es sich um einen grippalen Infekt: Diese Erkältung tritt im Frühling, Sommer oder Frühherbst auf und geht meist mit Fieber einher.

Symptome: Woran erkennt man einen Infekt?

Die Krankheitsanzeichen bei einem grippalen Infekt sind unterschiedlich stark ausgeprägt, treten nach und nach auf und wechseln einander manchmal auch ab. Typisch sind:

Akute Entzündung der Schleimhäute (*Katarrh*) von Nase und Rachen: Oft kündigt sich eine Erkältung durch eine **Rachentzündung** (*Pharyngitis*) an mit Kratzen und Trockenheitsgefühl im Hals und Schmerzen beim Schlucken. Eine **entzündete Nasenschleimhaut** zeigt sich zu Beginn durch Kitzeln in der Nase und Niesen, was bald in einen **Schnupfen** übergeht (akute *Rhinitis*) mit wässrigem bis schleimig und eitrigem

Ausfluss. So kommt es zu Beeinträchtigungen des Riechvermögens, behinderter Nasenatmung und nasaler Stimme. Hinzu kommen weitere Anzeichen, wie Frösteln, Müdigkeit Kopfschmerzen und/oder Gliederschmerzen sowie erhöhte Temperatur.

Je nachdem, ob sich die Entzündung der oberen Atemwege auf- oder absteigend ausbreitet, können weitere Symptome hinzukommen:

Kehlkopfentzündung: Hier ist die Kehlkopfschleimhaut betroffen, vor allem die über den Stimmbändern. Sie äußert sich in Heiserkeit und Hustenreiz, oft auch durch starke Halsschmerzen und, bei schwereren Fällen, dem Verlust der Stimme. Bei kleineren Kindern kann es auch zu einer gesonderten Form von Kehlkopfentzündung kommen: **Pseudokrupp.** Typisch hierfür sind ein bellender Husten und Atemnot mit pfeifenden Geräuschen beim Einatmen.

Luftröhren- und Bronchienentzündung: Typisch sind oft Brustschmerzen und Husten mit schleimig-eitrigem Auswurf. Da sich hinter diesen Symptomen auch andere ernsthafte Erkrankungen verbergen können, sollten sie unbedingt ärztlich abgeklärt werden.

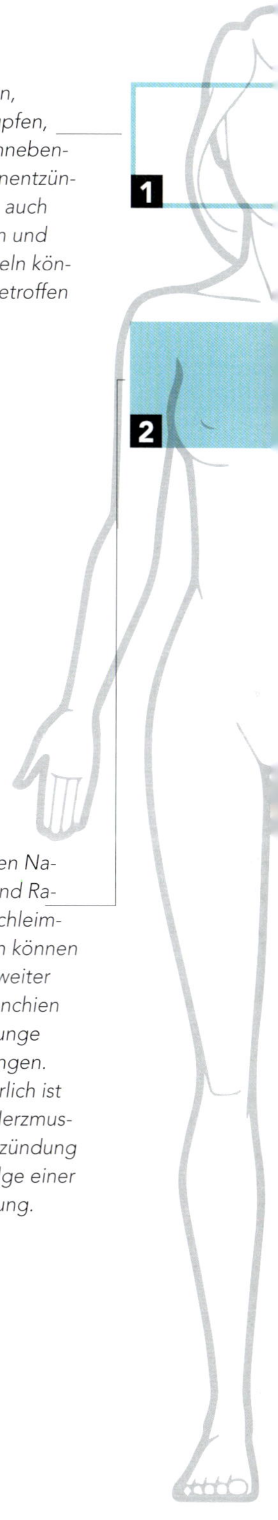

Husten, Schnupfen, Nasennebenhöhlenentzündung, auch Augen und Mandeln können betroffen sein

Von den Nasen- und Rachenschleimhäuten können Viren weiter zu Bronchien und Lunge vordringen. Gefährlich ist eine Herzmuskelentzündung als Folge einer Erkältung.

Ursachen: Wie entsteht ein Infekt?

Eine Erkältung wird nicht (nur) durch Kälte verusacht, sondern auch durch bestimmte Erreger, normalerweise Viren, von denen etwa 200 verschiedene Arten bekannt sind. Ist das Immunsystem des Körpers geschwächt – etwa durch Stress, durch Kälte oder durch Nässe –, erkältet man sich leichter. Aber auch Schlafmangel schwächt die Körperabwehr sehr. Ansteckend ist die Krankheit nicht nur durch Erkrankte, sondern auch durch scheinbar Gesunde in der Inkubationszeit, wenn sich der Infekt noch nicht bemerkbar macht. Die Viren verbreiten sich durch Tröpfcheninfektion (beim Husten oder Niesen) oder durch Schmierinfektion (über die Hände).

Zu Komplikationen kann es kommen, wenn sich zusätzlich eine Bakterieninfektion einstellt. In diesem Fall handelt es sich um eine Misch- beziehungsweise Superinfektion durch Streptokokken, Staphylokokken oder Pneumokokken. Grundsätzlich ist jede Infektion ein Risiko für die gefährliche Herzklappenentzündung, die zur Herzschwäche führen kann.

Diagnose: Wie stellt der Arzt einen Infekt fest?

Die Diagnose erfolgt häufig anhand der geschilderten Krankheitsanzeichen und der körperlichen Untersuchung. Hierbei fallen vor allem die geröteten Nasen- und Rachenschleimhäute auf. Weißliche Beläge auf den Mandeln (Stippchen) sind ein Hinweis auf eine bakterielle Mandelentzündung. Um die Erkältung von einer Grippe abzugrenzen, ist im Zweifelsfall eine Blutuntersuchung auf Entzündungszeichen hilfreich.

Das kann Ihr Arzt für Sie tun

Durch Medikamente kann man einen grippalen Infekt nicht schneller loswerden, da sich die Ursache so nicht beseitigen lässt. Die Warheit ist: Es gibt kein Erkältungsmittel, das gegen alle Viren wirkt. Die Beschwerden lassen sich durch eine medikamentöse Therapie allenfalls lindern, zum Beispiel durch Arzneien mit Paracetamol oder Acetylsalicylsäure gegen Hals-, Kopf- und Gliederschmerzen. Erkältete Kinder dürfen Sie jedoch keinesfalls mit ASS behandeln, da hier das Risiko eines Reye-Symdroms bestehen kann. Liebevolle Pflege und viel Schlaf helfen auch den Kleinen.

Ruhe und Schlaf

Eine Erkältung verschwindet in den meisten Fällen ohne Therapie von selbst. Trotzdem kann es sinnvoll sein, verschiedene Selbsthilfemaßnahmen zu ergreifen, um die Beschwerden zu lindern. Am Besten helfen ausreichend viel Ruhe und Schlaf!

Das können Sie selbst für sich tun

- Ziehen Sie sich zurück und verzichten Sie auch darauf, Sport zu treiben, denn das schwächt das Immunsystem zusätzlich.
- Inhalieren Sie heißen Wasserdampf mit Kamillen- oder Salbeitee.
- Trinken Sie warme Getränke (Tees, Brühen).
- Nehmen Sie Lutschtabletten (zum Beispiel Isla Moos).
- Probieren Sie warme Halswickel.
- Rauchen Sie nicht!
- Achten Sie auf Handhygiene.
- Schlafen Sie ausreichend viel.
- Regelmäßiges Nasenduschen mit Emser Salz (Drogeriemarkt) in Erkältungsphasen wirken vorbeugend auf Infekte der oberen Luftwege und verkürzen die Krankheitsdauer, besonders bei Schnupfen und Nasennebenhöhlenentzündung.

Ernährung, die heilt

Die Top-3-Lebensmittel

Rote Zwiebel	Ingwer	Königskerze
wirkt antibakteriell und antiseptisch: 1 rote Zwiebel klein hacken und mit 3 EL Honig in ein Einmachglas geben, gut mischen und 12–15 Stunden stehen lassen. 3-mal täglich 1 EL lutschen.	Ingwer wirkt schleimlösend und entzündungshemmend, reduziert den Hustenreiz, hilft gegen Schnupfen, wirkt antibakteriell in der Mundschleimhaut und stärkt das Immunsystem. Entweder roh essen oder als Sud trinken.	Königskerzentee wirkt schleimlösend: 1–2 TL Königskerzenkraut mit gekochtem Wasser aufbrühen und 10 Minuten ziehen lassen. Pro Tag 2–3 Tassen trinken, bis die Erkältung abklingt.

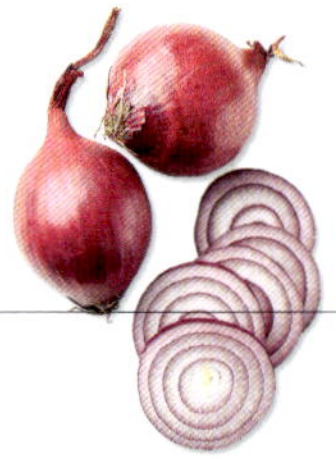

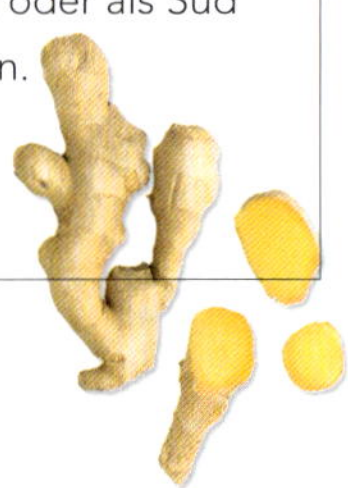

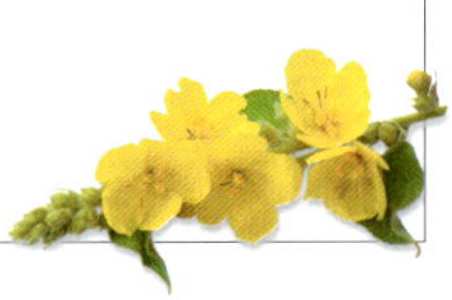

Lebensmittel	Empfehlenswert	Bitte darauf verzichten
Brot, Getreide & Beilagen wie Nudeln, Kartoffeln, Reis	Vollkorngetreide- und Vollkornprodukte; Dinkel; Basmatireis, Wildreis; Amaranth, Hirse, Quinoa; Buchweizenmehl und -nudeln; Kartoffeln und Reis (erkaltet und wieder aufgewärmt); Haferflocken, Weizenkleie	Backwaren, helles Brot, Cornflakes, Hartweizennudeln, Kekse, gesüßtes Müsli, Pommes frites, Weizenmehl, Weizenmehlprodukte
Nüsse & Samen	Cashewkerne, Erdnüsse, Haselnusskerne, Macadamianüsse, Mandeln, Paranüsse, Pistazien, Sesamsamen, Walnusskerne	gesalzene Erdnüsse und Pistazien
Gemüse	Blumenkohl, Brokkoli, Chicorée, Feldsalat, Grünkohl, Ingwer, Knoblauch, Kohlrabi, Kopfsalat, Linsen, Mangold, Meerrettich, rote Paprikaschoten, Pilze (besonders Shiitake), Rettich, Romanasalat, Rosenkohl, Rote Bete, Rucola, Sauerkraut, Sojabohnen, Spinat, Tomaten, Wasabi, Wirsing, Zwiebeln	TK-Gemüse in Butter, Rahm, oder Sahne
Obst	Avocado, Aprikosen, Beeren, Cranberries (auch getrocknet), Grapefruits, Holunder, Kiwi, Kokosnuss, Orangen, Zitronen	gezuckerte Obstkonserven, Trockenfrüchte in großen Mengen
Fette & Öle	Hanföl, Leinöl, Nussöl, Olivenöl, Rapsöl	Distelöl, Schweineschmalz, Sonnenblumenöl
Eier, Milch & Milchprodukte	Bio-Eier, Buttermilch, Hartkäse (vor allem Parmesan), Joghurt, Kefir, Milch, Skyr	starkverarbeitete, gezuckerte Milchprodukte, Weichkäse
Fisch & Meeresfrüchte	Forelle, Hering, Krabben, Makrele, Saibling, Sardinen, Scholle	panierter oder frittierter Fisch, Meeresfrüchte
Fleisch & Wurst	Gans, Hähnchen, Lamm, Pute, Rinderfilet, Bio-Schweinefleisch, Suppenhuhn, Wild; magere Wurstsorten: Corned Beef, Geflügelaufschnitt, Kasseler, Kochschinken, Lachsschinken	fettreiches/frittiertes/paniertes/rotes Fleisch, Innereien; Bacon, Dauerwurst, Salami, Schinkenspeck, Würstchen
Getränke	Wasser, ungesüßte Kräuter- und Früchtetees, grüner Tee, Brottrunk, Espresso	Alkohol in Maßen
Kräuter & Gewürze	Anis, Cayennepfeffer, Chili, Curry, Estragon, Ingwer, Knoblauch, Kreuzkümmel, Kurkuma, Oregano, Piment, Thymian, Zimt	Fertigbrühe, Fertiggewürzmischungen, Hefeextrakt, Salz, Zucker

Laktoseintoleranz

Wer Milchprodukte schwer verdauen kann, verträgt Milchzucker (Laktose) womöglich nur in kleinen Mengen. Laktoseintoleranz kann bislang nicht geheilt werden.

1 **2**

Die Milch macht's

Ungefähr fünf bis 15 Prozent der Europäer vertragen keinen Milchzucker. Am seltensten ist die Laktoseintoleranz in Nordeuropa. In Afrika oder Ostasien sind dagegen 65 bis 95 Prozent der Erwachsenen betroffen. Weltweit gesehen sind Erwachsene, die Milchzucker verdauen können, die Ausnahme. Anders ist es bei Babys, die Laktose normalerweise ohne Probleme vertragen. Denn auch Muttermilch enthält Laktose, sogar mehr als Kuhmilch. Aber schon nach den ersten Lebensmonaten nimmt die Menge des Enzyms allmählich ab.

Überblick: Was ist Laktoseintoleranz?

Bei einer Milchzuckerunverträglichkeit handelt es sich nicht um eine Allergie. Beides voneinander zu unterscheiden, ist wichtig: Menschen mit einer echten Milchallergie können schon auf geringste Mengen von Milch oder Milchprodukten reagieren. Wer eine Laktoseintoleranz hat, kann dagegen manchmal relativ viel Milch oder Milchprodukte konsumieren, ohne danach starke Beschwerden zu bekommen. Die Krankheit ist nicht gefährlich, schränkt aber die Lebensqualität der Betroffenen ein.

Einer überempfindlichen Reaktion des Organismus in Form von Verdauungsbeschwerden auf Milch kann unterschiedliche Ursachen haben. Bevor man sich dazu entschließt, seine Ernährung grundlegend zu verändern, ist deshalb die richtige Diagnosestellung wichtig. Das gilt vor allem für Kinder, Jugendliche und bei erhöhtem Kalziumbedarf, wie etwa bei Frauen in den Wechseljahren.

Symptome: Woran erkennt man Laktoseintoleranz?

Milchzucker (Laktose) steckt in allen Milchprodukten. Die Darmschleimhaut kann ihn nicht aufnehmen, sondern nur die beiden Zuckermoleküle, aus denen er sich zusammensetzt: Glukose (Traubenzucker) und Galaktose. Um die Zuckerketten aufzuspalten, braucht man ein Enzym namens Laktase. Dieses wird normalerweise von den Schleimzellen im Dünndarm hergestellt – bei Menschen mit Laktoseintoleranz allerdings nicht oder nicht in ausreichender Menge. In diesem Fall wandert der Milchzucker weiter in den Dickdarm. Dort ernähren sich Darmbakterien davon und hinterlassen dabei Abfallprodukte, die die typischen Beschwerden auslösen. Dazu gehören unter anderem Milchsäuren, kurzkettige Fettsäuren und Gase wie Wasserstoff, Kohlenstoffdioxid und Methan.

Welche Laktosemenge Beschwerden auslösen, ist individuell verschieden. Zu den Symptomen können gehören:

- Blähbauch und Unterbauchschmerzen,
- Völlegefühl und Darmgeräusche,

- Durchfall und schmerzhafter Stuhldrang,
- Übelkeit, selten Erbrechen,
- manchmal auch Verstopfung.
- Zusätzlich kann es zu Schwindelgefühlen, Kopf- und Gliederschmerzen, Akne, Schlafstörungen und Herzrhythmusstörungen kommen.

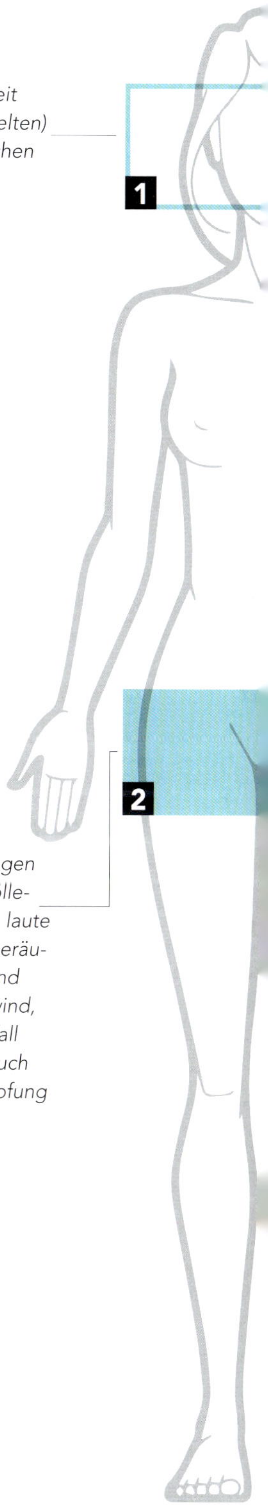

Ursachen: Wie entsteht Laktoseintoleranz?

Die **primäre Laktoseintoleranz** setzt im Alter zwischen fünf und 20 Jahren ein und ist die mit Abstand häufigste Form einer Milchzuckerunverträglichkeit. Die Enzymproduktion setzt dabei nicht völlig aus. Die meisten Betroffenen verfügen noch über eine kleine Grundmenge des Enzyms. Hierbei gibt es große Schwankungen, weshalb einige Menschen mit Laktoseintoleranz noch einen gewissen Laktoseanteil in der Nahrung vertragen und andere bereits auf Kleinstmengen reagieren.

Bei der **erworbenen oder sekundären Laktoseintoleranz** bildet der Dünndarm nicht mehr ausreichend Laktase. Ursache können chronische Entzündungen, zum Beispiel Morbus Crohn (siehe Seite 102–105) oder Verletzungen der Darmschleimhaut sein. Auch eine Zöliakie (siehe Seite 206–209) kann zu einer sekundären Milchzuckerunverträglichkeit führen. Diskutiert wird auch, ob möglicherweise eine Fehlbesiedlung des Dünndarms durch Bakterien zu Symptomen führen kann. Wichtig ist dann, die Grunderkrankung zu behandeln. Magen-Darminfekte gehen ebenfalls häufig mit einer vorübergehenden Laktoseintoleranz ein einher.

Diagnose: Wie stellt der Arzt Laktoseintoleranz fest?

Am häufigsten wird der sogenannte Wasserstoffatemtest oder H_2-Atemtest zur Diagnose einer Laktoseintoleranz verwendet. Er beruht darauf, dass die Darmbakterien beim Zersetzen des Milchzuckers auch Wasserstoffgas produzieren. Dieses kann in der Ausatemluft nachgewiesen werden. Weitere Diagnosemöglichkeiten sind der Laktosetoleranztest, Gentest, Dünndarmbiopsie oder der Diät-/Expositionstest.

Das kann Ihr Arzt für Sie tun?

Durch einen laktosearmen oder -freien Lebensstil kann man relativ beschwerdefrei leben. Auch die Zufuhr des fehlenden Enzyms Laktase über Tabletten ist bei Bedarf möglich. Wenn es schwerfällt, auf Milchprodukte zu verzichten, kann man ausprobieren, wie viel Laktose man verträgt, und diese Menge über den Tag verteilt mit anderen Lebensmitteln kombinieren. Beim Verzicht auf Milchprodukte wird der Körper häufig nicht genug mit Kalzium versorgt – es besteht das Risiko, Osteoporose oder Karies zu bekommen. Deshalb kann der Arzt manchmal die Einnahme von Kalziumpräparaten empfehlen. Hilfreich für die Diagnose ist auch das Führen eines Ernährungstagebuchs, um festzuhalten, wann und was man gegessen hat und wann welche Beschwerden aufgetreten sind.

Verträgliche Mengen

Enthält ein Produkt pro 100 Gramm maximal 0,1 Gramm Laktose, nennt man es laktosefrei. Diese Menge ist auch für Menschen unproblematisch, die an Laktoseintoleranz leiden. Laktosefreie Produkte sind immer mit den Begriffen »MinusL« oder »laktosefrei« gekennzeichnet.

Das können Sie selbst für sich tun

Genau hinschauen: Viele Lebensmittel können Laktose enthalten, obwohl man es nicht vermutet. Gerade bei Fertigprodukten sollten Sie die Zutatenliste genau studieren. Prozessierte Lebensmittel haben in den Industrieländern häufig Laktosebeimengungen, die niemand vermutet: etwa Backwaren aller Art, Brotaufstriche, Fertiggerichte (wie Instantsuppen, Konserven, Kartoffelpüreepulver), Fischkonserven, Fleisch- und Wurstwaren (auch Schinken), Gemüsekonserven (etwa Essiggurken), Gewürzmischungen, Margarine (häufig auch laktosefreie), Mayonnaise Müslimischungen, Pesto, Salatdressing. Deshalb bleibt eine Laktoseintoleranz häufig lange unentdeckt.

Weitere Bezeichnungen, die ein Lebensmittel für einen von Laktoseintoleranz Betroffenen als ungeeignet kennzeichnen, sind: Milchpulver, Sahnepulver, Laktosemonohydrat, Trockenmilch, Süßmolke, Kefir, Schokoladenzubereitung, Lactit oder E 966.

Auch viele Medikamente enthalten Laktose als Bindemittel, wenn auch meist in irrelevanten Mengen. Lesen Sie aber vor der Einnahme immer genau die Packungsbeilage mit den Inhaltsstoffen durch und lassen Sie sich gegebenenfalls von einem Arzt oder Apotheker beraten.

Ernährung, die heilt

Die Top-3-Lebensmittel

Sesamsamen

Da Milch und Milchprodukte die Hauptferanten für Kalzium sind, sollten Sie die entstehende Lücke durch kalziumreiche Lebensmittel ausgleichen. Zu den besten pflanzlichen Quellen zählen Sesamsamen, vor allem geröstet, aber auch Mandeln, Paranüsse und Haselnüsse.

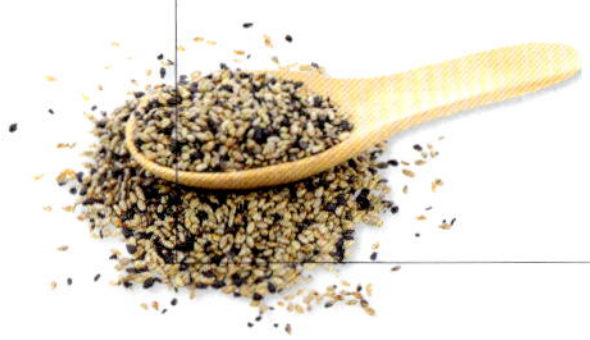

Hartkäse

Viele Käsesorten enthalten nur noch geringe Mengen Laktose, da diese beim Reifeprozess in Milchsäure umgewandelt wird, etwa bei Appenzeller, Bergkäse, Cheddar, Gouda, oder Parmesan. Sauermilchprodukte wie Butter- oder Dickmilch, Joghurt oder Kefir werden meist gut vertragen.

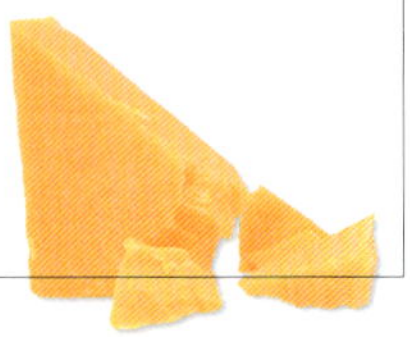

Mangold

Blattgemüse wie Mangold, Grünkohl, Spinat und Schwarzkohl liefern den wichtigen Baustein für Knochen und Gewebestrukturen. Ebenfalls günstig sind Sojaprodukte und kalziumreiche Mineralwässer.

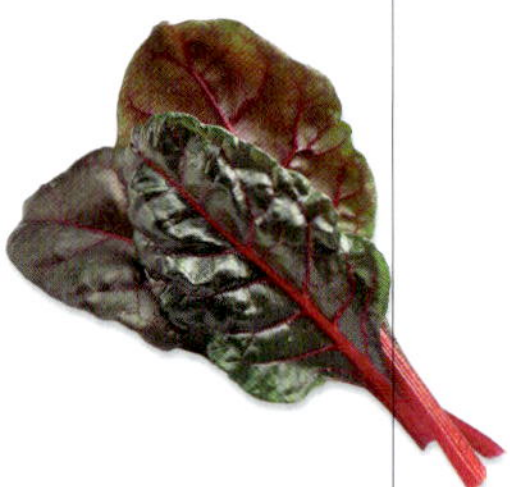

Lebensmittel	Empfehlenswert	Bitte darauf verzichten
Brot, Getreide & Beilagen wie Nudeln, Kartoffeln, Reis	generell dunkles Brot; halb weißes Brot ohne Milch und Milchzucker, Pumpernickel, Roggenbrot; selbst gebackene Kuchen ohne Milchzusatz, Russisch Brot; Amaranth, Getreideflocken, Guarkernmehl, Johannisbrotkernmehl; Basmatireis, Vollkornreis	Brot- und Kuchenbackmischungen, Milchbrötchen, Waffeln, Kuchen, Kekse, Knäcke, Kräcker; Bratlinge, Cremes, Instanterzeugnisse, Kartoffelpulver (z. B. für Püree, Knödel) Müslimischungen, Soßen, Suppen
Nüsse & Samen	Haselnusskerne, Kürbiskerne, Leinsamen, Mandeln, Pistazien, Sesamsamen; Mandel-, Nuss-, Sesammus	
Gemüse	alle Gemüsesorten (außer Spinat) und besonders: Brokkoli, Fenchel, Grünkohl, Hülsenfrüchte, Kartoffeln, Kürbis, Lauch, Möhren, Sojabohnen, Staudensellerie, Zwiebeln	Spinat (nur bezogen auf die Oxalsäure wegen der Kalziumversorgung); Konserven, TK-Gemüse mit Rahm oder Sahne
Obst	alle Obstsorten (außer Rhabarber) und besonders: Apfelsinen, Birne, Brombeeren, Cranberrys, schwarze Johannisbeeren, Kiwis; Apfelkraut, Birnenkraut, Marmeladen, Pflaumenmus, Zuckerrübensirup	Rhabarber (nur bezogen auf die Oxalsäure wegen der Kalziumversorgung)
Fette & Öle	Butter, Butterschmalz, Margarine; Hanföl, Leinöl, Nussöl, Olivenöl, Rapsöl	Mayonnaise; Nuss-Nougat-Creme
Eier, Milch & Milchprodukte	laktosearme Milch und Milchprodukte; Ersatz für Milchprodukte: Haferdrink, Mandeldrink, Nussdrink, Reisdrink, Sojacreme, Sojadessert, Sojadrink, Sojajoghurt; Hart- und Schnittkäse (Bergkäse, Edamer, Gouda, Parmesan); Camembert, Gouda; Sauermilchprodukte	Eiersalat, Kuhmilch und Kuhmilchprodukte: Fruchtjoghurts, Hüttenkäse, Käsezubereitungen, Kaffeeweißer, Milchpulver, Milcheis, Molkenerzeugnisse, Sahne, Schmelzkäse
Fisch & Meeresfrüchte	frischen Fisch, Krabben	Fischkonserven, Fisch in Sahnesoße, Heringssalat (in Sahnesoße)
Fleisch & Wurst	kalter Braten, Bündner Fleisch, Corned Beef, Hähnchenbrust, Roastbeef, Salami, bestimmte Schinken, Speck	Brühwürste, Geflügelsalat, Leberwurst, Mortadella, Schinken, Wurstkonserven, fettreduzierte Wurstwaren
Getränke	Mineralwasser, Früchte- und Kräutertee, Kaffee in Maßen	

Magenschleimhautentzündung

Was mit ihrem Bauch los ist, wissen Menschen mit einer Magenschleimhautentzündung (Gastritis) anfangs oft selbst nicht genau. Denn das Gefühl lässt sich schwer einordnen.

1 2

Patientinnengeschichte

»Meine erste Ernährungsberatung war eine Offenbarung. Endlich verstand mich jemand. Mir wurde geholfen! Die grässlichen Magenschmerzen und das Sodbrennen ließen schon vier Wochen später nach. 20 Jahre lang hatte ich Bauchweh und meine Speiseröhre brannte nachts wie Feuer. Einladungen zum Essen waren eine Qual für mich. Ausgeliefert habe ich mich gefühlt – meiner eigenen Mitte gegenüber. Dank meiner gesunden Ernährung muss ich heute nicht einmal mehr Tabletten nehmen! Inzwischen lebe ich entspannt und kann das Leben wieder in vollen Zügen genießen.« Gabriele Schulz (66) bietet Magenschmerzen die Stirn.

Überblick: Was ist eine Magenschleimhautentzündung?

Die Schleimhautzellen im Magen produzieren saures Magensaftsekret, um die Nahrung aufzuspalten. Bei der Gastritis, der häufigsten Magenerkrankung, wird zu viel Magensäure produziert, was die Schleimhautzellen angreift.

Bei der chronischen Form kann es zu einer schweren Schädigung der Magenschleimhaut kommen. Bei einer chronischen Gastritis unterscheidet man, abhängig von den Ursachen, die Typen A (autoimmune chronische Gastritis), B und C sowie verschiedene Sonderformen.

Symptome: Woran erkennt man Gastritis?

Eine Magenschleimhautentzündung kann ganz unterschiedliche und unspezifische Beschwerden verursachen. Die Hauptsymptome sind sowohl für eine akute als auch eine chronische Gastritis typisch. Allerdings treten sie bei der akuten Form plötzlich auf, während sich eine chronische Gastritis schleichend entwickelt.

Häufige Symptome einer Gastritis sind: Appetitlosigkeit, Aufstoßen, Blähungen, Mundgeruch, Schmerzen im Oberbauch, Sodbrennen, Übelkeit, Völlegefühl. Seltener sind: Blähungen, fader Geschmack im Mund, früh einsetzendes Sättigungsgefühl, Rückenschmerzen

Symptome der Typ-A-Gastritis: Bei einer Typ-A-Gastritis wird weniger Magensäure produziert. Das kann zu Verdauungsbeschwerden führen. Außerdem hat diese Gastritis-Form einen Mangel an Vitamin B_{12} zur Folge, der eine spezielle Form von Blutarmut auslöst (perniziöse Anämie). Symptome sind dann unter anderem Müdigkeit, allgemeine Missempfindungen bis hin zu Nervenschäden mit Gangunsicherheit und Erschöpfung.

Symptome der Typ-B-Gastritis: Diese zeichnet sich oft nur durch unspezifische Syptome aus. Manche Patienten entwickeln Mundgeruch und im weiteren Verlauf zusätzliche Erkrankungen, wie Zwölffingerdarmgeschwür (*Ulcus duodeni*), Magenkrebs (Magenkarzinom), MALT-Lymphom (Schleimhaut-assoziierter Krebs des Lymphgewebes).

Symptome der Typ-C-Gastritis: Auch eine chronische Magenschleimhautentzündung vom Typ C verursacht in den allermeisten Fällen ausschließlich unspezifische Beschwerden. Viele Patienten berichten über ein Unwohlsein im Oberbauch. Häufig sind die Symptome denen eines Reizmagens nicht unähnlich.

Ursachen: Wie entsteht eine Gastritis?

Eine Gastritis entsteht oft infolge von Ernährungsfehlern (zu schnelles, zu kaltes, zu heißes und falsches Essen), häufigem Verzehr von magenreizenden Lebensmitteln wie Kaffee oder scharfen Gewürzen, psychische Stresssituationen, übermäßigem Genuss von Alkohol und/oder Zigaretten, starken Medikamenten (Schmerzmitteln oder Entzündungshemmern, wie Kortison); Lebensmittelvergiftungen durch Bakterien wie Staphylokokken oder Salmonellen (Vorsicht: hier besteht Ansteckungsgefahr beim Toilettenbesuch!), mechanischen Reizungen, wie etwa durch eine Magensonde, Verätzungen durch Säuren oder Laugen, körperlichem Stress durch Langzeitbeatmung oder große Operationen, Leistungssport (*runners' stomach*).

Die Ursache einer Typ-A-Gastritis – ist mit rund fünf Prozent der Fälle die seltenste Form. Die Entzündung ist häufig im Hauptabschnitt des Magens lokalisiert. Viele Patienten leiden zusätzlich an weiteren Autoimmunerkrankungen, wie beispielsweise Morbus Addison, Typ-1-Diabetes oder Hashimoto Thyreoiditis.

Bei etwa 80 Prozent aller Fälle von chronischer Gastritis handelt es sich um den Typ B. Die Typ-B-Gastritis betrifft vor allem den Magenabschnitt zwischen Magenkörper und Magenausgang und wird meist durch das Bakterium Helicobacter pylori verursacht.

Die Magenschleimhautentzündung vom Typ C macht etwa 15 Prozent der chronischen Magenschleimhautentzündungen aus. Sie wird durch eine chemische Reizung des Magens hervorgerufen. Dazu zählen vor allem Schmerzmittel wie Acetylsalicylsäure, Ibuprofen oder Diclofenac.

Diagnose: Wie stellt der Arzt eine Gastritis fest?

Eine Gastritis lässt sich nur eindeutig diagnostizieren, indem der Arzt einen Blick per Endoskopie in das Innere des Magens wirft. Bei Verdacht auf Typ-A-Gastritis erfolgt eine Untersuchung auf spezielle Antikörper.

Das kann Ihr Arzt für Sie tun

Gegen eine Magenschleimhautentzündung helfen verschiedene Medikamente: Säureblocker mit dem Wirkstoff Pantoprazol oder Esomeprazol hemmen die Bildung von Magensäure. Auch Histamin-2-Rezeptor-Blocker wie Cimetidin werden häufig eingesetzt. Antiazida können die Magensäure neutralisieren.

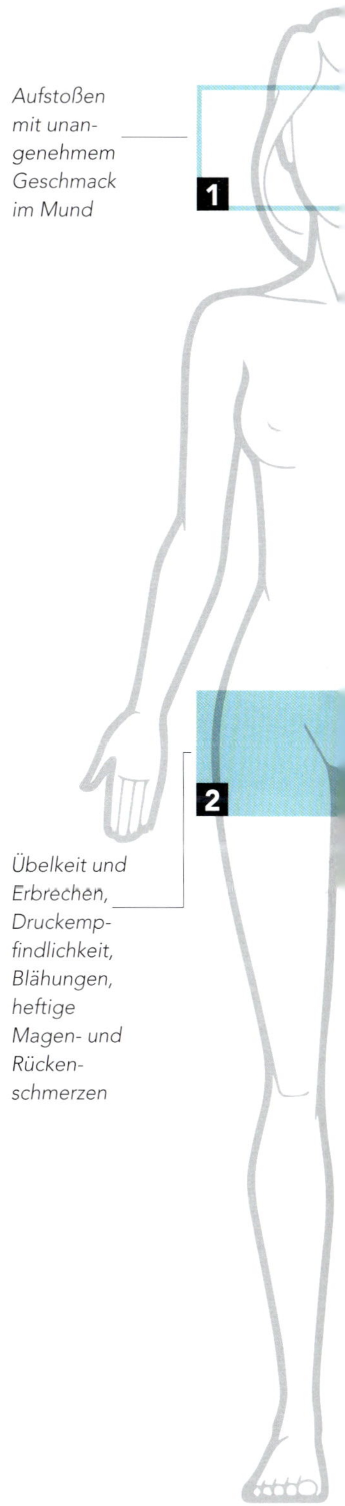

Sofort zum Arzt!

Sobald Blut erbrochen wird oder Blut im Stuhl festgestellt wird, ist sofortige ärztliche Behandlung geboten!

Das können Sie selbst für sich tun

Eine entzündete oder gereizte Magenschleimhaut lässt sich oft in Eigenregie mit einfachen Maßnahmen behandeln: Auf Blähendes, wie Kohl, verzichten. Rohkost vermeiden. Süßes, Fettes und Saures weglassen. Den Kaffeekonsum einschränken. Essenspausen einhalten. Drei Mahlzeiten am Tag zu sich nehmen.

Lassen Sie bei einer Gastritis also alles weg, was die Magenschleimhaut reizen könnte. Kaffee, Alkohol und Nikotin sind während einer Magenschleimhautentzündung somit tabu.

Zu einer Magenschleimhautentzündung kann es übrigens auch durch verunreinigte Lebensmittel kommen. Deshalb sollte Obst und Gemüse vor dem Verzehr immer gründlich gewaschen und bei Fleisch und Fisch auf die richtige Lagerung geachtet werden.

Ernährung, die heilt

Die Top-3-Lebensmittel

Kalmuswurzel

oder Magenwurz ist Bestandteil vieler Magen-Darm-Tees. Das ätherische Öl und die Bitterstoffe regen die Sekretion von Speichel und Magensaft an und wirken krampflösend. Zusätzlich werden Bakterien und Entzündungen bekämpft. Die Schleimstoffe legen sich schützend über die Magenschleimhaut.

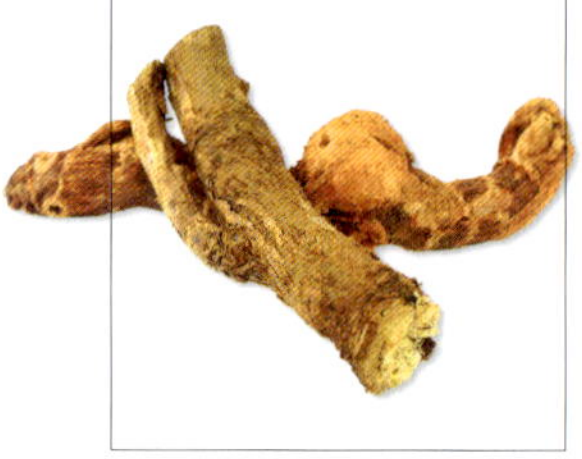

Leinsamen

besteht zu 25 Prozent aus Quellstoffen, sie bilden einen Schleim, der sich schützend auf die Magenwand legt. 2–3 EL geschrotete gelbe Leinsamen über Nacht in ½ l Wasser einweichen, kurz aufkochen, durch ein Tuch in eine Thermoskanne abseihen und warm über den Tag verteilt trinken.

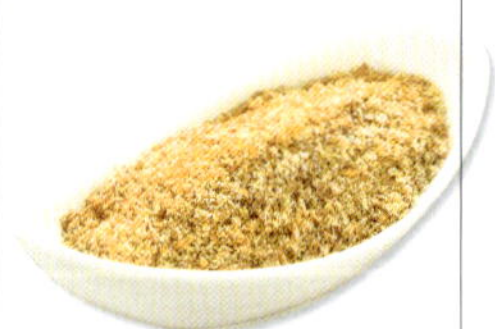

Süßkartoffeln

enthalten zellschützendes Betacarotin und viel Kalium, das den Flüssigkeitshaushalt im Körper ausbalanciert, sowie Zink und Kalzium. Der Blutzuckerspiegel steigt nur langsam an, da die Knolle reich an Ballaststoffen ist.

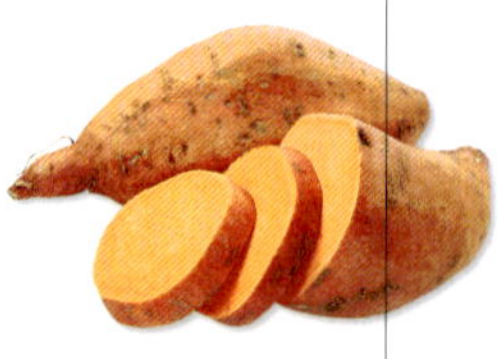

Lebensmittel	Empfehlenswert	Bitte darauf verzichten
Getreide & Brot, Nudeln, Kartoffeln, Reis	am besten vom Vortag fein geschnittenes geschrotetes Vollkornbrot, Zwieback, Nudeln aus Dinkel, Roggen, Vollkornreis, Haferflocken, Haferkleie, Kartoffelbrei	süße und fettige Backwaren, Chips, Croissants, Hartweizennudeln, Kroketten, Pommes, geschälter Reis, Toast, Torten, Weißbrot
Nüsse & Samen	nach individueller Verträglichkeit: Mandeln, Haselnüsse, Kürbiskerne, Pinienkerne, Sonnenblumen- und Walnusskerne	gesalzene Nusskerne
Gemüse	Auberginen, Artischocken, Brokkoli, Süßkartoffeln, Fenchel, Gurken, Möhren, Kürbis, Rote Bete, Salate, Spargel, Spinat, Steckrüben, Zucchini	Kohl, Lauch, Meerrettich, Paprikagemüse, Pilze, Rotkraut, Sauerkraut, Zwiebeln
Obst	säurearme Äpfel (zum Beispiel Jonagold), Brombeeren, Bananen, Erdbeeren, Honigmelonen, Heidelbeeren, Himbeeren, Johannisbeeren, Papayas, Wassermelonen	säurereiches Obst: Ananas, Grapefruit, Kiwis, Mandarinen, Orangen, Nektarinen, Sauerkirschen, Zitronen; stark gezuckerte Obstkonserven, Obstmus
Fette & Öle	Olivenöl, Rapsöl, Walnussöl	fette Brühen, Soßen und Suppen, große Mengen an Streich- und Kochfett
Eier, Milch & Milchprodukte	Eier in fettarmer Zubereitung, fettarme Milch (1,5 % Fett), Buttermilch, Magerquark, Naturjoghurt (1,5 % Fett), Käse (30–40 % Fett i. Tr.), wie Schnitt-, Weich-, Schafs- und Frischkäse	fette Eierspeisen, Mascarpone, Sahne, Sahnequark, Schmand, Milch (3,5 % Fett), Naturjoghurt (3,5 % Fett), Milchreis, Fruchtjoghurt
Fleisch & Wurstwaren	magere Fleischprodukte: Aspik, Corned Beef, Kassler, Koch- und Lachsschinken, Putenbrustaufschnitt, Hähnchen, Pute, Schweine- und Rinderfilet	Bauchspeck, Blut-, Bock-, Bratwurst, Eisbein, Fleischwurst, Leberkäse, Leber- und Mettwurst, Mortadella, Nackenfleisch, Grillfleisch
Fisch & Meeresfrüchte	Forelle, Seezunge, Heilbutt	Aal, panierter und geräucherter Fisch

Makuladegeneration (AMD)

Der Schaden an der Netzhaut des Auges – dem »gelben Fleck« – kann zu starken Sehbehinderungen führen. Bei rechtzeitiger Behandlung lässt sich der Prozess aufhalten.

1 **2**

Scharf sehen

Um zu lesen, Gesichter zu erkennen oder Farben zu unterscheiden, sowie für zahlreiche andere tägliche Sehleistungen braucht man eine intakte Makula. Damit bezeichnet der Arzt das nur wenige Millimeter große Areal in der Mitte der inneren Rückwand des Auges, die Netzhaut. Dieser Bereich ist sehr gut mit Sinneszellen ausgestattet, weshalb man bei einer gesunden Makula im zentralen Sehfeld am schärfsten sehen kann.

Überblick: Was ist eine Makuladegeneration?

Bei vielen Menschen lässt mit zunehmendem Alter die Sehkraft nach. Bei einer altersabhängigen Makuladegeneration ist die Makulafunktion gestört. Betroffene können dann zwar noch Umrisse erkennen und sich in ihrer Umgebung orientieren, aber wenn sie gezielt einen Gegenstand, einen Text oder ein Bild betrachten wollen, erscheint dieser verschwommen, unscharf oder verzerrt. Feine Details sind nicht mehr wahrnehmbar. Auch Farben lassen sich nicht mehr gut unterscheiden. Da das Hell-Dunkel-Sehen erhalten bleibt, können sich die Betroffenen noch gut im Raum bewegen. Bestimmte Formen der AMD können bereits bei Kindern und Jugendlichen und im mittleren Alter auftreten. Häufiger ist die altersabhängige Makuladegeneration: An ihr erkrankt jeder fünfte zwischen 65 und 74 Jahren, von den über 85-Jährigen sind etwa zehn bis 20 Prozent betroffen. Frühzeitige Hinweise auf eine mögliche AMD kann ein einfacher Sehtest liefern. Wie schnell die Makuladegeneration fortschreitet, hängt in erster Linie von der Erkrankungsform ab: Die meisten Patienten – etwa 80 bis 90 Prozent – erkranken an der trockenen Makuladegeneration. Bei ihnen nimmt die Sehschärfe im zentralen Blickfeld langsam ab. Rund zehn bis 20 Prozent der betroffenen Patienten leiden unter einer sogenannte feuchten Makuladegeneration, die schnell fortschreitet.

Ursachen: Wie entsteht die Makuladegeneration?

Wie es zu dem Beschwerdebild kommt, ist nicht im Detail geklärt. In letzter Zeit mehren sich aber auch Hinweise, dass ein hoher Blaulichtanteil von LED-Lampen und Displays einen Einfluss haben könnten. Bei jugendlichen Betroffenen liegt oft eine genetische Komponente zugrunde. Man weiß aber, was dabei im Auge geschieht: Die Sinneszellen in der Netzhaut haben einen sehr intensiven Stoffwechsel. Das bedeutet, dass sie viel Energie und Sauerstoff benötigen und zugleich bei der Energiegewinnung viele Abfallstoffe bilden. Bei gesunden Menschen wird der Zellmüll abtransportiert und abgebaut, bei anderen kann dieser Abbau gestört sein. Die Stoffwechselendprodukte (sogenannte Drusen) sammeln sich dann unter der Netzhaut. Diese Ablagerungen stören die Versorgung der Sehzellen mit Sauerstoff und Nährstoffen, weshalb immer mehr von ihnen absterben. Hinzu kommen chronische Entzündungsprozesse, die den Zellstress erhöhen. Je älter ein Mensch ist, umso wahrscheinlicher sind diese Entzündungen. Sie können ernährungsbedingt sein, da zum Beispiel ein chronisch erhöhter Insulinspiegel entzündungsfördernd wirkt, was die Vermutung nahelegt, dass es auch ernährungsbedingte Einflüsse gibt.

Bei der trockenen AMD führen diese Abbauprozesse dazu, dass die Sehschärfe im mittleren Sichtfeld über viele Jahre hinweg abnimmt. Entwickelt sich aus der trockenen AMD jedoch eine feuchte, so verschlechtert sich die Sicht schneller, denn nun finden weitere krankhafte Veränderungen in der Netzhaut statt: Als Reaktion auf die Ablagerungen entwickeln sich neue Blutgefäße unter der Netzhaut und wachsen in sie ein. Diese Gefäße sind durchlässig für Wasser und Blut, weshalb sich in der Mitte der Netzhaut Wassereinlagerungen (Ödeme) bilden, weshalb diese anschwillt. Außerdem kommt es zu Einblutungen, wodurch die Netzhaut vernarbt.

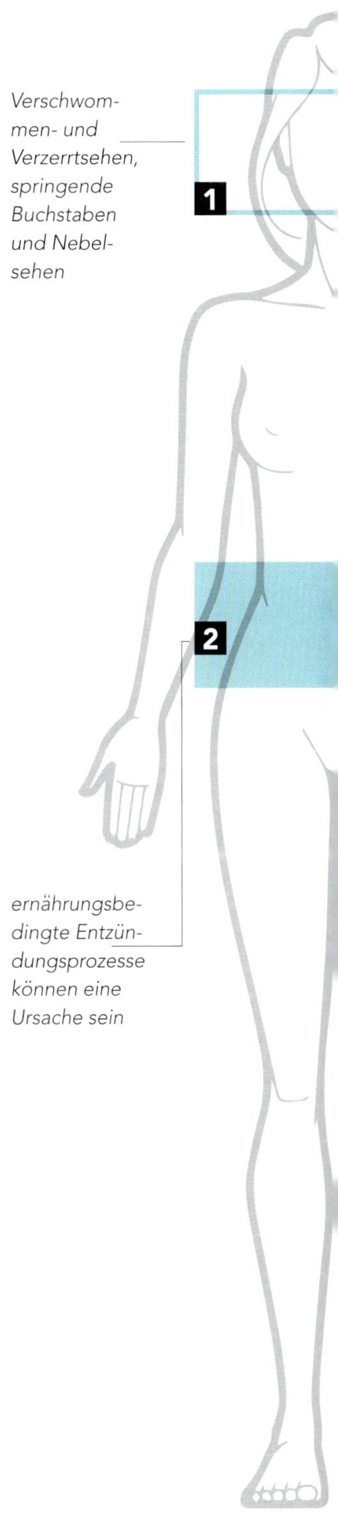

Diagnose: Wie stellt man eine Makuladegeneration fest?

Der Augenarzt lässt sich die Sehbeschwerden vom Patienten beschreiben. Hinweise kann auch ein Test mit dem Amsler-Gitter liefern: Das quadratische Liniengitter hat einen zentralen Fixationspunkt. Erscheinen dem Patienten beim Fixieren des Punkts die Linien verzerrt oder wellig, deutet dies möglicherweise auf eine Degeneration der Makula hin. Das kann der erste Schritt zur Diagnose sein. Genauere Hinweise liefert die Untersuchung der Augen mit der Spaltlampe. Mit diesem speziellen Mikroskop kann der Arzt verschiedene Bereiche der Augen beleuchten und vergrößert betrachten, sodass er die Ablagerungen (Drusen) in der Netzhaut entdecken kann. Da die verschiedenen Formen der AMD jeweils unterschiedliche Behandlungen erfordern, muss man herausfinden, um welche es sich handelt. Dabei hilft die sogenannte Fluoreszenzangiografie, mit der sich die Blutgefäße im Auge darstellen lassen. Dazu spritzt der Augenarzt eine Farbstofflösung in die Armvene des Patienten. Der Farbstoff gelangt bis in die Blutgefäße der Netzhaut. Mit einer speziellen Kamera kann er anschließend sehen, wie sich der Farbstoff in den Blutgefäßen der Netzhaut verteilt. Bei krankhaften Veränderungen der Arterien handelt es sich um eine feuchte AMD.

Das kann Ihr Arzt für Sie tun

Für die trockene altersabhängige Makuladegeneration gibt es bislang keine wirksame Therapie. Viele Patienten können sich im Alltag mit Lupen, speziellen Brillen und Bildschirmlesegeräten helfen. Auto fahren können sie mit diesen Sehhilfen jedoch nicht.

Die feuchte Makuladegeneration lässt mit einer medikamentösen Therapie verlangsamen. Bestimmte Wirkstoffe können das Wachstum der Gefäße hemmen: Sie blockieren im Auge jene Botenstoffe, die die Gefäße zum Wachsen angeregt haben. Der Patient bekommt die Wirkstoffe unter örtlicher Betäubung direkt ins Auge injiziert.

- **Mit einer sogenannten fotodynamischen Therapie** sowie der **Lasertherapie** verödet der Arzt krankhaft veränderte Blutgefäße in der Netzhaut mit einem Laser. Da diese Verfahren jedoch nicht so wirksam und mit mehr Nebenwirkungen verbunden sind als die medikamentöse Therapie, werden sie in der Regel nicht mehr eingesetzt.
- **Kombinationspräparat** aus Vitamin C, Betacarotin, Vitamin E, Zink und Kupferoxid können möglicherweise einigen Patienten helfen, die bereits viele Ablagerungen im Auge haben.

Regelmäßig zur Kontrolle

Augen können völlig schmerzlos und ohne Sehstörungen erkranken. Regelmäßig beim Augenarzt kontrollieren lassen (»Makula-Vorsorge« ab Sechzig)!

Das können Sie selbst für sich tun

- Ab dem 40. Lebensjahr **regelmäßig zur Glaukom-Vorsorge** und ab dem 60. Lebensjahr regelmäßig zur **Makula-Vorsorge** gehen.
- **Lichtschutz ist wichtig:** Gehen Sie nie ohne Brille mit UV-Schutz in die Sonne, in Extremgebiete nie ohne Spezialbrille.
- **Nicht rauchen!** Neben Bluthochdruck, Fettstoffwechselstörungen und Diabetes gehört das Rauchen zu den Hauptrisikofaktoren der Atherosklerose. Diese kann in den Gefäßen an den Augen auftreten.
- **Blaues Licht vermeiden:** LED mit weniger Blauanteil bevorzugen. LED so platzieren, dass sie nicht direkt ins Auge scheinen, Fernsehen nicht im abgedunkeltem Raum, Brille mit Blaulichtfilter ausstatten lassen, Displays nicht zu hell einstellen oder auf Nightshift einstellen.

Ernährung, die heilt

Die Top-3-Lebensmittel

Möhren

Betacarotin ist die Vorstufe des augenschützenden Vitamins A. Es ist in Reinform in Innereien, vor allem in Leber enthalten. Oder Sie greifen zu Gemüse in Rot und Orange, etwa Hagebutten, Paprika, Kürbis oder Möhren.

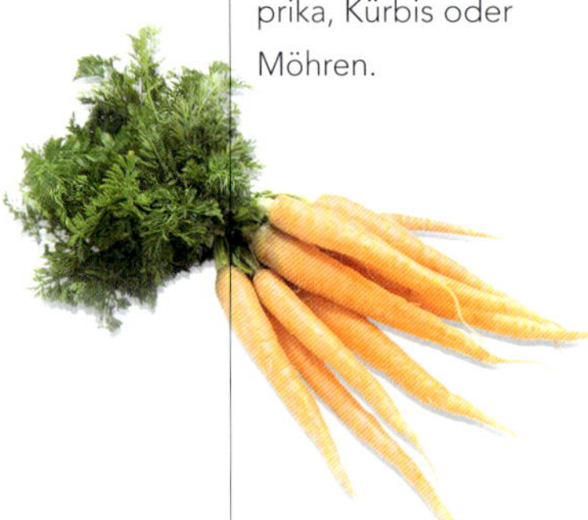

Kürbiskerne

Samen und Nüsse mit hohem Anteil an Vitamin E und Zink sowie antientzündlich wirkenden Omega-3-Fettsäuren helfen bei Reparaturprozessen. Kürbiskerne sind mit 6,1 g pro 100 g Spitzenreiter unter den Saaten.

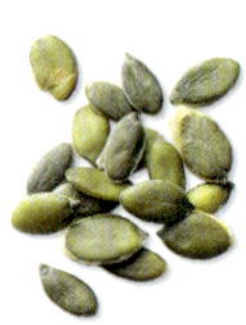

Rotkohl

Lutein und Zeaxanthin sind orangegelbe Karotinoide, die sich im gelben Fleck der Netzhaut anreichern und die Sehzellen schützen. Besonders hohe Konzentrationen finden sich in Kohl und Spinat.

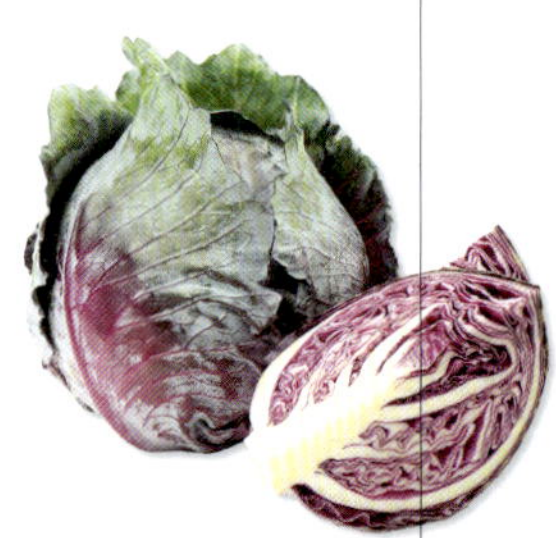

Lebensmittel	Empfehlenswert	Bitte darauf verzichten
Brot, Getreide & Beilagen wie Nudeln, Kartoffeln, Reis	Buchweizen, Haferflocken, Haferkleie, Hafervollkorn, Weizenkleie, alte luteinhaltige Weizenarten wie Dinkel, Einkorn, Emmer; Naturreis; Kartoffeln	Chips, Fertigprodukte, Süßigkeiten, Weizenerzeugnisse und Weizenmehl
Nüsse & Samen	Cashewkerne, Chiasamen, Erdnüsse, Haselnüsse, entöltes Kakaopulver, Kürbiskerne, Leinsamen, Mandeln, Mohnsamen, Paranüsse, Pistazien, Sesamsamen, Sonnenblumenkerne, Walnusskerne	gesalzene und geröstete Nüsse
Gemüse	Bohnen, Blattsalate, Blaukraut, Brokkoli, braune Champignons, Edamame, frische Erbsen, Feldsalat, Grünkohl, Ingwer, Kartoffeln, Kopfsalat, Linsen, Mais, Mangold, Möhren, rote und gelbe Paprikaschoten, Pilze, Romanasalat, Rosenkohl, Rote Bete, Rucola, Sauerkraut, grüner und weißer Spargel, Spinat, Tomaten	TK-Gemüse in Butter, Rahm und Sahne
Obst	Acerola-Beere, Apfel, Avocado, Erdbeeren, Grapefruits, Guave, Hagebutte, Heidelbeere, Himbeeren, schwarze Johannisbeeren, Orangen, Sanddorn, Zitronen	zuckerreiches Obst, gezuckerte Obstkonserven oder Obstmus, Trockenobst
Fette & Öle	Hanföl, Leinöl, Nussöl, Olivenöl, Rapsöl, Sonnenblumenöl, Weizenkeimöl	Schweineschmalz
Eier, Milch & Milchprodukte	Eigelb; Emmentaler, Gouda; Milch- und Milchprodukte	gezuckerte und stark verarbeitete Milch- und Milchprodukte
Fisch & Meeresfrüchte	Austern, Forelle, Garnelen, Hummer, Krabben, fetter Seefisch (Hering, Kabeljau, Lachs, Makrele, Rotbarsch, Sardine, Thunfisch)	panierter oder frittierter Fisch
Fleisch & Wurst	Geflügelaufschnitt, Hähnchen, Lammfleisch, Leber, Rindfleisch, magerer Schinken, Schweinefleisch	paniertes oder frittiertes Fleisch, fettes Fleisch und Wurstaufschnitt
Getränke	Wasser, ungesüßte Kräuter- und Früchtetees, grüne Smoothies, stark verdünnte Fruchtsaftschorlen, Espresso, Kaffee	Alkohol, Fruchtsaft, Milchmixgetränke, Softdrinks
Kräuter & Gewürze	Chili, Curry, Ingwer, Knoblauch, Kurkuma, Petersilie, Zimt	Zucker

Migräne

Etwa sechs bis acht Prozent der Männer und zwölf bis 14 Prozent der Frauen haben Migräneanfälle. Die Krankheit belastet Betroffene stark und galt bislang als nicht heilbar.

1 2

Neueste Ursachenforschung

In der weltweit umfangreichsten Migränestudie aus dem Jahr 2016 wurden 44 Genvarianten entdeckt. Sie sind mit einem erhöhten Risiko verbunden, an Migräne zu erkranken. Einige dieser Varianten befinden sich in den Bereichen des Erbguts, die den Blutkreislauf im Gehirn regulieren. Die Entdeckungen zeigten, dass eine Störung der Blutversorgung des Gehirns wesentlich für die Entstehung der Migräne ist – ein Meilenstein für das Verständnis der Ursachen der Migräne.

Überblick: Was ist Migräne?

Frauen zwischen dem 35. und 45. Lebensjahr sind am häugigsten betroffen und dreimal öfter als Männer. Aber auch Kinder können Migräneanfälle bekommen: Etwa vier bis fünf Prozent aller Schulkinder haben Migräne. Die Kopfschmerzerkrankung tritt anfallsartig und periodisch auf.

Symptome: Woran erkennt man Migräne?

Typische Symptome, die gleichzeitig auftreten müssen, sind: mäßige bis starke, pulsierende, einseitige Kopfschmerzen, die erheblich beeinträchtigen. Bei Aktivität kommt es zu Verschlimmerung. Licht-, Lärm- und Geruchsempfindlichkeit können auftreten, ebenso wie Sehstörungen, Appetitlosigkeit, Erbrechen und Übelkeit. Ein Migräneanfall umfasst vier Phasen, manche Betroffene erleben aber auch nur zwei oder drei:

Vorphase: Die Migräne kann sich durch verschiedene Symptome ankündigen – sogenannte Plus- und Minus-Faktoren. Plus-Faktoren sind eine erhöhte Reizbarkeit, Heißhungerattacken, Stimmungsschwankungen, Hyperaktivität und Überempfindlichkeit. Zu den Minus-Faktoren zählen Müdigkeit, Abgeschlagenheit und Verstopfung. Auch Sehstörungen, Lichtblitze und Taubheitsgefühle können auftreten.

Aura: In der Regel kommt es zu Symptomen einer Migräne-Aura binnen fünf bis 20 Minuten. Nach spätestens 60 Minuten sind sie abgeklungen – noch vor Einsetzen des Schmerzes. Die Aura kann sich aber auch mit den Schmerzen überschneiden oder erst nach ihrem Beginn auftreten.

Kopfschmerzphase: Diese Phase dauert vier bis 72 Stunden, bei Kindern kann sie auch kürzer sein. Dabei nehmen die Schmerzen normalerweise langsam zu. Sie treten oft nur einseitig auf, können aber bei einem Anfall auch die Seite wechseln. Neben den Kopfschmerzen kommt es oft zu Übelkeit, Erbrechen, Licht- und Lärmüberempfindlichkeit. Bei Bewegungen und Anstrengung verstärken sich die Beschwerden.

Rückbildungsphase: Jetzt nehmen die Beschwerden ab und hinterlassen die Betroffenen müde und erschöpft. Typisch sind Symptome, die gegensätzlich zu denen der Vorphase sind – wie etwa Appetitlosigkeit. Eine vollständige Erholung kann zwölf bis 24 Stunden dauern.

Es handelt sich um Migräne, wenn mindestens zwei Hauptsymptome und ein Begleitmerkmal vorliegen. Auch sollten der aktuellen Attacke wenigstens fünf weitere im Laufe des Lebens vorausgegangen sein. Lassen Sie ärztlich ausschließen, dass eine andere Erkrankung zugrunde liegt.

Ursachen: Wie entsteht die Migräne?

Die genauen Ursachen kennt man noch nicht, vermutet aber genetische Faktoren, da in einer Familie oft mehrere Mitglieder betroffen sind.
Es gibt verschiedene Faktoren, die einen Migräneanfall auslösen können, aber nicht die Ursachen sind. Meist führen mehrere diese Trigger (engl. *trigger* = Auslöser) zusammen zu einer Attacke. Dazu gehören:

Hormonschwankungen: Besonders Frauen während der Periode oder des Eisprungs sind davon betroffen. Auch Verhütungsmittel wie die Pille oder Hormonpräparate gegen Wechseljahresbeschwerden können Migräneanfälle auslösen. Übrigens kommt es vor, dass eine Schwangerschaft, aber auch die Wechseljahre bei Migränepatientinnen zu einer Besserung der Beschwerden führen.

Stress: Der Migräneanfall tritt nicht mitten im größten Stress auf, sondern entweder in der Erwartung anstehender Belastungen oder in der Entspannungsphase (Wochenendmigräne).

Gestörter Schlaf-wach-Rhythmus: Ist eine Nacht kürzer als gewöhnlich oder bringen Reisen, spätes Aufstehen oder ein zu langer Mittagsschlaf die innere Uhr durcheinander, kann dies zu einer Migräne führen.

Bestimmte Nahrungsmittel: Manche Menschen reagieren empfindlich auf Schokolade oder Käse, Alkohol (vor allem Rotwein), Glutamat sowie Schwankungen des Koffeinspiegels.

Eine Migräne kann aber auch ohne äußere Faktoren auftreten.

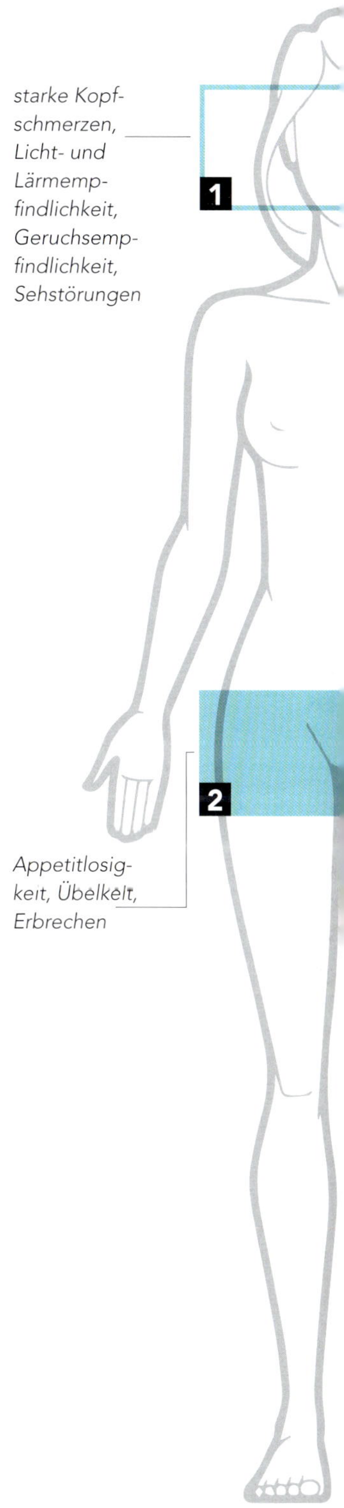

Diagnose: Wie stellt der Arzt eine Migräne fest?

Die Diagnose erfolgen zunächst durch körperlich-neurologischer Untersuchungen, etwa mittels Elektroenzephalographie (EEG), Computertomtographie (CT) oder Magnetresonanztomographie (MRT). Um eine Migräne diagnostizieren zu können, benötigt der Arzt auch eine genaue Beschreibung der Beschwerden, die bei einer Attacke auftreten.

Das kann Ihr Arzt für Sie tun

Besteht eine Migräne bereits seit Jahren, ist eine erfolgreiche Therapie meist nicht in kurzer Zeit zu erreichen. Langfristig verspricht eine Kombination von medikamentösen und nicht medikamentösen Maßnahmen Erfolg. Die Art der Behandlung richtet sich nach dem Ausmaß der Migräne.

Bei der Migränebehandlung unterscheidet man zwischen der Therapie des Migräneanfalls und der Migräneprophylaxe, also einer vorbeugenden Behandlung im krankheitsfreien Intervall.

Eine Selbstmedikation empfiehlt sich als Therapie **bei leichter bis mittelschwerer Migräne**. Verschiedene Migränetabletten (*Analgetika*) sind rezeptfrei in der Apotheke erhältlich. Besonders wirksam sind Kombipräparate aus Acetylsalicylsäure, Paracetamol und Koffein.

Soforthilfe

Kalte Kompressen (zum Beispiel eine Migränebrille), der Rückzug in einen abgedunkelten, ruhigen Raum und erholsamer Schlaf!

Treten neben Kopfschmerzen Symptome auf, verschreibt der Arzt etwa bei Schwindel und Übelkeit ein sogenanntes Antiemetikum. Es bewirkt, dass die Schmerzmittel besser vom Körper aufgenommen werden.

Bei schwerer Migräne helfen Triptane, die auch Erbrechen und Übelkeit lindern. Allerdings sind sie nicht geeignet zur Behandlung von Kindern, Menschen über 65 Jahren sowie in der Schwangerschaft und Stillzeit. Sie können Nebenwirkungen hervorrufen wie Druck- oder Engegefühl im Brust- und Halsraum, Herzrhythmusstörungen, Kribbeln in Händen und Füßen sowie Hitze- oder Kältegefühle.

Das können Sie selbst für sich tun

- Ein **Kopfschmerztagebuch** kann dabei helfen, Triggerfaktoren zu erkennen, die man dann vermeiden kann. Tragen Sie dazu über mehrere Wochen folgende Angaben in einen Kalender ein: Schweregrad, Dauer und Lokalisation des Schmerzes, Begleitsymptome (wie etwa Übelkeit), besondere Vorkommnisse (zum Beispiel Stress, gestörter Schlaf), bestimmte Nahrungsmittel, Medikamente oder andere Maßnahmen
- Um für eine Migräneattacke weniger anfällig zu sein, kann eine **Ernährungsumstellung** sinnvoll sein.

Ernährung, die heilt

Die Top-3-Lebensmittel

Ingwer

Schmerzhemmende Inhaltsstoffe wie Gingerol gelten als Attackenbremse. Für empfindliche Gaumen: rohe Stücke mit heißem Wasser als Tee aufbrühen.

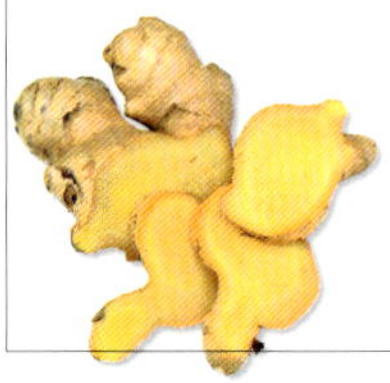

Seefisch

Fettreiche Seefische wie Makrele, Hering und Lachs sind Toplieferanten für Omega-3-Fettsäuren. Sie halten die Gefäße geschmeidig und schützen vor Entzündungen und Plaques.

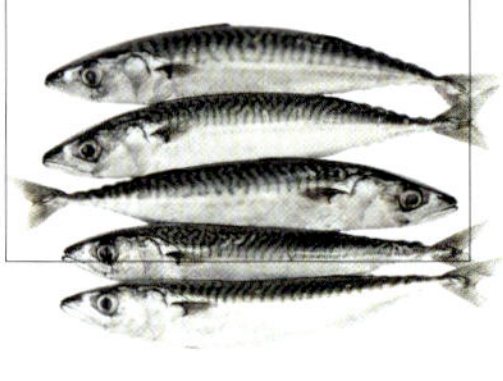

Butter

versorgt die Zellen mit Alpha-Linolensäure. Die hält die Zellmembran geschmeidig und sorgt für eine gute Fließeigenschaft des Bluts. Ideal ist Süßrahm- oder Sauerrahmbutter.

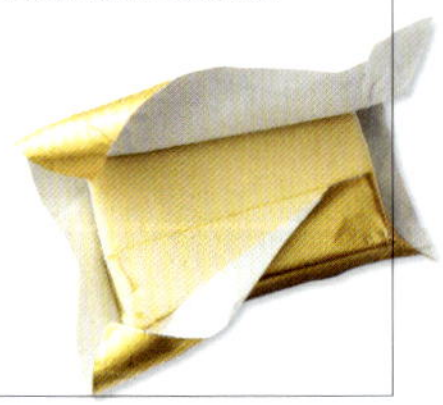

Das tut jetzt auch noch gut

Verzichten Sie möglichst auf Alkohol, meiden Sie Lärm, sorgen Sie für ausreichende Entspannung und einen regelmäßigen Schlaf-wach-Rhythmus.

Moderater Ausdauersport wie Walking, Schwimmen, Radfahren ist ebenfalls Erfolg versprechend.

Vielen Patienten helfen außerdem **Entspannungstechniken** wie autogenes Training oder progressive Muskelentspannung, Akupunktur, Hypnose oder eine kognitive Verhaltenstherapie.

Lebensmittel	Empfehlenswert	Bitte darauf verzichten
Brot & Getreide, Kartoffeln, Nudeln, Reis	hefefreie Backwaren, Haferflocken, Hirse, Sauerteigbrot, Müsli (ohne Zucker), Quinoa, Vollkornnudeln, Vollkornreis, Pellkartoffeln	Fertigbackmischungen, Hartweizennudeln, geschälter Reis, Toast, Weißbrot, Weizenbrötchen, Weizenkeime
Nüsse & Samen	Chiasamen, Esskastanien, Kürbiskerne, Kokosnuss, Leinsamen, Nuss-, Pinien-, Sonnenblumenkerne	nach individueller Verträglichkeit: Erdnusskerne, Hasel-, Pistazien- und Walnusskerne
Gemüse	Brokkoli, Chicorée, Gurken, Kohl, Kohlrabi, Kürbisse, Lauch, Mais, Mangold, Möhren, Paprika, Radieschen, Rettich, Rote Beete, Salat, Spargel, Zucchini, Zwiebeln	nach Verträglichkeit: Auberginen, Hülsenfrüchte, Pilze, Sauerkraut, Soja, Spinat, Sprossen, Tomaten
Obst	frisches Obst: Äpfel, Aprikosen, Heidel-, Johannisbeeren, Kakis, Kirschen, Litschi, Mango, Melone, Nektarinen, Pfirsiche, Pflaumen, Preiselbeeren	Avocado, überreifes Obst, Obstkonserven, kandiertes Trockenobst; nach individueller Verträglichkeit: Ananas, Bananen, Birnen, Erdbeeren, Himbeeren, Kiwi
Fette & Öle	Butter, Butterschmalz, Olivenöl, Leinöl, Kokosfett	
Eier, Milch & Milchprodukte	Butter, Butterkäse, Eigelb, Frischkäse, junger Gouda, Mascarpone, Milch, Milchbutter, Mozzarella, Naturjoghurt, Ricotta, Sahne, Speisequark	Eiweiß, Fruchtjoghurt, tyraminhaltige, länger gereifte Käsesorten: Edelschimmelkäse, Harzer Käse, Schmelzkäse, Milchreis
Fleisch & Wurstwaren	frisches oder tiefgekühltes Fleisch und Geflügel; mit Schweinefleisch haben einige Betroffene Probleme	gepökelte Fleischwaren (Kasseler, Lachsschinken, Putenbrustaufschnitt, Speck), Leber, Rohwürste
Fisch & Meeresfrüchte	frisch gefangene oder tiefgefrorene Salz- und Süßwasserfische	Fischkonserven, Hummer, Muscheln und Schalentiere

Multiple Sklerose

Möglicherweise beeinflusst unsere Ernährung die Entstehung und den Verlauf von MS. Die chronische Entzündung des zentralen Nervensystems ist bisher nicht heilbar.

1 2 3

Schwierige Diagnose

Die *Encephalomyelitis disseminata* ist eine chronische Erkrankung des Nervensystems, bei der Nervenstrukturen zerstört werden. Weiße Blutkörperchen greifen Nervengewebe an und lösen Entzündungen aus, weshalb Nervensignale nicht mehr richtig weitergeleitet werden. Die Symptome können bei jedem einzelnen Patienten ganz unterschiedlich ausfallen, weshalb MS auch »Krankheit der 1000 Gesichter« genannt wird.

Überblick: Was ist multiple Sklerose?

Die multiple Sklerose (MS) ist eine entzündliche Erkrankung des Zentralnervensystems, bei der an bestimmten Erkrankungsherden die Isolationshülle der Nervenfasern zerstört wird. Dort beginnt das Stützgewebe der Nerven zu wuchern und es entstehen schließlich im Gehirn und im Rückenmark – oft an typischer Stelle seitlich der Nervenwasserräume – graue, harte Entzündungsherde, die man sklerotische Herde nennt (griechisch *skleros* = hart, derb). Da diese Herde Gehirn und Rückenmark an verschiedenen Orten befallen können, spricht man von der multiplen (lateinisch *multiplex* = vielfach) Sklerose.

Die multiple Sklerose ist mit fünf Fällen auf 10 000 Menschen die häufigste Erkrankung des Nervensystems in unseren geografischen Breiten. Frauen erkranken etwa doppelt so häufig wie Männer. Die Erkrankung beginnt meist in jungen Jahren. Bei 65 Prozent der Betroffenen tritt die Krankheit erstmals zwischen dem 20. und 40. Lebensjahr auf.

Symptome: Woran erkennt man multiple Sklerose?

Vielfach entwickeln sich die ersten MS-Anzeichen relativ rasch innerhalb von Stunden oder Tagen. Da die Symptome sehr vielgestaltig sind, nennt man sie auch die »Krankheit mit den 1000 Gesichtern«. Bei mehr als einem Drittel der Patienten stellen sich als erste Anzeichen Gefühlsstörungen ein: Arme oder Beine fühlen sich taub an oder es kribbelt auf der Haut. Jeder fünfte Patient fühlt sich müder als sonst und hat Probleme beim Stuhlgang oder ist plötzlich unsicher beim Gehen und Stehen.

Die Erkrankung kann auch schubweise mit oft einseitigem, innerhalb von wenigen Tagen auftretendem Verlust der Sehschärfe beginnen – insbesondere für Farben. Es kommt zu Doppelbildern sowie einem diffusen Schwindelgefühl. Die Sprache wird langsamer und abgehackt.

Bei dem Versuch, mit geschlossenen Augen die Fingerspitze auf die Nasenspitze zu bringen, erfolgt die Bewegung nicht geradlinig, sondern im Zickzack. Dabei nimmt die Unsicherheit zu, je näher man der Nase kommt.

Einige Patienten leiden unter Kraftlosigkeit (meist in den Armen, seltener in den Beinen), sie können ihre Blase nicht mehr richtig entleeren oder haben Schmerzen. Sprechstörungen und Halbseitenlähmung sind nur selten erste MS-Symptome.

Bei jedem Erkrankten stellt sich die MS unterschiedlich dar. Meist verläuft sie schubförmig mit dem Ergebnis einer akuten Verschlimmerung der Beschwerden. Danach können die Beschwerden ganz oder teilweise verschwinden und nach einer Weile wiederkehren. Manchmal kommen andere Symptome hinzu, die ebenfalls wieder zurückgehen können.

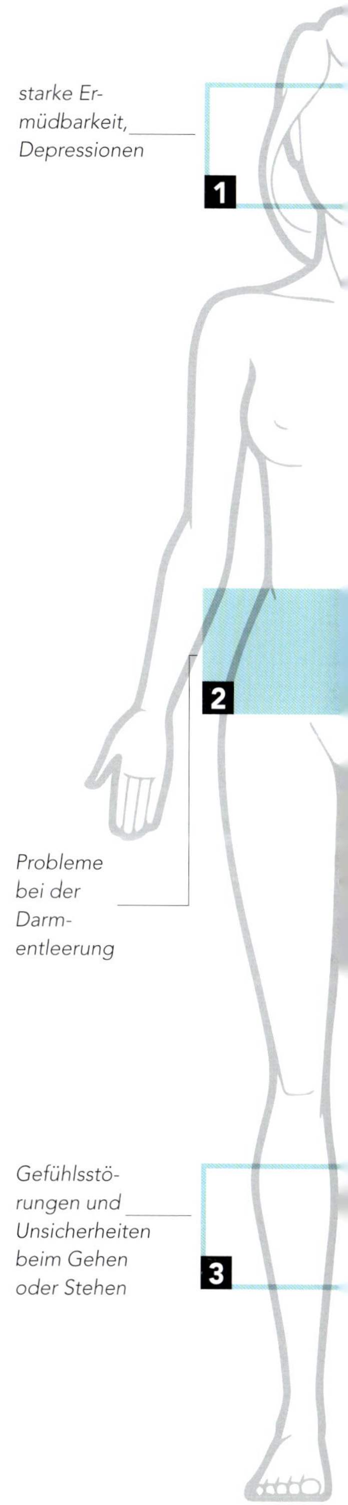

Ursachen: Wie entsteht multiple Sklerose?

Es gibt deutliche Hinweise, dass es sich bei MS um eine Autoimmunerkrankung handelt. Dabei erkennt der Organismus das körpereigene Nervengewebe nicht mehr als sein eigenes und zerstört es. Zu einem gewissen Teil kann multiple Sklerose auch ererbt sein. Außerdem gibt es Hinweise, dass die multiple Sklerose mit außergewöhnlichen Verläufen von Viruserkrankungen zusammenhängt. Dazu gehören etwa Infektionen mit dem Masern-, dem humanen Herpes-6 (HHV-6) und vor allem mit dem Epstein-Barr-Virus (EBV). Man vermutet, dass die Reaktionen des Immunsystems auf eine solche Infektion die Entstehung von MS bei entsprechend veranlagten Menschen auslösen kann.

Diagnose: Wie stellt der Arzt multiple Sklerose fest?

Die endgültige Diagnose kann schwerfallen, da die Erkrankung so viele Gesichter hat. Viele Beschwerden können auch bei anderen Krankheiten auftreten. Insofern sind verschiedene Untersuchungsschritte nötig:

- Erhebung der Krankengeschichte,
- körperliche Untersuchung (klinisch-neurologische Untersuchung),
- apparative Untersuchungen (wie Kernspintomografie = MRT, evozierte Potenziale),
- Laboruntersuchungen (Untersuchung des Nervenwassers, Blutuntersuchungen).

Das kann Ihr Arzt für Sie tun

Die Multiple-Sklerose-Therapie stützt sich auf vier Säulen:

Schubtherapie: Behandlung mit Kortison oder Plasmapherese (einer Art Blutwäsche).

Verlaufsmodifizierende Therapie (Basistherapie, langfristige Immuntherapie): Sie zielt darauf ab, die Schübe zu reduzieren und ein Fortschreiten der Erkrankung günstig zu beeinflussen.

Symptomatische Therapie: Behandlung unspezifischer Beschwerden wie Muskelverkrampfung, Schmerzen, Depressionen, Blasen- oder Darmentleerungsstörungen.

Akupunktur und Akupressur: Sie nehmen einen hohen Stellenwert in der komplementären Therapie von MS ein. Der Versuch, damit Schmerzen oder Muskelkrämpfe zu lindern, kann sinnvoll sein.

Entspannungstechniken: Autogenes Training, progressive Muskelrelaxation oder Feldenkrais können zur Linderung mancher Symptome beitragen sowie das Allgemeinbefinden und die Lebensqualität verbessern.

Cannabis: Darf in begründeten Einzelfällen bei schwerer multipler Sklerose verordnet werden, um den Krankheitsverlauf positiv zu beeinflussen oder Symptome zu lindern.

Akupunktur

In der komplementären Therapie hat diese schmerzlindernde und krampflösende Behandlung einen hohen Stellenwert.

Das können Sie für sich selbst tun

Alkohol und Nikotin meiden: Beide sind Nervengifte und MS ist eine Nervenerkrankung.

Antientzündlich essen: Im Mittelpunkt stehen dabei Omega-3- und Omega-6-Fettsäuren. Während aus Omega-6-Fettsäure entzündungsfördernde Substanzen hergestellt werden können, ist unser Körper zur Bildung entzündungshemmender Stoffe auf Omega-3-Fettsäuren angewiesen. Beide Fettsäuregruppen konkurrieren jedoch um bestimmte Prozesse im Stoffwechsel. Durch mehr Omega-3-Fettsäuren lässt sich eventuell das Gleichgewicht im Organismus zur Bildung von mehr antientzündlichen Stoffen hin verschieben. Also: viel Omega-3 und wenig Omega-6 essen!

Ernährung, die heilt

Die Top-3-Lebensmittel

Schwarzwurzel

Ballaststoffe und Präbiotika wie Inulin schützen die Darmflora. Ebenfalls gute Quellen sind Chicorée und Topinambur. Inulin schmeckt leicht süßlich und füttert die nützlichen Darmbakterien.

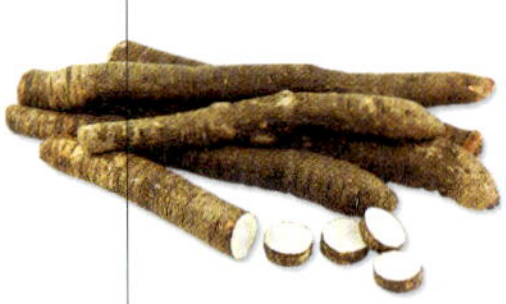

Scholle

Omega-3-Fettsäuren können Entzündungen reduzieren. Essen Sie deshalb zwei bis drei Seefische pro Woche. An fischfreien Tagen nehmen Sie nach Rücksprache mit Ihrem Arzt 5 Gramm Dorschlebertran (oder Fischölkapseln).

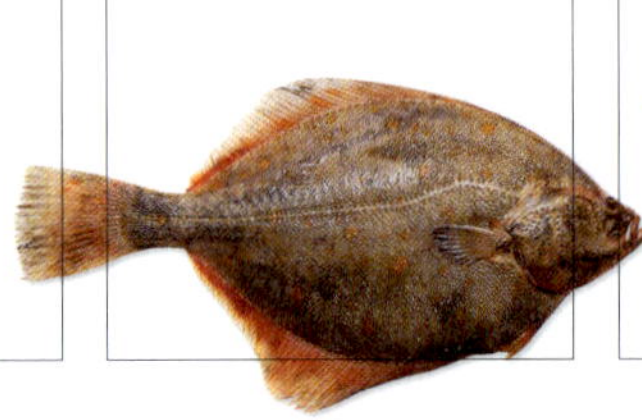

Rapsöl

Das Öl ist reich an einer weiteren Omega-3-Fettsäure (Alpha-Linolensäure) und enthält viel von dem natürlichen Antioxidans Vitamin E. Verwenden Sie deshalb 1–4 EL hochwertige Pflanzenöle am Tag.

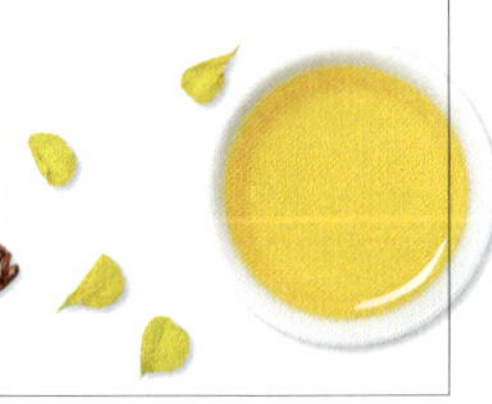

Lebensmittel	Empfehlenswert	Bitte darauf verzichten
Brot, Getreide & Beilagen wie Nudeln, Kartoffeln, Reis	kohlenhydratarmes Brot (Eiweißbrot), kohlenhydratarmes Müsli (Leinsamen, Nüsse, Kokos, Samen, gepufftes Quinoa, Amaranth)	Brot, Brötchen, Baguette, Knäckebrot, Laugenbrezel, Mehrkornbrötchen, Pumpernickel; Reis, Kartoffeln, Nudeln; Chips, Flips, Gebäck, Kekse, Kuchen, Schokolade
Nüsse & Samen	Hanfnusskerne, Haselnüsse, Kokosnuss, Kürbiskerne, Leinsamen, Macadamia, Mandeln, Paranüsse, Sesamsamen, Sonnenblumenkerne, Walnüsse	Cashewkerne, Kastanie, Pinienkerne
Gemüse	Auberginen, Rote Beete, Blumenkohl, grüne Bohnen, Brokkoli, Chicorée, Chinakohl, Fenchel, Grünkohl, Gurken, Kohlrabi, Kresse, Kürbis, Lauch, Mangold, Möhre, Petersilie, Radieschen, Rosenkohl, Rotkohl, Sauerkraut, alle Salatsorten, Sellerie, Spargel, Spinat, Tomaten, Weißkohl, Wirsing, Zucchini, Zwiebeln	in Maßen: Bohnen, Erbsen, Linsen, Mais, Süßkartoffeln
Obst	Avocado, Oliven; in Maßen: Brombeeren, Erdbeeren, Heidelbeeren, Himbeeren, Johannisbeeren, Papaya, Rhabarber, Wassermelone, Zitrone	Ananas, Apfel, Aprikosen, Banane, Birne, Clementinen, Grapefruit, Honigmelone, Kaki, Kirsche, Kiwi, Mango, Nektarine, gezuckerte Obstkonserven, Obstmus, Orange, Pfirsiche, Pflaumen, Sauerkirschen, Trockenobst, Weintrauben, Zwetschgen
Fette & Öle	Butter, Hanföl, Kokosöl, Kürbiskernöl, Leinöl, Olivenöl, Rapsöl, Walnussöl,	Distelöl, Mayonnaise, Palmfett, Schmalz (Butter-, Gänse-Schwein-), Sonnenblumenöl
Eier, Milch & Milchprodukte	Eier; Crème fraîche, Joghurt, Milch, Sahne, Sahnequark, Schmand und Käse (> 45 % Fett i. Tr.) wie Feta, Mozzarella, Schnittkäse, Weichkäse	Fruchtbuttermilch, Fruchtjoghurt, Fruchtquark, Kakaozubereitungen, fettarme Milch- und Milchprodukte, Milchreis, Pudding
Fisch & Meeresfrüchte	Aal, Flusskrebs, Forelle, Garnele, Heilbutt, Hering, Hummer, Kabeljau, Karpfen, Krabben, Lachs, Makrele, Sardellen, Sardine, Scholle, Seezunge, Shrimp, Steinbutt, Thunfisch	panierter und frittierter Fisch
Fleisch & Wurst	Ente, Gans, Hase, Hirsch, Huhn, Kalbfleisch, Kaninchen, Lammfleisch, Pute, Reh, Rindfleisch, Straußenfleisch, Truthahn, Wildschwein; Corned Beef, Kassler, Koch- und Lachsschinken, Putenbrustaufschnitt	Innereien, Schweinefleisch
Getränke	Wasser, ungezuckerter Tee und Kaffee	Alkohol, Fruchtsaft, Kakao, Softdrinks

Neurodermitis

Die chronisch-entzündliche Hauterkrankung tritt in Schüben auf und dies fast immer schon in der frühen Kindheit. Sie ist ungefährlich, aber für die Betroffenen sehr belastend.

1

Genetische Faktoren

Bestimmte Gene spielen laut jüngeren Forschungsergebnissen bei der Entstehung von Neurodermitis eine Rolle. Aufgrund von Defekten im Erbgut ist die normale Barrierefunktion der Haut beeinträchtigt. Es fehlen gewisse Proteine (Eiweiße), sodass die Haut ihre Hornschicht nur unzureichend bilden kann und deshalb leicht austrocknet. Allergien und Stress können die Erkrankung dann triggern.

Überblick: Was ist Neurodermitis?
Neurodermitis (atopisches Ekzem) ist eine anlagebedingte Ekzemerkrankung, die vor allem im Kindesalter auftritt, aber bis über das 30. Lebensjahr hinweg anhalten kann. Im weiteren Verlauf kommen zu den Hauterscheinungen Heuschnupfen und eine allergische Bindehautentzündung hinzu, in seltenen Fällen auch allergisches Bronchialasthma.

Symptome: Woran erkennt man Neurodermitis?
Das typischste Krankheitsanzeichen der Neurodermitits ist der quälende Juckreiz. Auf der Haut zeigen sich unscharf begrenzte entzündliche Verdickungen mit kleinsten Bläschen und Knötchen. Diese können auch nässen. Oft betrifft sie Kopfhaut, Gesicht und Hände sowie die Streckseiten von Armen und Beinen.

Wenn sie aufgekratzt werden, bilden sich Krusten: eine häufige Begleiterscheinung. Meist tritt die Neurodermitis bereits im Säuglingsalter (zweiter bis dritter Monat) als Milchschorf auf; an Wangen und auf der Kopfhaut kommt es zu gelblichen Schuppenauflagerungen. Im weiteren Verlauf sind vor allem Ellenbeugen, Kniekehlen, Ohrläppchenansatz und Augenlider (symmetrische Ausprägung) betroffen. Milchschorf ohne weitere Anzeichen ist aber kein Indikator für Neurodermitis.

Vegetative Störungen wie verminderte Schweiß- und Talgproduktion können die Krankheit begleiten. Auf beschwerdefreie Phasen folgen teilweise extreme Symptome. Meist werden die Schübe durch bestimmte Faktoren (Trigger) ausgelöst.

Vorsicht: Durch Aufkratzen, können sich die offenen Hautstellen infizieren – mit Bakterien (wie Staphylokokken), Viren (wie Herpes) oder Pilzen.

Ursachen: Wie entsteht Neurodermitis?
Die genaue Ursache für diese Erkrankung ist unbekannt. Bei der Entstehung scheinen verschiedenen Faktoren eine Rolle zu spielen, etwa eine gestörte Hautbarriere. Man geht davon aus, dass Neurodermitis erblich

bedingt ist. Dabei wird nicht die Erkrankung an sich vererbt, sondern die Veranlagung dazu. Nicht jeder, der die Anlage zur Neurodermitis hat, muss auch tatsächlich daran erkranken. In der medizinischen Wissenschaft nennt man dies polygene erbliche Disposition.

Die Auslöser der Beschwerde können ganz unterschiedlich sein: Bei Kindern kann die Neurodermitis durch eine Nahrungsmittelallergie gegen Milch, Eiweiß oder Nüsse erstmals auftreten. Umweltfaktoren wie Hausstaub, Tierhaare und Pollen wirken in einigen Fällen verschlechternd.

Auch bestimmte Textilien (Wolle), Infekte wie eine Grippe oder starke Erkältung, Schwitzen, hormonelle Faktoren oder falsche Reinigung der Haut können einen Schub auslösen. Aber auch feuchtheißes Klima und starke psychische Belastung durch Stress können auslösend wirken. Es ist relativ selten, dass die Neurodermitis erstmals im Erwachsenenalter auftritt.

Diagnose: Wie stellt der Arzt Neurodermitis fest?

Der starke Juckreiz und die charakteristischen, immer wiederkehrenden Hautveränderungen geben dem Arzt erste Hinweise darauf, dass es sich um eine Neurodermitis (atopisches Ekzem, atopische Dermatitis) handeln könnte. Wichtig ist der Ausschluss anderer Erkrankungen, die mit ähnlichen Symptomen einhergehen, wie Schuppenflechte oder ein Kontaktekzem. Um eine allergische Form von Neurodermitis nachzuweisen, kann der Arzt ergänzend Hauttests, Laboruntersuchungen, Provokationstests und eine Eliminationsdiät veranlassen.

Das kann Ihr Arzt für Sie tun

Neurodermitis erfordert immer einen individuellen Therapieplan wie die Hautpflege mir rückfettenden Substanzen, eine äußerliche Behandlung mit kortisonhaltigen Präparaten oder Calcineurin-Hemmern, Lichttherapie, systemische Behandlung mit Medikamenten sowie das Erlernen von Entspannungstechniken und eine psychotherapeutische Behandlung.

Das können Sie selbst für sich tun

Vermeiden Sie Faktoren, die als Auslöser für Krankheitsschübe erkannt wurden. Es lohnt sich beispielsweise zu prüfen, ob der Verzicht auf bestimmte Nahrungsmittel eine Besserung der Symptome mit sich bringt. So kann es sein, dass Zitrusfrüchte, Obstsäfte, Alkohol und stark gewürzte Speisen den Hautzustand verschlechtern.

Anders anziehen: Kratzende Kleidung und Schwitzen begünstigen das Auftreten von Ekzemen. Seide, Baumwolle und Leinen sind luftdurchlässig und wirken wenig reizend. Bei Kälte lieber mehrere leichte Kleidungsstücke übereinander tragen. Es gibt inzwischen auch Unterwäsche und Kleidung, die mit Silbernitrat oder anderen antimikrobiell wirksamen Substanzen beschichtet sind.

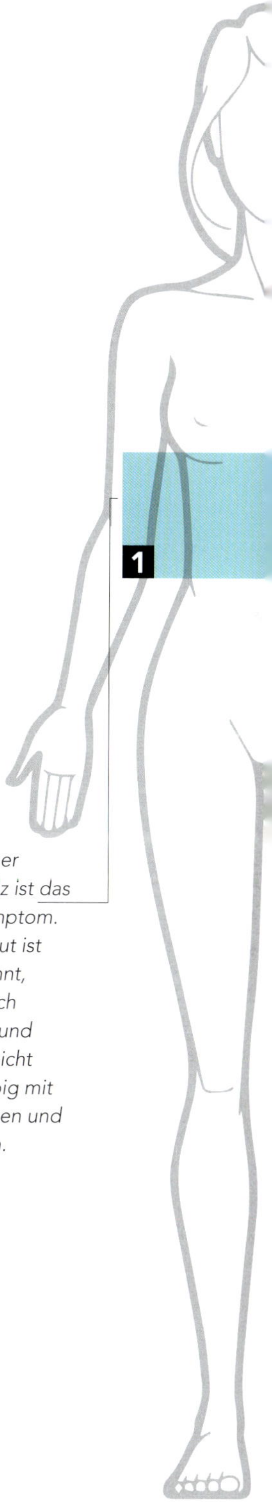

Extremer Juckreiz ist das Leitsymptom. Die Haut ist gespannt, fühlt sich rau an und wirkt leicht schuppig mit Knötchen und Pusteln.

Stillen: Für Kinder vorbelasteter Eltern gilt es als der beste Schutz: Ein Baby sollte mindestens vier Monate lang gestillt werden. Zeigen sich jedoch schon im Alter von etwa drei Monaten Anzeichen wie Milchschorf, sollte ein Arzt hinzugezogen werden. Die über die Muttermilch aufgenommenen Allergene können die Entstehung einer Neurodermitis triggern. Eine Alternative kann dann hypoallergene Nahrung sein.

Klimatherapie: Als Unterstützung bei Neurodermitis hat sich ein Klimawechsel bewährt. Aufenthalte in Reizklimazonen helfen, das Hautbild zu verbessern. Günstig ist vor allem ein längerer Aufenthalt an der Nord- oder Ostsee sowie im Hochgebirge. Dort gibt es wenig allergieauslösende Substanzen. Außerdem bessern sich bei den meisten Betroffenen die Symptome durch Sonnenbestrahlung.

Gamma-Linolensäure soll bei Neurodermitis antientzündlich wirken. Im Handel gibt es diese Fettsäure in Form von Nachtkerzen- oder Borretschöl. Die Leitlinien zur Behandlung von Neurodermitis sprechen allerdings keine Empfehlung für die beiden Öle aus.

Neurodermitis-Schulungen: Wegen der hohen psychischen Belastung der Erkrankten werden für Familien von Kindern mit Neurodermitis Schulungen angeboten. Ziele ist das Erlernen von Bewältigungsstrategien und eine Verbesserung der Lebensqualität. Die psychische Belastung der Familien soll gemindert und alltagstaugliche Lösungsansätze gefunden werden.

Geheimtipp Ringelblume

Bei leichteren Hautveränderungen lindern Ringelblumensalbe (Calendula) oder Umschläge mit Rote-Bete-Saft den Juckreiz.

Ernährung, die heilt

Die Top-3-Lebensmittel

Borretsch

Die Einnahme von Linolensäure kann den Krankheitsverlauf positiv beeinflussen. Sie ist reichlich in Nachtkerzen- und Borretschöl vorhanden, die als Nahrungsergänzungsmittel erhältlich sind.

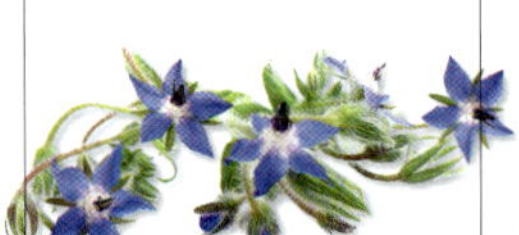

Lauch

Eine gute Darmflora schützt das Immunsystem und kann regulierend wirken. Inulin sorgt für ein gesundes Mikrobiom im Darm. Das Kohlenhydrat kommt auch in Schwarzwurzeln, Chicorée und Topinambur vor.

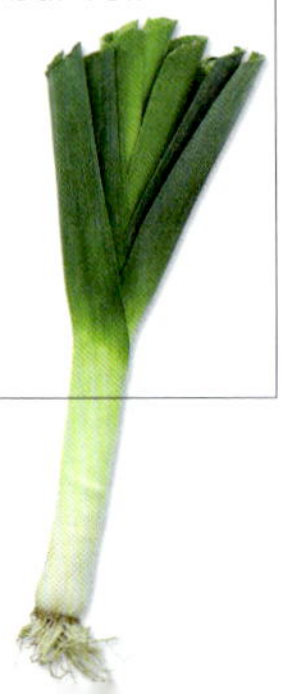

Algen

Sie schmecken im Smoothie und enthalten vergleichsweise viel Kalzium: Spirulina-Algen haben 120 mg pro 100 g zu bieten. Noch kalziumreicher sind Braunalgen, denn 100 g enthalten etwa 1000 mg.

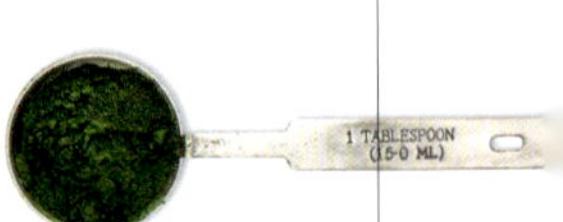

Lebensmittel	Empfehlenswert	Bitte darauf verzichten
Brot, Getreide & Beilagen wie Nudeln, Kartoffeln, Reis	Brot und Getreideprodukte aus Buchweizen, Dinkel, Hafer, Hirse; Müsli aus Amaranth, Quinoa; Reis, eifreie Dinkelnudeln, Kartoffeln; vegetarische Pasteten ohne Milch, Soja und Ei	Brot und Getreideprodukte aus Weizen oder Roggen; Erdnussbutter, Nutella; Hartweizennudeln; Sojaprodukte wie Tofu; Fast Food, Fertiggerichte; industriell hergestellte Backwaren/Süßwaren
Nüsse & Samen	Kürbiskerne, Mandeln, Pinienkerne, Sonnenblumenkerne	Nüsse wie Erdnüsse, Haselnuss-, Walnusskerne
Gemüse	Blattsalate, Brokkoli, Kartoffeln, Kohl, Kürbis, Mais, Mangold, Pilze, Rote Bete, Salatgurke, Spargel, Zucchini; individuell auch: Bohnen, Erbsen, Linsen, Spinat	Auberginen, eingelegtes Gemüse (Gurken, Zwiebeln), Gemüsekonserven, Knoblauch, Möhren, Paprika, Rhabarber, Rettich, Sauerkraut, Sellerie, Sojabohnen, Tomaten, Zwiebeln; Keime und Sprossen
Obst	süße Apfelsorten, Aprikosen, Heidelbeeren, Mango, Wassermelone; individuell auch: Bananen, Birnen	Erdbeeren, Johannisbeeren, Kiwis, Pfirsiche, Stachelbeeren, Zitrusfrüchte
Fette & Öle	ungehärtetes Kokosfett, milchfreie Margarine, kalt gepresstes, unraffiniertes Pflanzenöl wie etwa Leinöl	Schweineschmalz, Süßrahmbutter, Walnussöl und andere Nussöle
Eier, Milch & Milchprodukte	in Maßen: Milch und vor allem fermentierte Milchprodukte wie Joghurt; (Frisch-) Käse von Kuh, Schaf, Ziege; Kefir	Hühnerei; lang gereifter Käse wie Brie, Camembert, Cheddar, Parmesan, Schimmelkäse; Kakao, Fruchtjoghurt/-quark, Pudding, Milchreis
Fisch & Meeresfrüchte	individuelle Verträglichkeit prüfen	Fisch oder Meeresfrüchte
Fleisch & Wurst	Fleisch und Aufschnitt von Huhn, Lamm, Pute, Rind	Schweinefleisch, scharf gewürzte Fleischwaren, Wurst mit Farb-, Aroma- oder Konservierungsstoffen, Tofu
Kräuter & Gewürze	milde Gewürze (ohne Hefe)	Schnittlauch und andere scharfe Kräuter; Essig-Öl-Dressing für Salate; Gewürzmischungen mit Hefe

Niereninsuffizienz

Jeder zehnte Mensch auf der Welt leidet an einer Niereninsuffizienz. Still nennt man die Epidemie, weil sie erst im Spätstadium spürbar wird.

1 2 3

Unbemerkter Verlauf

Zu Anfang macht sich eine chronische Nierenschwäche oft nur durch geringe Krankheitszeichen bemerkbar oder verläuft sogar völlig symptomfrei. Häufig werden die Nierenprobleme durch die Symptome der Grunderkrankung überlagert, also zum Beispiel durch die Beschwerden eines Typ-2-Diabetes oder einer Vaskulitis (entzündliche Krankheitsprozesse der Blutgefäße). Frühe Symptome können sein: erhöhter Blutdruck und vermehrte Ausscheidung von wenig gefärbtem, hellem Urin.

Überblick: Was ist eine Niereninsuffizienz?

Die Hauptaufgabe der Nieren ist die Entgiftung des Körpers, die Regulation des Flüssigkeitshaushalts und des Säuregehalts des Blutes. In der Nierenrinde befinden sich etwa eine Million Blutgefäßknäuel (*Glomeruli*), um aus dem Blut Gifte, Abbauprodukte des Stoffwechsels und andere unbrauchbare Substanzen herauszufiltern. Daraus entsteht der sogenannte Primärharn, aus dem die Nieren dann Urin bilden.

Diese Blutreinigung nennen Mediziner glomeruläre Filtration. Solange die Nieren gesund sind, funktioniert diese reibungslos. Bei Erkrankungen wie Bluthochdruck, Typ-2-Diabetes, aber auch durch Gifte oder die Einnahme bestimmter Medikamente wird das Nierengewebe angegriffen und büßt in seiner Funktion ein. Das kann Auslöser einer chronischen Nierenerkrankung sein, die im schlimmsten Fall zum Nierenversagen führen kann. In diesem Fall sind die Nieren so beschädigt, dass das Blut nicht mehr oder nicht mehr gründlich genug gereinigt wird. Die Abbauprodukte sammeln sich im Blut und schädigen den Körper.

Anhand der sogenannten glomerulären Filtrationsrate (GFR) kann ein Arzt feststellen, wie weit die Erkrankung fortgeschritten ist. Normalerweise bilden die Nieren etwa 120 Milliliter Primärharn pro Minute. Im Endstadium der chronischen Niereninsuffizienz bringen sie in der Minute nur noch höchstens 15 Milliliter Primärharn hervor. Unbehandelt gibt es bei der Niereninsuffizienz fünf Stadien mit unterschiedlichem Schweregrad:

Stadium 1: Nierenerkrankung, GFR normal.
Stadium 2: leichte Niereninsuffizienz, GFR = 60–89 ml.
Stadium 3: mäßige Niereninsuffizienz, GFR = 30–59 ml.
Stadium 4: schwere Niereninsuffizienz, GFR = 15–29 ml.
Stadium 5: terminale Niereninsuffizienz, GFR < 15 ml.

Symptome: Woran erkennt man eine Niereninsuffizienz?

Bei leichteren Beeinträchtigungen sind noch keine Anzeichen bemerkbar. Erst ab dem vierten Stadium macht sich die Erkrankung normalerweise bemerkbar, in Form von Durst und häufigem Harndrang. Im späteren Verlauf überwässert der Körper dann, da die Nieren kaum mehr Urin bilden und Wasser ausscheiden können. Dieses verbleibt im Blut, wodurch der Blutdruck steigt und sich Wasser im Gewebe einlagert. In der Folge kommt es zur Beeinträchtigung vieler Organfunktionen, vor allem von der Haut und dem Herz-Kreislauf-System.

Ursachen: Wie entsteht Niereninsuffizienz?

- In 35 Prozent der Fälle ist Typ-2-Diabetes Auslöser einer diabetischen Nierenerkrankung mit Folge einer Niereninsuffizienz.
- In 15 Prozent der Fälle sind Entzündungen der Nierenkörperchen (Glomerulonephritiden) der Auslöser. Diese entstehen unter anderem als Folge bestimmter Autoimmun- und Krebserkrankungen.
- In 10 Prozent der Fälle geht eine polyzystische Nierenerkrankung voraus. Hierbei handelt es sich um eine angeborene Fehlbildung der Nieren mit zahlreichen Zysten.
- Auch Bluthochdruck kann zu einer Niereninsuffizienz führen (siehe Seite 98–101).

Diagnose: Wie stellt der Arzt Niereninsuffizienz fest?

Im Rahmen der Anamnese klärt der Arzt mögliche Vorerkrankungen ab. Es erfolgt die Untersuchung auf typische Anzeichen der Niereninsuffizienz wie gelbliche Hautfärbung oder Blässe, Wassereinlagerungen, erhöhten Blutdruck sowie Mundgeruch nach Urin. Dann wird das Blut auf die Harnstoffmenge und den Kreatininwert hin getestet. Eine Urinprobe (24-Stunden-Sammelurin) hilft, die glomeruläre Filtrationsrate (GFR) einzuschätzen und das Stadium der Erkrankung zu beurteilen. Ultraschallaufnahmen können Aufschluss darüber geben, wie groß die Nieren sind und ob sich darin Zysten befinden.

Das kann Ihr Arzt für Sie tun

Es gibt drei Möglichkeiten, die Niereninsuffizienz zu behandeln:

- konservative Therapie der Grunderkrankung sowie der Symptome,
- ab Stadium 5 in der Regel Blutwäsche (Dialyse),
- Nierentransplantation.

Das können Sie selbst für sich tun

Trinken Sie viel Wasser, idealerweise zwei bis 2,5 Liter täglich.

Ernähren Sie sich eiweißarm. Pro Tag sollten Menschen mit Niereninsuffizienz nicht mehr als 0,8 Gramm Eiweiß pro Kilogramm Körpergewicht zu sich nehmen. Ein 80 Kilogramm schwerer Mann darf also rund 64 Gramm Protein zu sich nehmen, eine 60 Kilogramm schwere Frau nur etwa 48 Gramm. Pflanzliche Proteine sind tierischen Proteinen in jedem Fall vorzuziehen!

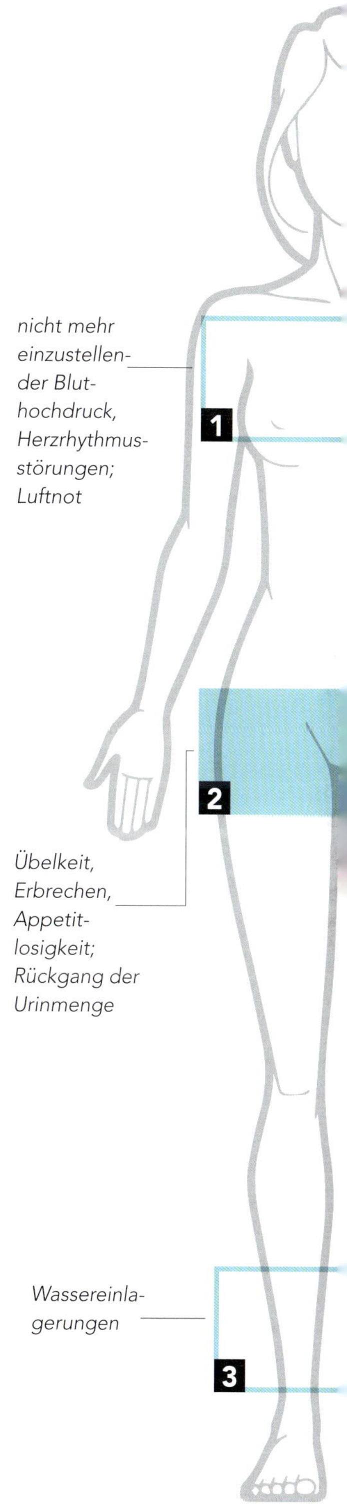

Mängel ausgleichen

Ein ausgewogener und dabei eiweiß-, phosphat- und kaliumarmer Ernährungsplan schützt vor Mangelernährung (siehe auch Seite 173).

Ausreichend schlafen: Im Schlaf finden verschiedene Regenerationsprozesse statt. Das Immunsystem arbeitet in dieser Zeit auf Hochtouren und alle Organgewebe werden erneuert. Zu wenig Schlaf stört diesen Prozess und kann zu Schäden an Nieren und anderen Organen führen. Schlafmangel erhöht außerdem das Risiko von Atherosklerose und Bluthochdruck, was wiederum die Nieren belastet.

Alkohol reduzieren: Übermäßiger Alkoholkonsum wirkt wie Gift für Leber und Nieren. Alkohol überlastet beide Organe, dehydriert den Körper und stört die Nierenfunktion. Er führt außerdem dazu, dass Harnsäure in den Nierentubuli gelagert wird, was die Röhren verschließen kann. Dies erhöht das Risiko von Nierenversagen.

Einige **verschreibungspflichtige Schmerzmittel** verringern den Blutfluss zu den Nieren und verschlechtern die Nierenfunktion. Eine langfristige Einnahme von verschreibungspflichtigen Schmerzmitteln kann zu chronischen Nierenerkrankungen und akutem Nierenversagen führen. Bei einer eingeschränkten Nierenfunktion sollten Schmerzmittel niemals ohne Absprache mit dem Arzt genommen werden.

Ernährung, die heilt

Die Top-3-Lebensmittel

Kohl

Alle Kohlsorten liefern sekundäre Pflanzenstoffe, die gegen freie Radikale wirken. Weißkohl ist auch reich an den Vitaminen B_6, C, K und Ballaststoffen sowie Folsäure und enthält sehr wenig Kalium.

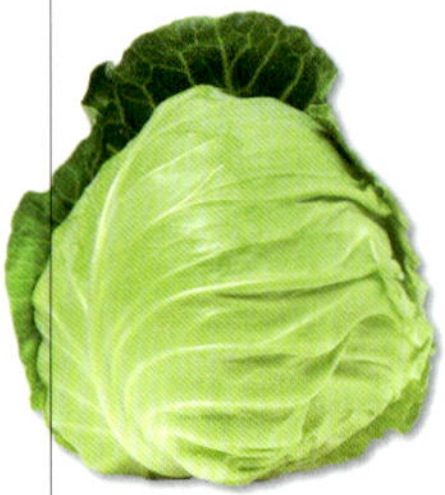

Spargel

Das Asparagin im Spargel bewirkt eine vermehrte Harnproduktion und unterstützt somit die Nierenfunktion.

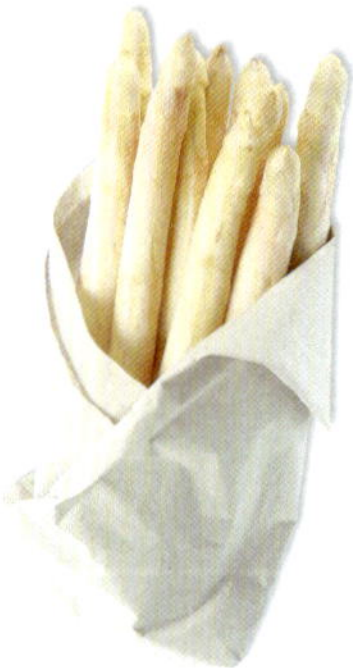

Brennnessel

Vor allem die enthaltene Kieselsäure, das Kalium und die Kaliumsalze wirken ausschwemmend und unterstützen die Nieren. Entzündungshemmende bei Harnwegsinfekten wirken Flavonoide im Brennnesseltee.

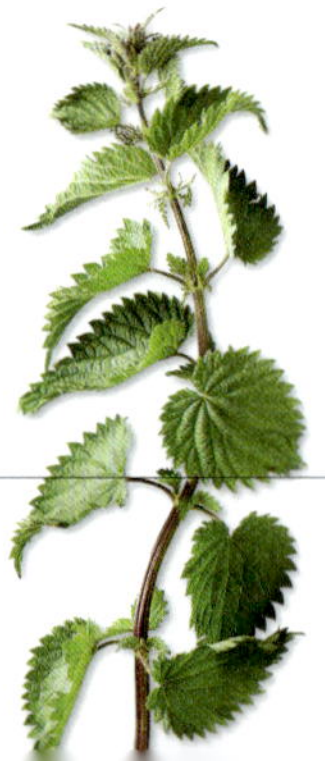

Lebensmittel	Empfehlenswert	Bitte darauf verzichten
Brot, Getreide & Beilagen wie Nudeln, Kartoffeln, Reis	Cornflakes, Blätterteig, Butterkekse, Grieß, Haferflocken, Hefeteig, Kuchen, alle Sorten Mehl und Brot, eiweißarmes Mehl und Gebäck Mehlspeisen, Salzstangen, Strudelteig, Teigwaren ohne Ei, und Torten mit Weinsteinbackpulver; Kartoffeln allen Zubereitungsarten: gekocht, gebraten, gebacken, als Salat; Reis	Backmischungen, Gebäck und Kuchen mit normalem Backpulver, Kakao; salziges Gebäck wie Cracker, Brezeln, Käsegebäck, Löffelbiskuits; nur in Maßen: Müsli ohne Nüsse, Müsli ohne Schokolade; Kartoffeln in Fertigprodukte mit Phosphorzusatz, Kartoffelchips und Ähnliches
Nüsse & Samen		Cashewkerne, Erdnüsse, Haselnusskerne, Kastanien, Kokosnuss, Mandeln, Paranüsse, Pistazien, Walnusskerne
Gemüse	alle Gemüsesorten, Salate, Pilze	Fertigprodukte; nur in Maßen: Sojaprodukte (100 g Tofu = 10 g Eiweiß)
Obst	alle Obstsorten, Konfitüre, Marmelade	Trockenfrüchte; nur in Maßen: Fruchtsaftgetränke, Obst- und Gemüsesäfte
Fette & Öle	alles Sorten, ob tierisch oder pflanzlich; Mayonnaise, Buttersoße	Erdnussbutter, Erdnussmus; nur in Maßen: Speck
Eier, Milch & Milchprodukte	Camembert, Limburger, Sahne, Quark, Sojamilch, körniger Frischkäse	Hühnerei; Milch (3,5 % Fett), Edamer, Schmelzkäse; Milchschokolade
Fisch & Meeresfrüchte	Bismarckhering	
Fleisch & Wurst	mageres Schweinefleisch	
Getränke	Trinkwasser Mineralwasser, Kaffee, Zitronensaft, Himbeersirup, alle Teesorten, Limonade	Instantgetränke, Getränke mit Phosphorzusatz (Cola, Mineral-/Energydrinks); nur in Maßen: Alkoholhaltige Getränke wie Wein, Bier, Sekt

Osteoporose

In Deutschland leiden Millionen Menschen an Osteoporose, vor allem ältere Frauen. Da sich die Knochensubstanz verstärkt abbaut, werden die Knochen instabil und brüchig.

1 2

Die Darmflora schützen

Die tägliche Einnahme eines Probiotikums hat laut einer randomisierten klinischen Studie der Sahlgrenska Academy in Göteborg aus dem Jahr 2018 den Rückgang der Knochenmasse bei postmenopausalen Frauen verlangsamt. Offenbar beeinflusst eine gesunde Darmflora auch die Knochendichte.

Überblick: Was ist Osteoporose?

Knochen bestehen aus Kalzium und Phosphat und einem besonderen Gewebe, das ihnen Stabilität und Form verleiht (Matrix). Im Lauf des Lebens befinden sich die Knochen ständig im Umbau.

Osteorporose ist eine Knochenerkrankung, die sich durch eine Minderung der Knochenmasse manifestiert, welche durch eine Verschlechterung des Aufbaus und der Funktion des Knochens entsteht. In der Regel sind meist ältere Menschen im Alter von über 50 Jahren davon betroffen. Jede dritte Frau und jeder fünfte Mann leidet hierzulande unter dem Knochenschwund. Im Extremfall kann ein Patient pro Jahr bis zu sechs Prozent seiner Knochenmasse verlieren.

Bei 95 Prozent der Patienten wird eine primäre Osteoporose diagnostiziert. Sie entsteht entweder durch den Östrogenmangel nach den Wechseljahren (bei Frauen) oder durch den erhöhten Knochenabbau im höheren Alter (beide Geschlechter). Nur bei wenigen Osteoporose-Patienten (5 Prozent) ist der Knochenschwund die Folge von anderen Erkrankungen oder von der Einnahme bestimmter Medikamente (sekundäre Osteoporose).

Symptome: Woran erkennt man Osteoporose?

Im Anfangsstadium der Erkrankung bestehen kaum Beschwerden, sodass die Diagnose oft erst spät gestellt wird. Bei Fortschreiten und wenn die Osteoporose nicht behandelt wird, kommt es häufig zu Verformungen der Wirbelsäule und der Wirbelkörper und schließlich zu Wirbelzusammenbrüchen. Die Folgen sind deutlich sichtbare Rückenverformungen und anhaltende Schmerzen, vor allem im Brust- und Lendenwirbelbereich. Die Betroffenen werden kleiner!

Neben den Wirbelfrakturen können Brüche auch an anderen Knochen auftreten. Am häufigsten betroffen sind der Unterarm (handgelenknaher Speichenbruch), der Oberarmkopf und der Schenkelhals (Hüften). Gerade die nach einem Bagatellsturz auftretende Schenkelhalsfraktur ist gefürchtet, da sie in fortgeschrittenem Lebensalter oft zum Tod führen kann.

Ursachen: Wie entsteht Osteoporose?

Bei der Entstehung einer Osteoporose wird eine genetische Veranlagung angenommen. Die wichtigste Ursache für die Osteoporose der Wechseljahre ist der Entzug des die Knochen schützenden Östrogens während der hormonellen Umstellung des Köpers (postmenopausale Osteoporose). Eine weitere Ursache kann bei Frauen auch die vorausgegangene Entfernung der Eierstöcke sein. Im höheren Alter verliert jeder Mensch Knochenmasse. Das kann sowohl bei Männern als auch bei Frauen eine Osteoporose verursachen (senile Osteoporose).

Risikofaktoren sind: Kalziumarme und/oder zu phosphatreiche Ernährung, Bewegungsmangel, Vitamin-D-Mangel, übermäßige Reduktionsdiäten, zu hoher Kaffeegenuss, Abführmittelmissbrauch sowie übermäßiger Alkohol- und Nikotingenuss. Eine sekundäre Osteoporose kann durch zu viel Kortison im Körper verursacht werden (Cushing-Syndrom, Kortison-Langzeitherapie) oder eine Schilddrüsenüberfunktion.

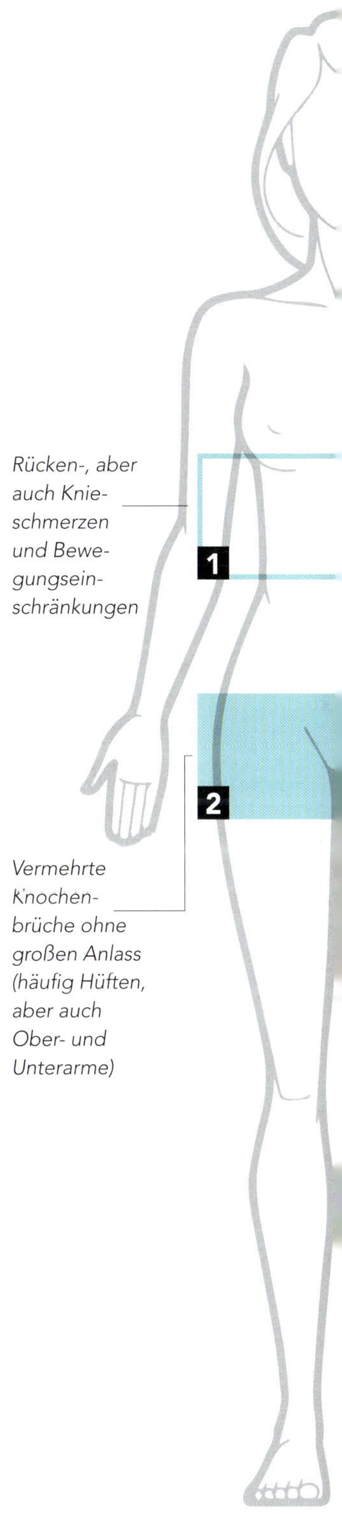

Diagnose: Wie stellt der Arzt Osteoporose fest?

Besteht der Verdacht auf Osteoporose, weil es ohne erkennbaren Anlass zu einem Knochenbruch gekommen ist (Spontanfraktur), sollten Sie dies sofort ärztlich abklären lassen. Mithilfe von Tests (etwa das *Timed-up-and-go*-Verfahren) überprüft er die körperliche Fitness und Mobilität. Ebenfalls wichtiger Bestandteil der Osteoporosediagnostik ist die Knochendichtemessung (Osteodensitometrie, DXA-Messung). Auch das Blut wird untersucht, wie etwa Leber- und Nierenwerte sowie Kalzium- und Phosphatspiegel.

Das kann Ihr Arzt für Sie tun

Die Osteoporosetherapie wird individuell an den Patienten angepasst, je nachdem, wodurch der Knochenschwund ausgelöst wurde und wie ausgeprägt er ist. Zu den wichtigsten Basismaßnahmen zählen ausreichende Bewegung und die richtige Ernährung. Falls notwendig, erhält der Patient zusätzlich Medikamente wie etwa Vitamin-D-Präparate. Ebenfalls wichtig ist eine Sturzvorbeugung zu Hause.

Das können Sie selbst für sich tun

Spazieren gehen: Leichter geht es nicht. Regelmäßige Spaziergänge fördern den Knochenaufbau und hemmt den Knochenabbau. Auch Schwimmen ist sehr effektiv.

Rückenschonendes Verhalten: Achten Sie immer auf eine aufrechte Sitzposition und wechseln Sie Ihre Sitzhaltung regelmäßig. Tragen Sie keine schweren Lasten. Erneuern Sie durchgelegene Matratzen.

Sorgen Sie für eine kalziumreiche Ernährung mit Milchprodukten und kalziumhaltigem Wasser. Erwachsene sollten pro Tag 1000 bis 1500 Milligramm Kalzium aufnehmen.

Viel Vitamin D: Essen Sie regelmäßig Produkte mit viel Vitamin D, zum Beispiel fettreiche Fischsorten (wie Hering), Fischöl und Eigelb. Setzen Sie Gesicht und Hände (und wenn möglich auch andere unbedeckte Körperstellen) regelmäßig dem Sonnenlicht aus: Im Sommer fünf bis 15 Minuten, im Frühling und Herbst zehn bis 25 Minuten täglich. Dann kann der Körper einen Großteil seines Vitamin-D-Bedarfs decken, indem er das Vitamin selber herstellt.

Meiden Sie Lebensmittel mit sehr viel Phosphat. Sie hemmen die Kalziumaufnahme im Darm und fördern die Kalziumfreisetzung aus den Knochen. Phosphatreich sind zum Beispiel Fleisch- und Wurstwaren, Schmelzkäse und Colagetränke.

Vermeiden Sie Untergewicht. Ein zu geringes Körpergewicht ist mit einer erniedrigten Knochendichte verbunden und erhöht das Risiko für Oberschenkelhals- und andere Knochenbrüche. Ideal ist Normalgewicht.

Verzichten Sie auf Nikotin und Alkohol und trinken Sie wenig Kaffee.

Eiweiß für starke Knochen

Proteine erhalten im Alter das Skelett. Deshalb gehören regelmäßig Hülsenfrüchte, Fisch und Milchprodukte auf den Speiseplan.

Ernährung, die heilt

Die Top-3-Lebensmittel

Kohl

Neben dem Sonnenvitamin D und Kalzium ist Vitamin K der dritte wichtige Vitalstoff im Anti-Osteoporose-Bund. Es hilft dem Körper, das für die Knochenfestigkeit wichtige Osteocalcin zu bilden, und ist enthalten in grünem und rotem Gemüse, Kohl, Milchprodukten und Geflügel.

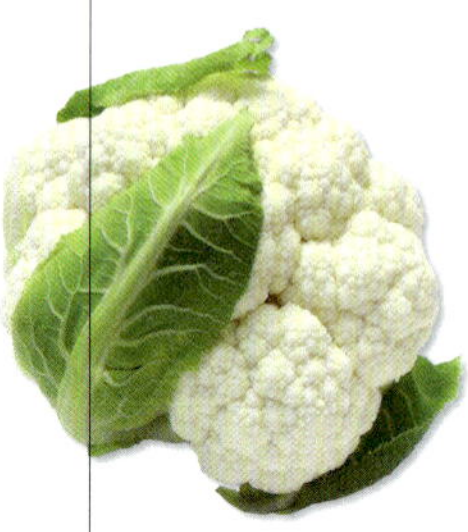

Pflaumen

Pflaumen enthalten Polyphenole, sie wirken als starke Antioxidantien und helfen, den Knochenverlust zu reduzieren. Pflaumen sind außerdem sehr reich an den Spurenelementen Bor und Kupfer, die für die Knochenbildung sehr wichtig sind.

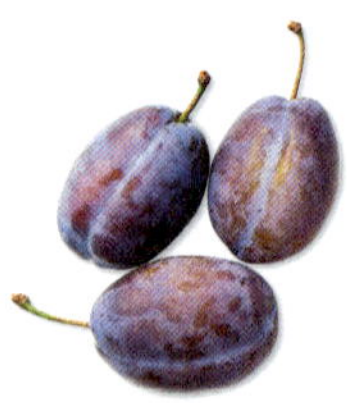

Mandeldrink

Die »Milch« aus Mandeln ist reich an Kalzium und Flavonoiden, die die Zellen schützen. Ein Mandeldrink enthält außerdem viel Magnesium, das für den Knochenerhalt unentbehrlich ist.

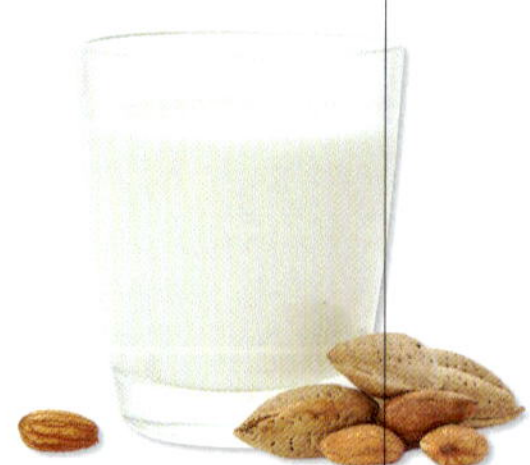

Lebensmittel	Empfehlenswert	Bitte darauf verzichten
Brot, Getreide & Beilagen wie Nudeln, Kartoffeln, Reis	Graubrot, Haferflocken, Weizenvollkornbrot; Amaranth, Buchweizen, Dinkel, Einkorn, Emmer, Grünkern, Hirse, Quinoa, Roggen; ungesüßtes Müsli; Naturreis; Vollkornprodukte	Fertiggerichte; Weizenmehl und -produkte
Nüsse & Samen	Cashewkerne, Chiasamen, Haselnusskerne, Leinsamen, Mandeln, Mohn, Paranüsse, Sesamsamen, Sonnenblumenkerne, Weizenkeime	gesalzene Nüsse
Gemüse	Algen, Bohnen, Blumenkohl, Brokkoli, Chinakohl, Erbsen, Feldsalat, Fenchel, Grünkohl, Kichererbsen, Kohlrabi, Lauch, Linsen, rote und gelbe Paprikaschoten, Kartoffeln, Möhren, Rosenkohl, Rotkohl, Rukola, Sauerkraut, Sellerie, Sojabohnen, Tomaten, Weißkohl, Zucchini	in Maßen: Rote Bete, Mangold, Sauerampfer, Spinat
Obst	Acerolakirsche, Avocado, Ananas, Aprikosen (getrocknet), Bananen, Birne, Brombeeren, Clementinen, Erdbeeren, Feigen, Grapefruit, Guave, Hagebutte, Himbeeren, schwarze Johannisbeeren, Kiwi, Orangen, Papaya, Sanddorn, Zitronen	Rhabarber
Fette & Öle	Butter, Leinöl, Maiskeimöl, Nussöle, Olivenöl, Rapsöl, Weizenkeimöl	Schokolade, Kakao
Eier, Milch & Milchprodukte	Hühnerei; Buttermilch, fettarme Bio-Milch und Milchprodukte, Edamer, Emmentaler, Gouda, Joghurt, Mozzarella, Parmesan, Tilsiter	Fertigsoßen, H-Milch, Kakaozubereitungen, Quark (Phosphor), Schmelzkäse
Fisch & Meeresfrüchte	Austern, fetter Seefisch (Heilbutt, Hering, Lachs, Makrele, Sardine, Tunfisch)	Panierter oder frittierter Fisch
Fleisch & Wurst	Gelegentlich: Hähnchen, Leber, Pute; mageres Bio-Rind- und Bio-Schweinefleisch	verzichten Sie weitgehend auf Fleisch und Wurst
Kräuter & Gewürze	Petersilie, Schnittlauch, Kerbel, Kresse, Basilikum, Estragon, Oregano, Thymian	Salz, Zucker
Getränke	kalzium- und magnesiumhaltiges Mineralwasser, Nuss- und Pflanzendrinks	Alkohol, Cola, koffeinhaltige Getränke, Kakao, Softdrinks; in Maßen: Kaffee, schwarzer Tee

Parodontitis

Die entzündliche Zahnfleischerkrankung gehört zu den häufigsten Infektionskrankheiten. Sie wird oft zu spät festgestellt, kann zu Zahnausfall führen und das Herz schädigen.

1

Zahnhygiene einhalten

Wissenschaftlich gesichert ist die Wechselwirkung von Parodontitis und Typ-2-Diabetes oder Herz-Kreislauf-Erkrankungen. Neben einer antientzündlichen Ernährung sind eine regelmäßige professionelle Zahnreinigung sowie Zahnhygiene durch die richtige Putztechnik und die Verwendung von Zahnzwischenraumbürsten der beste Schutz.

Überblick: Was ist Parodontitis?

Eine Parodontitis ist eine Entzündung des Zahnbetts (Zahnhalteapparats). Diese wird meist durch eine bakterielle Infektion verursacht, die zunächst als Zahnfleischentzündung beginnt und sich dann in den Kiefer ausbreiten kann. Unbehandelt kann Parodontitis zu Zahnverlust führen.

Bei vielen Betroffenen wird eine Parodontitis erst nach dem 40. Lebensjahr festgestellt, auch wenn erste Anzeichen häufig schon früher auftreten. Eine Parodontitis entwickelt sich ab diesem Alter am stärksten an den Frontzähnen und den vorderen Backenzähnen des Ober- und Unterkiefers. Entzündliche Zahnfleischerkrankungen können sich allerdings auch schon im Kindes- und Jugendalter zeigen.

Ursachen: Wie entsteht eine Parodontitis?

Bevor sich das Zahnbett entzündet, liegt normalerweise eine Zahnfleischentzündung (Gingivitis) vor, ausgelöst durch Keime ober- und unterhalb des Zahnfleischrands. Diese Bakterien befinden sich zu Beginn auf der Zahnoberfläche, können aber nach und nach bis zur Zahnwurzel vordringen. Dort lassen sich die Keime über normale Mundhygiene nicht mehr erreichen und können sich ungestört weitervermehren.

In der Regel ist die Parodontitis eine Folge von mangelnder Zahnpflege, denn so kann sich auf Dauer ein festhaftender Zahnbelag auf dem Zahn bilden – die sogenannte Plaque. Lagert der Zahnbelag Mineralien ein und verkalkt, entsteht Zahnstein. Dieser lässt sich nicht mehr mit der Zahnbürste entfernen. Siedeln sich Keime auf diese Weise dauerhaft am Zahn an, kann das zu Entzündungen führen, die immer mal aufflammen und kurzzeitig akut werden.

Trotzdem wirkt die Entzündung chronisch weiter im Verborgenen mit der Folge, dass das Zahnfleisch zurückgeht, nicht mehr am Zahn anliegt und irgendwann eine Lücke dazwischen entsteht. Ein Zahnarzt spricht dann von Zahnfleischtaschen. Hier können sich weitere Bakterien ansammeln und Entzündungen forcieren.

Symptome: Woran erkennt man Parodontitis?

Bei einer Parodontitis (veraltet: Parodontose) entwickeln sich die Symptome schleichend. Zuerst macht sie sich normalerweise durch eine Zahnfleischentzündung (Gingivitis) mit Rötungen und Schwellungen des Zahnfleischs sowie Zahnfleischbluten bemerkbar. Manche Patienten stellen auch einen veränderten Mundgeruch fest, der teilweise etwas süßlich riecht. Das ist oft ein typisches Anzeichen für eine Infektion mit Bakterien. Bei fortgeschrittener Parodontitis schmerzen betroffenen Stellen auch. Häufig erkennt erst der Zahnarzt die Anzeichen einer Parodontitis anhand typischer Veränderungen des Zahnfleischs:

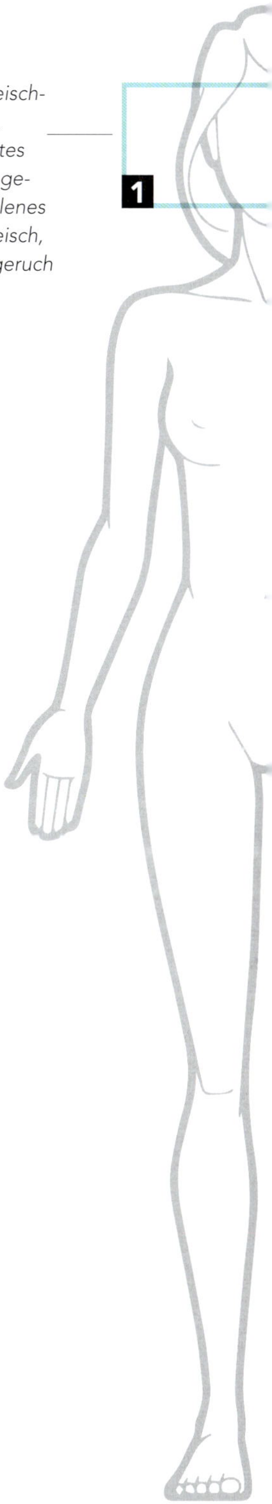

- Das Zahnfleisch bei einer Parodontitis liegt nicht mehr straff und girlandenförmig am Zahn an.
- Die Oberfläche des Zahnfleischs ist uneben und gerötet.

Aufgrund von mechanischen Reizungen kann es auch zu spaltförmigen Furchen (medizinisch: Stillman-Spalte) oder stark hervortretenden Verdickungen des Zahnfleischrands (medizinisch McGall-Girlande) kommen. Ist das Zahnfleisch schon leicht zurückgegangen, macht sich dies durch empfindliche Zahnhälse bemerkbar.

Manchmal tritt auch Eiter aus dem Zahnfleischsaum aus oder es bildet sich eine spürbare Eiterblase (Abszess) im Zahnfleisch. Verläuft die Parodontitis unbemerkt, kann es im fortgeschrittenen Stadium zu lockeren Zähnen oder sogar Zahnausfall kommen.

Ursachen im Überblick

- Mangelhafte Zahnpflege und Mundhygiene,
- Vorerkrankungen wie Typ-2-Diabetes oder Morbus Crohn,
- Mechanische Reize wie schlecht sitzender Zahnersatz,
- Kaufunktionsstörungen (wie etwa Zähneknirschen),
- Rauchen,
- Nebenwirkung bestimmter Medikamente,
- Schwangerschaft.

Das kann Ihr Arzt für Sie tun

Die sogenannte Behandlung gliedert sich in folgende Einzelschritte:

Vorbehandlung der Parodontitis: Sie dient vor allem der Reinigung der Zähne und der Zahnbereiche unterhalb des Zahnfleischrands von weichen und harten Zahnbelägen. Auch undichte Füllungen werden in diesem Zuge entfernt und durch neue ersetzt.

Parodontosebehandlung: Hier entfernt der Zahnarzt Ablagerungen unterhalb des Zahnfleischrands und glättet die Zahnwurzel. Bei tiefen Zahnfleischtaschen von mehr als fünf Millimetern werden auch chirurgische Maßnahmen ergriffen.

Das können Sie selbst für sich tun

Die regelmäßige und korrekte Zahnpflege ist wichtig zur Bekämpfung und Vorbeugung einer Parodontitis. Hat man bereits Parodontitis, so ist es ratsam, das Zähneputzen auf die Parodontitis abzustimmen: Das bedeutet vor allem, erkrankte Bereiche des Zahnfleischs trotz der Blutungsneigung nicht zu schonen, sondern im Gegenteil besonders intensiv, aber mit der nötigen Sensibilität zu reinigen.

Ein Rauchverzicht wirkt sich günstig auf den Heilungsprozess aus: Rauchen steigert nicht nur das Risiko für eine Parodontitis, sondern kann auch die Behandlung erschweren.

Substituieren Sie Magnesium, Vitamin B_{12} und Zink.

Ansteckung vermeiden

Wie jede bakterielle Infektionskrankheit ist auch Parodontitis ansteckend. Daher sollte auch der Lebenspartner auf mögliche Symptome achten.

Ernährung, die heilt

Die Top-3-Lebensmittel

Vitamin C

Die Zitronensäure in Zitrusfrüchten unterdrückt das Wachstum von ungesunden Keimen im Mund. Vitamin-C-haltige Gemüse- und Obstsorten wie Acerola, Grapefruit, Hagebutten, schwarze Johannisbeeren, Kiwi, Orange, Papaya, Sanddorn und Zitrone schützen somit das Zahnfleisch.

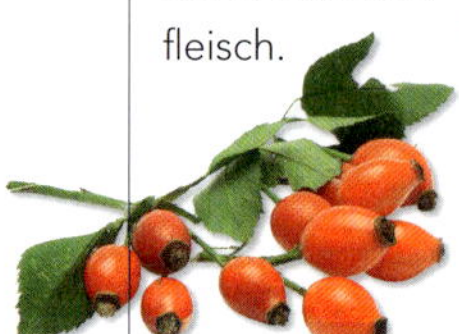

Forelle

Vitamin B_{12} ist wichtig für die Bildung roter Blutkörperchen und die gute Funktion der Nerven und des Stoffwechsels. 100 g Forelle liefern 4,5 mg und außerdem reichlich Omega-3-fettsäuren sowie Vitamin A und D.

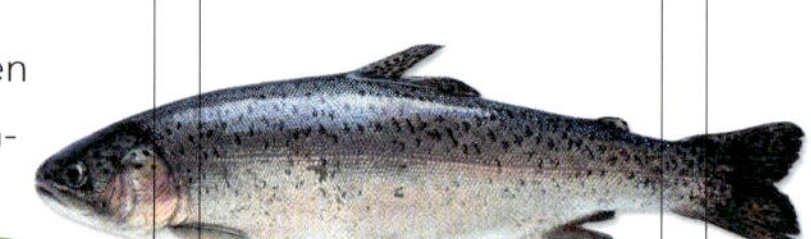

Kurkuma

Kurkuma lindert Schwellungen im Mund- und Zahnbereich, verbessert das Milieu der Mundschleimhaut und mindert die Gefahr von Zahnherden. Reiben Sie das Zahnfleisch mit einer Paste aus 1 TL Kurkumapulver, ½ TL Salz und ½ TL Senföl.

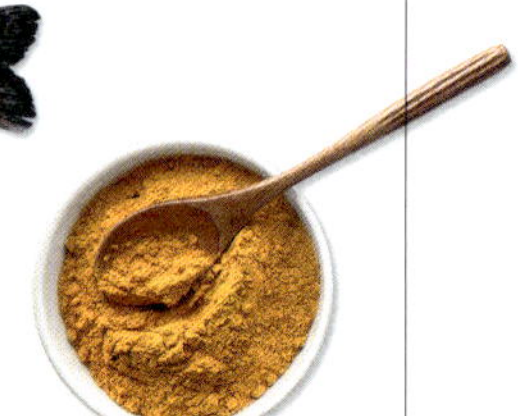

Lebensmittel	Empfehlenswert	Bitte darauf verzichten
Brot, Getreide & Beilagen wie Nudeln, Kartoffeln, Reis	fein geschrotetes Vollkornbrot; Buchweizen, Dinkel, Einkorn, Emmer, Roggen; Amaranth, Quinoa; Haferflocken; Vollkornnudeln, Naturreis	Fertigbackwaren und Fertigprodukte, Weizenmehl und -produkte
Nüsse & Samen	Chiasamen, Leinsamen, Macadamianüsse, Mandeln, Nussmus, Paranüsse, Sesamsamen, Walnusskerne	gesalzene Nüsse
Gemüse	Blattsalate, Blumenkohl, Brennnessel, Brokkoli, Erbsen, Fenchel, Kohlrabi, Mangold, Pilze, Rosenkohl, Rotkohl, Schwarzkohl, Spinat, Weißkohl	TK-Gemüse in Rahm, Butter oder Sahne
Obst	Acerolakirsche, Grapefruit, Hagebutte, Heidelbeeren, Kiwis, Orangen, Papaya, Sanddorn, Zitronen; säurearmes Obst bei akut entzündetem Zahnfleisch	in Maßen: Trockenobst
Fette & Öle	Leinöl (evtl. Ölziehen), Olivenöl, Rapsöl	Distelöl, Sonnenblumenöl
Eier, Milch & Milchprodukte	Bio-Eier, Milch- und Milchprodukte	gezuckerte und stark verarbeitete Milch- und Milchprodukte
Fisch & Meeresfrüchte	Austern, Garnelen, Hummer, Krabben, Muscheln, fetter Seefisch (Lachs, Makrele)	panierter oder frittierter Fisch
Fleisch & Wurst	in Maßen: Geflügel, Kalb, Rind, Wild	fettes Schweinefleisch, fette Wurstwaren, paniertes oder frittiertes Fleisch
Getränke	Früchtetee, Kräutertee; in Maßen: Kaffee	Alkohol, Fruchtsäfte, Softdrinks
Gewürze & Kräuter	mildes Curry, Dill, Giersch, Ingwer, Kresse, Kurkuma, Petersilie, Schnittlauch	scharfe Gewürze

Refluxkrankheit

Von der gastroösophagealen Refluxkrankheit sind in den westlichen Industrieländern etwa 15 Prozent der Bevölkerung betroffen, in Deutschland ist es jeder fünfte.

1 2 3

Stiller Reflux

Er macht sich nicht durch Brennen bemerkbar, kann trotzdem unangenehm sein und wird oft nicht erkannt. Die Symptome sind unspezifisch: Patienten erleben, dass ihnen Schleim in den Rachen läuft, dass sie dauernd husten müssen oder sie haben ein Fremdkörpergefühl im Hals. Da säureblockierende Medikamente wenig nützen und durch sie das Osteoporoserisiko steigt, ist die Umstellung von Ernährungs- und Lebensgewohnheiten der beste Weg zur Linderung.

Überblick: Was ist Reflux?

Verursacht ein Rückfluss von Verdauungssäften aus dem Magen in die Speiseröhre (= gastroösophagealer Reflux) Beschwerden beziehungsweise organische Komplikationen, so spricht man von gastroösophagealer Refluxkrankheit (engl.: *Gastroesophageal Reflux Disease*, GERD). Wenn es tagsüber gelegentlich zum Rückfluss von saurem Magensaft in die Speiseröhre kommt, ist das unproblematisch. Bei der gastroösophagealen Refluxkrankheit ist die Magensaftmenge jedoch krankhaft erhöht. Das Problem: Während der Magen speziell vor der Säure geschützt ist, wird die Schleimhaut der Speiseröhre davon angegriffen.

Dass es zu dem Rückfluss kommt, liegt meist daran, dass die unteren Schließmuskeln, die nach dem Schlucken des Nahrungsbreis die Speiseröhre wieder schließen, in ihrer Funktion gestört sind. Im Liegen oder beim Bücken dichtet der untere Schließmuskel der Speiseröhre (unterer Ösophagussphinkter) nicht mehr vollständig ab. Kommt die Salzsäure aus dem Magensaft immer wieder mit der Speiseröhrenschleimhaut in Kontakt, wird diese geschädigt und es kann zu einer schmerzhaften Entzündung mit Schleimhautveränderungen (Refluxösophagitis) führen.

Etwa 60 Prozent aller Betroffenen haben einen **Reflux ohne Schleimhautveränderungen** (nicht erosive gastroösophageale Refluxkrankheit/NERD). Die Übrigen leiden unter einer **erosiven Refluxkrankheit** (ERD), sofern sich in einer Gewebeprobe aus der Ösophagusspiegelung Schleimhautveränderungen nachweisen lassen. Zudem unterscheidet man zwischen zwei Formen der Refluxkrankheit: die **primäre** und die **sekundäre Refluxkrankheit**. Beide weisen dabei entweder einen Funktionsverlust des unteren Speiseröhrenschließmuskels (Ösophagussphinkter) und/oder eine Beweglichkeitseinschränkung der Speiseröhre auf.

Symptome: Woran erkennt man die Refluxkrankheit?

Typisch sind Sodbrennen, Aufstoßen und Schmerzen im Oberbauch. Oft verstärken sich die Krankheitsanzeichen in der Nacht: Das liegt daran, dass der Mageninhalt im Liegen leichter in die Speiseröhre und bis in die

Mundhöhle gelangen kann. Auch beim Bücken oder nach größeren Mahlzeiten können die Beschwerden meist zunehmen.

Ursachen: Wie entsteht Reflux?

Das Entstehen einer primären Refluxkrankheit wird durch verschiedene Faktoren begünstigt. Dazu gehören Übergewicht, bestimmte Ernährungsgewohnheiten, eine Schwächung des Zwerchfells, unzureichende Schutzmechanismen der Speiseröhre, Bewegungseinschränkungen oder herabgesetzte Speichelproduktion. Kaffee, zu fette oder zu süße Speisen sowie Alkohol stressen die Speiseröhrenschleimhaut und fördern Entzündungsprozesse. Zusätzlich regen Nikotin, Koffein sowie Stress die Magensäureproduktion an. Alkohol hemmt außerdem die Beweglichkeit des unteren Ösophagussphinkters, wodurch die Refluxkrankheit fortschreiten kann.

Ein sekundärer gastroösophagealer Reflux entsteht infolge einer körperlichen Veränderung. So führt eine Schwangerschaft bei 50 Prozent der Frauen im Schwangerschaftstrimenon durch die Druckerhöhung im Bauch zur Refluxkrankheit. Auch Erkrankungen des Verdauungstrakts, die zu einer anatomischen Veränderung der Speiseröhre oder des Magens führen, können eine sekundäre Refluxerkrankung auslösen.

Diagnose: Wie stellt der Arzt Reflux fest?

Neben der Anamnese und dem Abklären von Vorerkrankungen ist für die sichere Diagnose einer Refluxkrankheit eine Magenspiegelung oder einer Langzeit-pH-Messung über 24 Stunden notwendig.

Das kann Ihr Arzt für Sie tun

Eine Änderung der Ernährungsgewohnheiten und des Lebensstils führen bei vielen Betroffenen bereits zu einer deutlichen Linderung der Symptome. Eine medikamentöse Refluxbehandlung (etwa durch Protonenpumpenhemmer (PPI) hilft 90 Prozent der Betroffenen. Bei besonders schwerem Verlauf kann auch eine Operation Abhilfe schaffen.

Das können Sie selbst für sich tun

Auf Alkohol verzichten. Bier, Wein und Hochprozentiges schädigt die Schleimhaut direkt und lässt den unteren Ösophagusschließmuskel erschlaffen. Alkohol ist ein wesentlicher Auslöser der Refluxerkrankung.

Hören Sie mit dem Rauchen auf. Neben zahlreichen weiteren negativen Auswirkungen auf den Körper führt Rauchen und insbesondere das Nikotin zu einer übermäßigen Magensäureproduktion.

Vorsicht mit Kaffee: Einerseits regt das Koffein den Magen zur Magensäureproduktion an, was die Schleimhaut reizen kann. Andererseits wird durch Koffein auch die Produktion von Gastrin verstärkt, wodurch der Speiseröhrenschließmuskel besser schließt. Probieren Sie am besten aus, wie gut Sie Kaffee vertragen und wie viel Ihnen persönlich guttut.

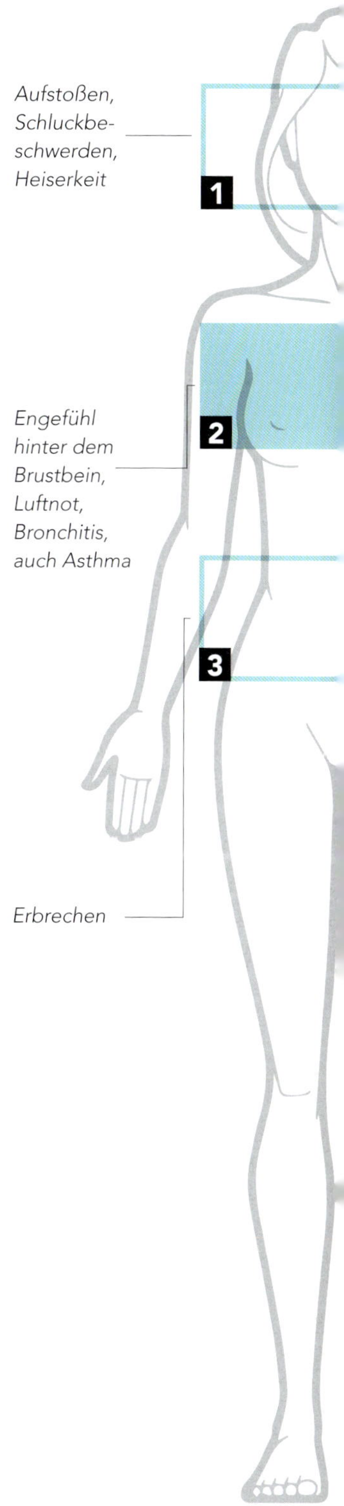

Richtig schlafen: Essen Sie die letzte Mahlzeit des Tages etwas drei Stunden bevor Sie zu Bett gehen, damit der Mageninhalt bereits zum Großteil in den Dünndarm gewandert ist. Hilfreich ist es auch, mit hoch gelagertem Oberkörper zu schlafen (zum Beispiel auf mehreren Kissen, oder das Kopfteil des Bettes höherstellen). So kann die Magensäure nicht so leicht in die Speiseröhre fließen.

Intervallfasten

Am wirkungsvollsten hat sich in der Therapie der Verzicht auf ein spätes Abendessen erwiesen.

Abnehmen: Übergewicht erhöht den Druck auf Magen und Speiseröhre und fördert so Sodbrennen.

Rollkur mit Kamillentee: Kamillentee wirkt antientzündlich und kann die Magensäureproduktion herabsetzen. Aus der Naturheilkunde stammt diese Rollkur, wobei die Magenwand vollständig mit dem Tee benetzt wird: Trinken Sie ein paar Schlucke warmen Tee und legen Sie sich dann für fünf Minuten auf den Rücken. Danach trinken Sie wieder ein paar Schlucke Kamillentee und legen sich fünf Minuten auf die linke Körperseite. Dann trinken Sie wieder etwas und legen sich fünf Minuten auf den Bauch und nach ein paar weiteren Schlucken auf die rechte Seite. Insgesamt dauert die Kamillentee-Rollkur etwa 20 Minuten.

Ernährung, die heilt

Die Top-3-Lebensmittel

Banane

Bananen enthalten viele Schleimstoffe, die sich nach dem Verzehr wie ein Schutzschild auf die Magenschleimhaut legen. Überschüssige Säuren werden so neutralisiert.

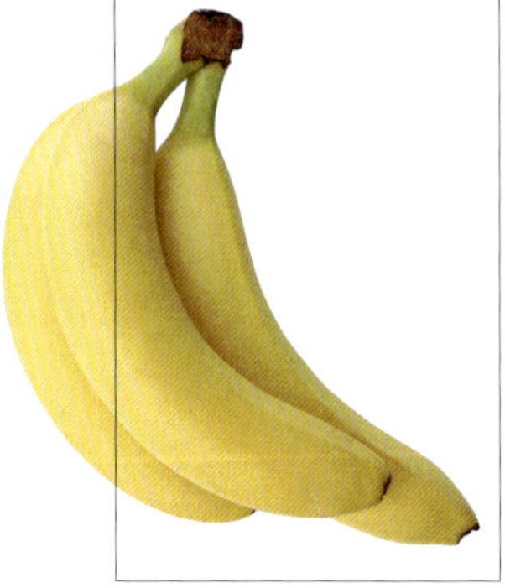

Apfel

Die perfekte Erste Hilfe bei Reflux ist ein Apfel mit seinen vielen Vitaminen und Nährstoffen. Bei den ersten Anzeichen von Schmerzen im Speiseröhrenbereich kann man einen Apfel schälen und reiben. Etwas stehen lassen, bis er bräunlich wird, und dann essen.

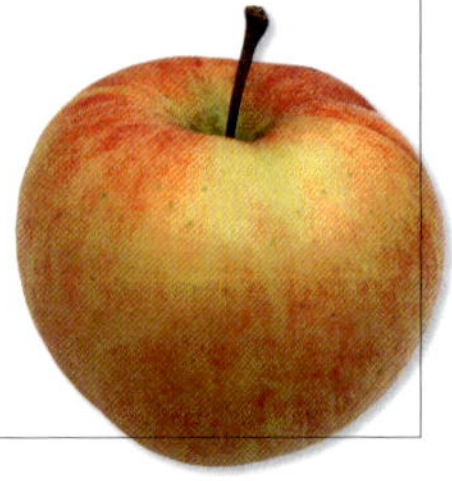

Melisse

Für einen Tee Kamillenblüten, Melissenblätter und Hopfenzapfen zu gleichen Teilen mischen lassen, einen Teelöffel davon in eine Tasse geben und 8–10 Minuten ziehen lassen. Den Tee zwischen den Mahlzeiten und vor dem Schlafengehen trinken.

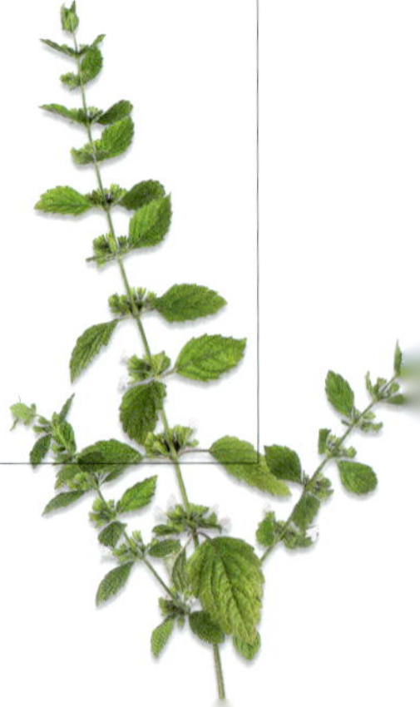

Lebensmittel	Empfehlenswert	Bitte darauf verzichten
Brot, Getreide & Beilagen wie Nudeln, Kartoffeln, Reis	fein geschrotetes Vollkornbrot, Vollkornknäckebrot, Vollkornbrötchen, Zwieback, Vollkornnudeln, Hartweizennudeln, Vollkornreis, Kartoffeln, Kartoffelbrei, blütenzarte Haferflocken, Müsli ohne Zucker	frisches Brot, Weißbrot, Toastbrot, grobe Vollkornbrote, Pommes, Kroketten, Pfannkuchen, Kartoffelpuffer, Kartoffelsalat Kuchen, Torten, Kekse, fette, gezuckerte Backwaren, Eiscreme, Bonbons, Schokolade, Waffeln
Nüsse & Samen	Mandeln, Haselnüsse und andere Nüsse nach individueller Verträglichkeit; Aufguss aus geschrotetem Leinsamen (siehe S. 152 unten Mitte)	gesalzene Nüsse
Gemüse	Artischocken, Aubergine, Blumenkohl, Brokkoli, Fenchel, Gurke (als Rohkost, ohne Schale), alle Salatsorten, Kohlrabi, Kürbis, Möhren, Rote Beete, Spinat, Spargel, Steckrüben, Tomaten, Zucchini; nach individueller Verträglichkeit: Kohlgemüse, Lauch, Paprikagemüse, Pilze	Gurkensalat (mit Essig-, Sahne-, Schmand-Dressing), Hülsenfrüchte (Bohnen, Erbsen, Linsen), Knoblauch, Kohlsalate, Meerrettich, Rotkraut, Sauerkraut, Zwiebeln
Obst	säurearmes Obst: Apfel (Jonagold, Gala, Gloster, Golden Delicious), Aprikose, Banane, Birne, frische Erdbeeren, Honigmelone, Mango, Marillen, Papaya, Pflaume, Pfirsich, Wassermelone, Weintrauben	säurereiches Obst: Ananas, Avocado, Beeren, Grapefruit, Kiwi, Mandarine, Nektarine, Orange, Pampelmuse, Sauerkirschen;.stark gezuckerte Obstkonserven und Obstmus
Fette & Öle	Butter, Leinöl, Olivenöl, Rapsöl, Walnussöl	fette Brühen, Soßen und Suppen, Streich- und Kochfett, Mayonnaise
Eier, Milch & Milchprodukte	Buttermilch, Magerquark, Milch (1,5 % Fett), Naturjoghurt (1,5 % Fett), Käse (30–40 % Fett i. Tr.): Feta, körniger Frischkäse, Harzer Käse, Schnittkäse, Weichkäse	Fette Eierspeisen; Crème fraîche, Joghurt, Mascarpone, fette Milch, (3,5 % Fett), Sahne, Sahnequark, Schmand; Käse (>45 % Fett i. Tr.): Schnittkäse, Weichkäse, Mozzarella und Frischkäse, Fruchtbuttermilch, -joghurt, -quark, Kakaozubereitungen, Milchreis, Pudding
Fisch & Meeresfrüchte	Forelle, Garnelen, Heilbutt, Kabeljau, Karpfen, Krabben, Scholle, Seezunge, Steinbutt	Fisch in Mayonnaise und Sahne, paniert oder geräuchert; Aal, Hering, Lachs, Makrele, Thunfisch
Fleisch & Wurst	Aspik, Corned Beef, Hühnerfleisch, Kassler, Koch- und Lachsschinken, Putenbrustaufschnitt, Putenfleisch, Rinderfilet, Schinkenzwiebelmettwurst, Schweinefilet, Schweinerücken	Bauchspeck, Blutwurst, Bockwurst, Bratwurst, Eisbein, Fleischkäse, Fleischwurst, Leberkäse, Leberwurst, Mettwurst, Mortadella, Nackenfleisch, Salami, Schinkenspeck, Weißwurst; paniertes und frittiertes Fleisch

Reizdarmsyndrom (RDS)

Eine funktionelle Störung des Darms liegt dem Reizdarmsyndrom zugrunde. Die Krankheitszeichen sind vielfältig, die Beschwerden lästig, aber nicht gefährlich.

1 2

Überblick: Was ist ein Reizdarm?

Unter dem Begriff »Reizdarmsyndrom« (RDS) versammeln sich zahlreiche verschiedene, stetig wiederkehrende Beschwerden, die meist über mehrere Monate oder Jahre hinweg auftreten, dabei aber keine erkennbare körperliche Ursache haben. Häufig ist der Nahrungstransport im Dickdarm gestört, aber auch Magen und Dünndarm können betroffen sein. Je nachdem, welche Krankheitsanzeichen im Vordergrund stehen, unterscheidet man beim Reizdarmsyndrom vier Krankheitstypen: **Durchfalltyp, Verstopfungstyp, Schmerztyp** und **Blähungstyp**. Neben diesen Hauptformen gibt es auch **Mischtypen**. Außerdem kann der eine Krankheitstyp auch in einen anderen übergehen oder sie wechseln einander ab.

Neueste Ursachenforschung

Beim RDS heißt es umzudenken: Die Erkrankung des Darms ist mittlerweile nachweislich organisch und nicht psychosomatisch bedingt. Was den Darm so »reizt«, ist eine gesteigerte Sensitivität der Nerven in der Mukosa. Die Empfindlichkeitsschwelle der Darmschleimhaut ist erheblich nach unten verschoben. Menschen, die unter einem RDS leiden, weisen eine veränderte zentrale Reizverarbeitung und eine Störung der Aktivierung der hemmenden absteigenden Nervenbahnen auf.

Symptome: Woran erkennt man einen Reizdarm?

Bei einem Reizdarm (*Colon irritabile*) sind die Darmfunktionen gestört, weshalb sich die Zusammensetzung des Stuhls verändert: Die Patienten leiden häufig an Durchfällen oder Verstopfung. Jedes Symptom des Reizdarmsyndroms für sich allein ist nicht typisch für die Erkrankung, erst zusammen ergeben sie das charakteristische Beschwerdebild:

- krampfartige, brennende oder stechende Bauchschmerzen, oft beim Stuhlgang,
- Druckgefühl im Unterbauch beziehungsweise im rechten oder linken Oberbauch sowie Völlegefühl (wie bei Reizmagen),
- Veränderung der Stuhlentleerung hinsichtlich mindestens zwei der folgenden Aspekte: Häufigkeit (mehr als dreimal pro Tag oder weniger als dreimal pro Woche), Konsistenz (hart, breiig, wässrig, schafskotartig), mühsame Stuhlentleerung, gesteigerter Stuhldrang, Gefühl der unvollständigen Entleerung, weißlicher Schleim beim Stuhlgang,
- Darmgeräusche.

Andere Patienten machen Bauchschmerzen oder Blähungen zu schaffen, ein Blähbauch und Darmwinden. Diese Anzeichen treten aber auch oft zusammen mit Verstopfung und Durchfall auf. Auch Kopfschmerzen oder Menstruationsbeschwerden können als Symptome auftreten.

Typisch für Reizdarm ist auch, dass die Sympome im Schlaf nicht auftreten. Alle Krankheitsanzeichen sind an sich nicht gefährlich, insofern sie keine anderen Erkrankungen verursachen. Sie werden von den Betroffenen aber als belastend oder auch quälend empfunden.

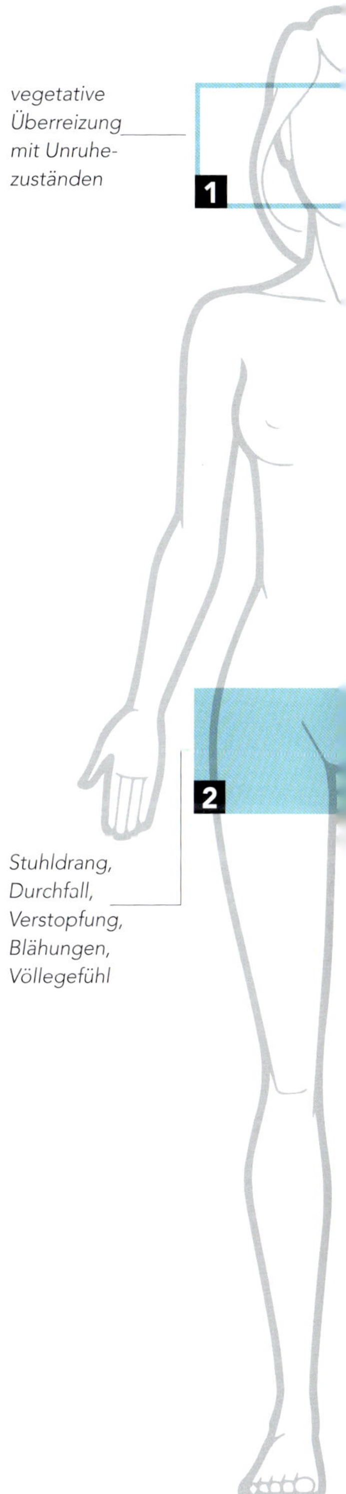

Ursachen: Wie entsteht ein Reizdarm?

Die Diagnose des Reizdarmsyndroms ist deshalb so schwer, weil die Beschwerden auch bei vielen anderen Erkrankungen auftreten. Bevor die Diagnose Reizdarm gestellt wird, müssen diese daher ausgeschlossen werden. Mögliche andere Ursachen sind:

- Magen-Darm-Infektionen,
- Nahrungsmittelunverträglichkeiten, auch gegen Fruktose (Seite 122 bis 125), Gluten (Seite 206–209) und Laktose (Seite 146–149),
- entzündliche Darmerkrankungen wie Colitis ulcerosa oder Morbus crohn,
- gynäkologische Erkrankungen.

Für ein Reizdarmsyndrom gibt es keine erkennbaren organischen Ursachen. Da die Darmfunktion beeinträchtigt ist, obwohl der Darm keine krankhaften Veränderungen aufweist, bezeichnen Mediziner das Leiden auch als funktionelle Erkrankung. Bei einer Störung der Darmfunktion vermutet man unter anderem folgende Ursachen:

- Störungen in der Darmmuskulatur,
- eine Überempfindlichkeit der Darmschleimhaut,
- Stress und psychische Erkrankungen,
- eine gestörte Darmflora,
- eine erbliche Veranlagung.

Diagnose

Medizinische Leitlinien fordern die Erfüllung von drei Punkten, um eine Reizdarm-Diagnose stellen zu können:

- Die Symptome bestehen seit mindestens drei Monaten und gehen in der Regel mit einem veränderten Stuhlgang einher.
- Die Lebensqualität des Betroffenes leidet unter den Sympotmen und dieser sucht deshalb einen Arzt auf.
- Die Anzeichen sind nicht die Folge organischer, für andere Krankheiten typische Veränderungen.

Um Letztere auszuschließen, können verschiedene weitere Untersuchungen sinnvoll sein, wie auch Ultraschalluntersuchungen, Darm- oder Magenspiegelung, Nahrungsmittelunverträglichkeitstests.

Das kann Ihr Arzt für Sie tun

Im Vordergrund steht eine Linderung der Beschwerden. Da bei jedem Patienten andere Sympotme im Vordergrund stehen, gibt es keine standardisierte Behandlung.

Das können Sie selbst für sich tun

Finden Sie heraus, in welchen Situationen Ihr Reizdarm besondere Probleme macht oder welche Einflüsse die Symptome verstärken! Zu solchen Einflüssen können etwa zu wenig Schlaf, Bewegungsmangel, Stress oder bestimmte Nahrungsmittel gehören.

Bei akuten Schmerzen tut Wärme auf dem Bauch gut, zum Beispiel durch eine Wärmflasche, ein Kirschkernsäckchen oder ein Dinkelkissen. Ebenfalls wohltuend ist ein Leberwickel (siehe Seite 128).

Versuchen Sie, Stress zu reduzieren, etwa indem Sie gezielt Entspannungsoasen in Ihren Alltag einbauen! Auch viel Bewegung baut Stress ab und kann Beschwerden vorbeugen.

Psychotherapie: Ist der Reizdarm für Sie psychisch sehr belastend, kann eventuell eine Psychotherapie sinnvoll sein, durch die Sie lernen, mit den Beschwerden besser umzugehen.

Hilfreiche Akupunktur

Als gute Option zur adjuvanten Therapie gilt die Akupunktur. Ihre Wirksamkeit hierzu wurde in mehreren Studien nachgewiesen.

Ernährung, die heilt

Die Top-3-Lebensmittel

Flohsamen	Paprikaschoten	Papaya
Die Samen einer Wegerichart bestehen bis zu 90 Prozent aus Ballaststoffen. Bei Zugabe von Wasser quellen sie zu einem Gel auf, das sich schützend über die irritierte und entzündete Darmschleimhaut legt. Gut bei Durchfall und Verstopfung.	Sie enthalten wenige Oligosaccharide, die im Dünndarm nicht ausreichend abgebaut werden und Beschwerden bereiten können. Zudem sind sie reich an Vitamin C und A.	Sie ist eine der Vitamin-C-reichsten Früchte überhaupt und reich an zahlreichen verdauungsfördernden Enzymen. Papain kann Nahrungseiweiß spalten und ist dem körpereigenen Verdauungsenzym Pepsin sehr ähnlich.

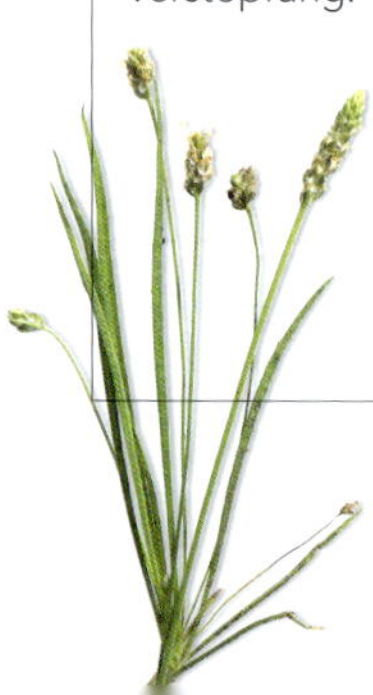
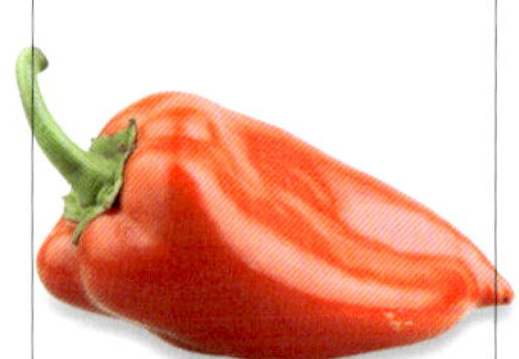
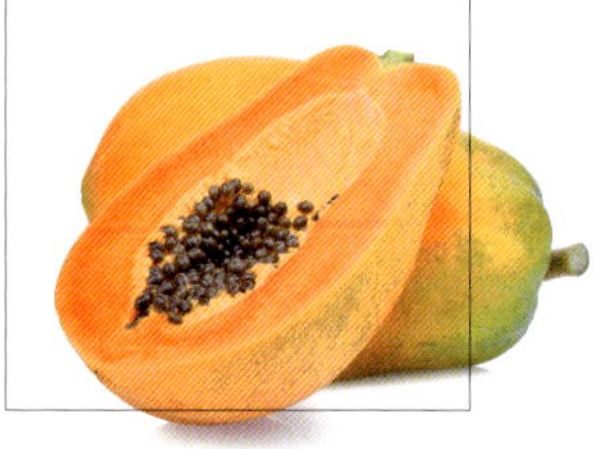

Lebensmittel	Empfehlenswert	Bitte darauf verzichten
Brot, Getreide & Beilagen wie Nudeln, Kartoffeln, Reis	fein geschrotetes Brot (vorzugsweise aus Dinkel-, Mais-, Reis- und Sojamehl), Getreideprodukte aus Buchweizen, Hafer; Kartoffeln	Backwaren aus Gerste, Roggen und Weizen; normales, ganz frisches Brot, Couscous, Frittiertes wie Pommes, grobe Vollkornprodukte
Nüsse & Samen	nach individueller Verträglichkeit: Haselnuss-, Kürbiskerne, Mandeln, Sesamsamen, Sonnenblumen- und Walnusskerne	Cashew, Macadamianusskerne, gesalzene Nusskerne, Pistazien
Gemüse	Auberginen, Fenchel, Gurken, Ingwer, Kohlrabi, Kürbisse, Mangold, Möhren, Pastinaken, Rettiche, Spinat, Sprossen, grüne Stangenbohnen, Steckrüben, Zucchini; nach Verträglichkeit in Maßen: Brokkoli, Oliven	Artischocken, weiße Bohnen, Chicorée, Erbsen, Frühlingszwiebeln, Kichererbsen, Knoblauch, verschiedene Kohlsorten
Obst	Ananas, Bananen, Clementinen, Erdbeeren, Galia-Melonen, Heidelbeeren, Himbeeren, Honigmelonen, Kiwis, Mandarinen, Pomelos, Rhabarber; nach Verträglichkeit in Maßen: Grapefruits, Limetten, Passionsfrüchte	Äpfel, Aprikosen, Birnen, Brombeeren, Johannisbeeren, Kirschen, Litschis, Mangos, Nektarinen, Pfirsiche, Pflaumen, Wassermelonen, Zwetschgen
Fette & Öle	nach Verträglichkeit in Maßen: Olivenöl, Rapskernöl, Leinöl, Ghee, Butter, Schmalz	
Eier, Milch & Milchprodukte	Buttermilch, Frischkäse, alter Gouda, Hüttenkäse, Joghurt, Kokosmilch, ungesüßte laktosefreie Milch, Parmesan, Quark, Schnittkäse (bis 45 % Fett i. Tr.), Sojadrink	hart gekochte Eier, fette Eierspeisen, laktosefreie Milchprodukte wie Sahne, Mascarpone, Quark, Schnittkäse (über 45 % Fett i. Tr.), Pudding
Fisch & Meeresfrüchte	Aal, Flusskrebs, Forelle, Garnelen, Hummer, Shrimps, Krabben, Heilbutt, Hering, Kabeljau, Karpfen, Lachs, Makrele, Sardinen/Sardellen, Scholle, Seezunge, Steinbutt, Thunfisch	Fischgerichte oder Fischsalate, Fisch aus der Fritteuse
Fleisch & Wurstwaren	mageres Fleisch oder magere Wurst von Huhn, Lamm, Pute, Rind, Schwein, Wild	Wurst mit Knoblauch oder Zwiebeln, fettiges Fleisch, fette Wurst, paniertes oder frittiertes Fleisch

Rheuma (rheumatoide Arthritis)

Diese entzündliche Autoimmunerkrankung betrifft in erster Linie Gelenke, aber auch Organe. Mit Medikamenten lassen sich oft nur Folgekrankheiten verhindern.

1 2

Patenschaftsmodelle helfen

Die Rheumatologin Dr. Susanne Nolof aus Elmshorn hat ein Modell entwickelt, bei dem Rheumapatienten zusammengeführt werden, um sich gegenseitig zu helfen. Patienten, die die ärztlichen Empfehlungen vorbildlich umgesetzt und so eine Remission erreicht haben, werden zu Paten von anderen Patienten. Hilfreich sind die Patenschaften nach Nolofs Erfahrungen zur Entlastung nach der Erstdiagnose und zur Verarbeitung der zahlreichen Informationen.

Überblick: Was ist Rheuma?

Die rheumatoide Arthritis (RA) nennt man auch (primär) chronische Polyarthritis. Bei der entzündlichen Gelenkerkrankung sind vor allem die kleinen Gelenke an Händen und Füßen betroffen. Auch wenn die rheumatoide Arthritis in jedem Lebensalter auftreten kann, sind die meisten Patienten beim Ausbruch der Erkrankung zwischen 55 und 75 Jahre alt. Mit Rheuma werden neben der rheumatoiden Arthritis noch weitere Erkrankungen bezeichnet. Dazu gehören Morbus Bechterew, das Reiter-Syndrom und Psoriasis-Arthritis. Ebenfalls verwandte sind Kollagenosen (Autoimmunerkrankungen des Bindegewebes) oder Vaskulitiden (Gefäßentzündungen) wie Sklerodermie oder Lupus eorythematodes.

Am Beginn der rheumatoiden Arthritis steht immer eine Entzündung der Gelenkschleimhaut (Synovitis). Sie führt zu Gelenkentzündung (Arthritis), Schleimbeutelentzündung (Bursitis) und Sehnenscheidenentzündung (Tendovaginitis). Dabei verdickt sich die Gelenkschleimhaut. Durch hinzukommende Immunzellen und vermehrte Bindegewebszellen kommt es zum sogenannten Pannus. Er überwuchert und zerstört den Gelenkknorpel und kann in den Knochen darunter wachsen. Dies wiederum führt zu Fehlstellungen und Versteifungen der Gelenke (Ankylosen). Da Antikörper die Gelenkschleimhaut angreifen (Autoantikörper), werden weitere entzündungsfördernde Stoffe freigesetzt. Diese Mediatoren (etwa TNF-α oder Interleukin-1) verstärken den Zerstörungsprozess von Gelenkstrukturen, was die Entzündungsreaktion immer wieder befeuert. Besondere Formen der rheumatoiden Arthritis sind:

Caplan-Syndrom: Rheumatoide Arthritis in Kombination mit einer Quarzstaublunge (Silikose), die häufig bei Bergbauarbeitern auftritt.

Felty-Syndrom: Vor allem Männer sind von der schweren Verlaufsform der rheumatoiden Arthritis betroffen. Neben der Gelenkentzündung schwillt die Milz an, die Zahl der Blutplättchen (Thrombozyten) und weißen Blutkörperchen (Leukozyten) ist herabgesetzt.

Alters-rheumatoide-Arthritis (*Late Onset Rheumatid Arthritis,* LORA): Sie bricht nach dem 60. Lebensjahr aus und betrifft oft nur ein oder wenige große Gelenke. Gleichzeitig kommen Allgemeinsymptome hinzu wie Fieber, Erschöpfung, Gewichtsverlust und Muskelschwund.

Juvenile rheumatoide Arthritis: Sie ist eine der häufigsten chronischen Erkrankungen im Kindesalter. Man geht hier von einer bakteriellen Infektion als Auslöser einer Autoimmunreaktion aus.

Systemische Arthritis (Morbus Still): Die Unterform der juvenilen rheumatoiden Arthritis befällt Gelenke und Organe wie Leber oder Milz.

Symptome: Woran erkennt man Rheuma?

Beschwerden zu Beginn sind leichtes Fieber, Abgeschlagenheit, Appetitlosigkeit und Depressionen, die leicht mit einem Infekt oder, bei Muskelschmerzen, auch einer Sportverletzung assoziiert werden können. Im weiteren Verlauf zeigen sich typische Symptome: **Schmerzen und Schwellungen der kleinen Finger- und Fußgelenke,** und zwar normalerweise auf beiden Körperseiten (symmetrischer Befall). Ein kräftiger Händedruck löst starke Schmerzen aus (Gaenslen-Zeichen). **Morgensteifheit**, die länger als eine halbe Stunde anhält und zum Beispiel dazu führt, dass man eine Kaffeetasse nicht halten kann, ist ebenfalls charakteristisch. Neben den Gelenken in Händen, Füßen und später in den Ellenbogen, Schulter- und Kniegelenken sowie der oberen Halswirbelsäule können auch andere Gewebe in Mitleidenschaft gezogen werden: Verdickte, entzündete Sehnenscheiden am Handgelenk klemmen den Nervus medianus ein, es kommt zum **Karpaltunnelsyndrom**. Durch eine Irritation des Nervus ulnaris am Ellenbogen kommt es zum **Sulcus-ulnaris-Syndrom**. **Flüssigkeitsansammlungen in der Kniekehle** (Baker Zyste) beeinträchtigen die Beugefunktion. Im Unterhautfettgewebe können sich entlang der Sehnen oder an Druckstellen knotige Strukturen (Rheumaknoten) bilden. Es kann zu einer **Funktionsstörung der Speichel- und Tränendrüsen** kommen (Sicca-Syndrom oder sekundäres Sjögren-Syndrom).

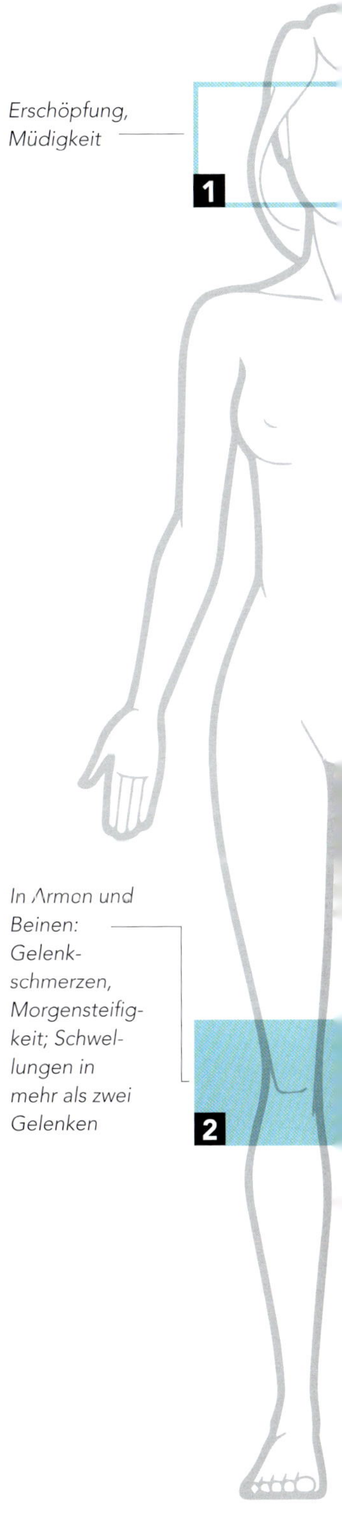

Erschöpfung, Müdigkeit
1
In Armen und Beinen: Gelenkschmerzen, Morgensteifigkeit; Schwellungen in mehr als zwei Gelenken
2

Auch innere Organe können von rheumatoider Arthritis befallen werden. Dies kann folgende Erkrankungen nach sich ziehen:

- bindegewebiger Umbau der Leber (Leberfibrose),
- Herzklappenveränderungen,
- Lungenfellentzündung (Pleuritis),
- Nierenentzündung (Glomerulonephritis).

Ursachen: Wie entsteht Rheuma?

Zur Krankheitsentstehung gibt es verschiedene Theorien. Eine genaue Ursache ist bislang nicht bekannt. Zum einen scheinen Erbfaktoren einen Einfluss zu haben. Weitere mögliche Ursachen für die rheumatoide Arthritis können Infektionen oder Allergien sein. Herpesviren oder Rötelnviren könnten Auslöser der Erkrankung sein. Auch Übergewicht und Rauchen können bei weiteren Risikofaktoren zum Ausbruch der Krankheit führen.

Diagnose: Wie stellt der Arzt Rheuma fest?

Nach Anamnese und körperlicher Untersuchung erfolgt eine Blutuntersuchung. Laborwerte, die auf eine rheumatoide Arthritis hindeuten können, sind der Rheumafaktor, Anti-CCP-Antikörper und weitere Autoantikörper. Bildgebende Verfahren (Röntgen, Ultraschall, Szintigrafie, MRT) helfen bei der Diagnosefindung und der Ermittlung des Krankheitsstadiums.

Vegetarisch genießen

Günstig für Rheumapatienten ist eine fleischarme Kost, da in Wurst und Fleisch viel der entzündungsfördernden Arachidonsäure steckt.

Das kann Ihr Arzt für Sie tun

Hier gilt das Motto »hart und früh zuschlagen« (engl.: *hit hard and early*). Mit bestimmten Medikamenten kann man meist die Gelenkzerstörung verhindern oder hinauszögern. Zur Verfügung stehen Basistherapeutika (*Disease Modifying Antirheumatic Drugs,* DMARD) und nicht-steroidale Antirheumatika (NSAR). Alle Wirkstoffe können Nebenwirkungen haben. Als unterstützende Maßnahmen bieten sich Krankengymnastik, Wärmetherapien, Entspannungstherapien oder alternative Heilmethoden an.

Das können Sie selbst für sich tun

Bewegen Sie sich möglichst viel, auch wenn die Gelenke schmerzen. Ausdauersportarten wie **Schwimmen** oder **Walking** helfen, sich besser zu fühlen. Um Muskelverspannungen vorzubeugen tut **Yoga** gut.

Ernährung, die heilt

Die Top-3-Lebensmittel

Seefisch

Schmerzhafte Gelenkentzündungen lassen sich durch Omega-3-Fettsäuren lindern. Eine große Studie der University of Surrey zeigte, dass dazu schon eine Kapsel Fischöl am Tag ausreicht.

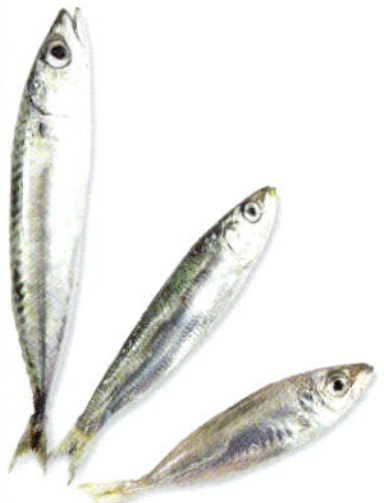

Gerstengras

Durch den hohen Chlorophyll- und Antioxidantienanteil wirkt es außerordentlich gut bei Entzündungen. Einen gehäuften TL Gerstengraspulver in einem Glas Wasser mischen und 2–3-mal täglich trinken.

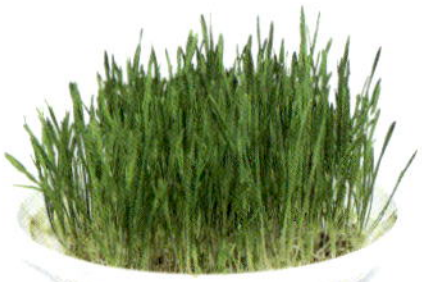

Heidelbeeren

Bei regelmäßigem Verzehr von Heidelbeeren kann das Risiko einer Arthritis reduziert werden. Sie schützen vor Entzündungen. Bereits ½ Tasse Heidelbeeren pro Tag reicht.

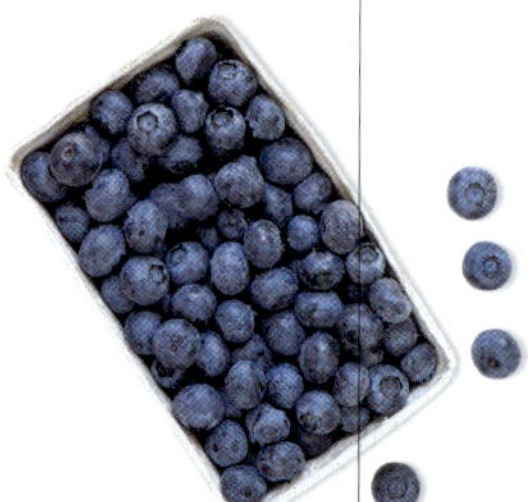

Lebensmittel	Empfehlenswert	Bitte darauf verzichten
Brot, Getreide & Beilagen wie Nudeln, Kartoffeln, Reis	Vollkornbrot – bevorzugte Getreidesorte: Dinkel; Haferflocken, Müsli ohne Zucker; Vollkornnudeln, Vollkornreis, Pellkartoffeln	Weißbrot, Toastbrot, Croissants, Knäckebrot, Zwieback, Weizen- und Milchbrötchen, Laugengebäck; Hartweizennudeln, geschälter Reis, Pommes, Kroketten, Kartoffelbrei, Pfannkuchen, Kartoffelpuffer
Nüsse & Samen	Cashews, Haselnüsse, Kürbiskerne, Macadamianüsse, Mandeln, Pinien-, Sonnenblumen- und Walnusskerne	Erdnüsse und gesalzene Nüsse
Gemüse	Salate, Löwenzahn; Blätter von Roter Bete, Kohlrabi, Möhrengrün in Smoothies; Aubergine, Artischocken, Fenchel, Gurke, Hülsenfrüchte, alle Kohlarten, Möhren, Pilze, Radieschen, Sauerkraut, Spargel, Spinat, Zucchini	wenn, dann nur in Maßen: Tiefkühlgemüse mit Butter oder Sahne, Tomaten, Paprika
Obst	Apfel, Aprikose, Avocado, Brombeeren, Clementinen, Erdbeeren, Grapefruit, Heidelbeere, Himbeeren, Johannisbeere, Kiwi, Nektarine, Orange, Papaya, Pfirsich, Pflaume, Sauerkirsche, Stachelbeere, Wassermelone, Zwetschgen; in Maßen: Ananas, Banane, Birne, Honigmelone, Kaki, Mango, Süßkirschen, Weintrauben	gezuckerte Obstkonserven und Obstmus, kandiertes Trockenobst
Fette & Öle	Leinöl, Weizenkeimöl, Olivenöl, Rapsöl, Walnussöl, wenig Butter	Schweine- und Gänseschmalz, Butterschmalz, Palmfett, Mayonnaise, Sonnenblumenöl, Distelöl
Eier, Milch & Milchprodukte	Eier (max. 2 pro Woche); in Maßen: Buttermilch, Milch (1,5 % Fett), Naturjoghurt (1,5 % Fett), Speisequark bis (20 % Fett); Selten: Käse (bis 45 % Fett i. Tr.): Feta, körniger Frisch-, Schnitt-, Weichkäse, Mozzarella; Crème fraîche, Sahne	Fruchtbuttermilch, Fruchtjoghurt, Fruchtquark, Kakaozubereitungen, Milchreis, Pudding, Sahnequark
Fisch & Meeresfrüchte	Aal, Forelle, Heilbutt, Hering, Kabeljau, Karpfen, Lachs, Makrele, Sardine/Sardellen, Scholle, Seezunge, Steinbutt, Thunfisch; Schalentiere: Flusskrebs, Garnele, Hummer, Shrimps, Krabben	Fisch in Mayonnaise oder Sahne eingelegt, panierter Fisch
Fleisch & Wurst	in Maßen: Hühner- und Putenfleisch/-aufschnitt, seltener: Corned Beef, Rinderfilet, Kalbfleisch oder Wild	Schweinefleisch, Schinkenspeck, Fleischkäse/Leberkäse, Nackenfleisch, Bauchspeck, Wurstwaren, paniertes Fleisch

Typ-2-Diabetes

Bei diesem Diabetestyp wird der Körper unempfindlich gegenüber Insulin. Wer seine Ernährung umstellt und Gewicht reduziert, hat nach neuen Studien reelle Chancen auf Heilung.

1 2 3 4

Heilung ist möglich

Ein konsequentes Ernährungsprogramm mit erfolgreicher Gewichtsabnahme kann Typ-2-Diabetes rückgängig machen. Dies funktioniert, solange die insulinproduzierenden Betazellen in der Bauchspeicheldrüse in der Lage sind, sich zu erholen und wieder normal zu funktionieren. Dafür sprechen Ergebnisse aus dem *Diabetes Remission Clinical Trial* (DiRECT) vom Oktober 2018. Die Ergebnisse stellten damit das bisherige Verständnis infrage, nachdem die Betazellen bei Typ-2-Diabetes unwiederbringlich verloren gehen.

Überblick: Was ist Typ-2-Diabetes

Diabetes mellitus (aus dem Griechischen: honigsüßer Durchfluss) ist eine Stoffwechselerkrankung, bei der die Aufnahme von Glukose aus dem Blut in die Zellen gestört ist, wodurch sich der Blutzuckerspiegel erhöht. Etwa sechs Millionen Deutsche werden wegen Diabetes behandelt. Rund 300 000 haben Diabetes Typ 1 – davon 25 000 Kinder. Etwa 90 Prozent der Betroffenen leiden an Typ-2-Diabetes. Von ihnen sind die meisten erwachsen beziehungsweise sogar über 60 jahre alt. Erschreckenderweise nimmt vor allem die Betroffenenzahl bei Kindern und Jugendlichen stetig zu. Die Zahl der Diabetes-Typ-2-Neuerkrankungen bei Jugendlichen hat sich in den letzten Jahren verfünffacht.

Die Bauchspeicheldrüse bildet zu Beginn der Erkrankung noch ausreichend Insulin, das aber nicht mehr an den Zellen wirken kann. Man spricht dann von einer Insulinresistenz. Diese gleicht der Körper anfangs aus, indem die Bauchspeicheldrüse mehr Insulin produziert (Hyperinsulinämie). Anfangs treten bei Typ-2-Diabetes deshalb meist keine oder kaum Krankheitszeichen auf. Die Erkrankung entwickelt sich schleichend und wird oft erst spät erkannt. Im weiteren Verlauf der Typ-2-Diabetes kann die Insulinproduktion immer weiter abnehmen – weil die Bauchspeicheldrüse durch die Überbeanspruchung erschöpft. Dann wird auch bei dieser Form des Diabetes eine Insulintherapie nötig. Durch eine Ernährungsumstellung kann der Teufelskreis der Überlastung der Bauchspeicheldrüse durchbrochen werden. Vorsicht: Ein früher Einsatz von Insulin, wie in Deutschland üblich, steigert das Gewicht und gießt damit Öl ins Feuer. Besser: Ernährungsumstellung mit Medikamenten kombinieren, die das Gewicht senken.

Eine Sonderform des Typ-2-Diabetes ist der MODY-Diabetes (*Maturity Onset Diabetes mellitus in Young people*). Die erbliche Form des Diabetes Typ 2 tritt bei Kindern und Jugendlichen aufgrund eines Gendefekts auf.

Ein dauerhaft erhöhter Blutzuckerspiegel hat viele negative Folgen. Gefürchtet sind die Schäden an den Blutgefäßen (Arterien): Diabetes kann zu

Mikro- und Makroangiopathien führen. Diese sind mit der Atherosklerose (siehe Seite 94–97) vergleichbar. Bei der Mikroangiopathie sind kleinere Gefäße betroffen. Werden die Herzkranzgefäße in Mitleidenschaft gezogen, kann ein Herzinfarkt die Folge sein. Allerdings sind die Beschwerden, die einem Infarkt in der Regel vorangehen – etwa Brennen, Enge- oder Druckgefühl hinter dem Brustbein – bei Diabetikern wegen der gleichzeitigen Nervenschädigungen oft nur schwach ausgeprägt. Deshalb wird ein Infarkt manchmal gar nicht oder erst spät bemerkt. Im Gehirn führt die Gefäßerkrankung bei jedem zehnten Diabetiker zu einem Schlaganfall (Apoplex). Außerdem können die größeren und mittleren Blutgefäße der Beine eingeengt oder sogar verschlossen sein. Diese Erkrankung tritt bei jedem fünften Diabetespatienten auf. Auch hier können Schmerzen als Warnsignal fehlen. Mögliche weitere Folgen sind Schädigungen am Auge (diabetische Retinopathie), der Nieren (diabetische Nephropathie) und des Nervensystems (diabetische Neuropathie). Eine weitere Folgeerkrankung ist das diabetische Fußsyndrom, das auch durch Schäden an den Nerven und Gefäßen entsteht.

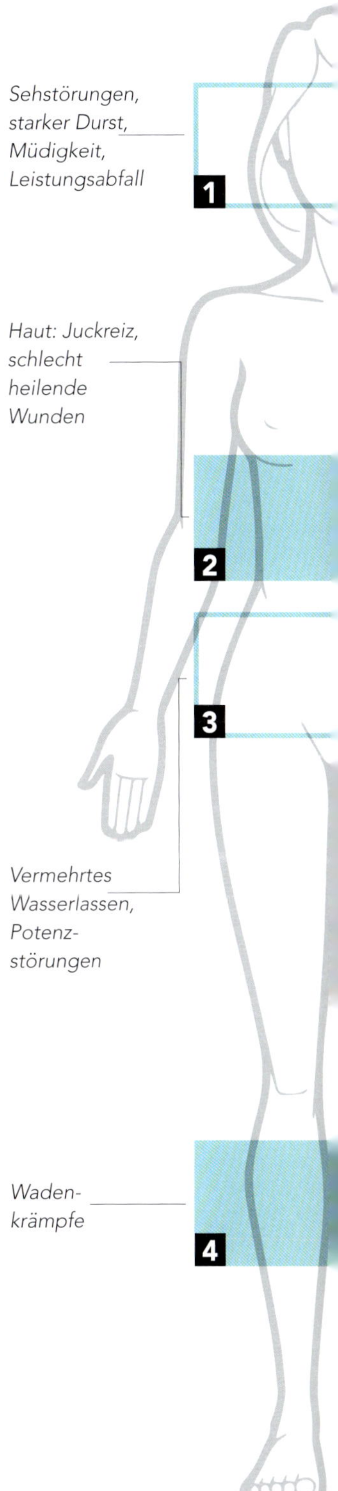

Symptome: Woran erkennt man Typ-2-Diabetes?

Die Erkrankung ist zu Beginn häufig völlig beschwerdefrei und wird oft nur zufällig festgestellt. Typische Krankheitsanzeichen sind: starker Durst, Abgeschlagenheit, Mattigkeit, vermehrtes Wasserlassen, Heißhungerattacken, Juckreiz, Sehstörungen, Infektanfälligkeit.

Ursachen: Wie entsteht Typ-2-Diabetes?

Mögliche Ursache solch einer Insulinresistenz kann eine dauerhaft gesteigerte Nahrungszufuhr sein, die häufig zu einem erhöhten Blutzuckerspiegel führt. In Europa ist Typ-2-Diabetes aufgrund ungünstiger Ernährungsgewohnheiten weitverbreitet. Etwa 80 Prozent der Typ-2-Diabetiker sind stark übergewichtig. Ein Body-Mass-Index von 30 oder höher (Adipositas) gilt als entscheidender Risikofaktor für die Krankheitsentstehung. Die meisten Typ-2-Diabetiker weisen die Symptome des metabolischen Syndroms auf, also: starkes Übergewicht mit zu viel Bauchfett, Bluthochdruck, Fettstoffwechselstörungen und gestörtem Zuckerstoffwechsel (siehe Seite 198–201). Bei Typ-2-Diabetes spielt die erbliche Veranlagung insofern eine Rolle, als Kinder, bei denen ein Elternteil Typ-2-Diabetiker ist, ein Erkrankungsrisiko von bis zu 50 Prozent haben. Lag während der Schwangerschaft ein Schwangerschaftsdiabetes vor, hat das Kind ein höheres Risiko für Typ-2-Diabetes.

Diagnose: Wie stellt der Arzt Typ-2-Diabetes fest?

Bei Verdacht auf Diabetes kann der Arzt eine Diagnose anhand der Blutzuckerwerte stellen sowie der Zuckerkonzentration im Urin. Nüchtern liegt der Blutzucker bei Gesunden unter 100 mg/dl (beziehungsweise unter 5,6 mmol/l) im Blutplasma und steigt nach dem Essen nicht über

140 mg/dl (beziehungsweise 7,8 mmol/l). Für einen Diabetes sprechen neben den typischen Symptomen die folgenden Werte:

- Gelegenheits-Blutzuckerwert von über 200 mg/dl (11,1 mmol),
- oder Nüchtern-Blutzuckerwert von 126 mg/dl (7,0 mmol/l) oder höher,
- oder HbA1c-Wert von 6,5 Prozent (48 mmol/mol) oder höher,
- oder oGTT-2-Stunden-Wert von 200 mg/dl (11,1 mmol/l) oder höher (oGTT = orlaer Glukosetoleranztest).

Gehen statt Laufen

Ausdauernde Bewegung mit moderater Intensität wie schnelles Gehen schützt besser vor Typ-2-Diabetes als intensives Joggen.

Das kann Ihr Arzt für Sie tun

Typ-2-Diabetes ist heilbar, wenn es zu einer nennenswerten Gewichtsabnahme kommt: bei über 15 Kilogramm liegt die Wahrscheinlichkeit bei 86 Prozent! Lassen Sie sich in einer Schwerpunktpraxis Ernährungsmedizin mitbetreuen. (www.bdem.de). Erstens: Gewichtsreduktion, zweitens: Lebensmittel, die den Blutzucker kaum ansteigen lassen und die Bauchspeicheldrüse schonen.

Das können Sie selbst für sich tun

Die richtig dosierte Eiweißmenge, am besten pflanzliches Eiweiß, 1,2 Gramm pro Kilogramm Körpergewicht und 500 Gramm Gemüse am Tag, rund zwei Liter Wasser, maximal 25 bis 50 Gramm Zucker am Tag und weniger Kohlenhydrate schonen die Bauchspeicheldrüse und helfen den Diabetes zu heilen und dickmachendes Insulin zu vermeiden.

Ernährung, die heilt

Die Top-3-Lebensmittel

Apfelessig

In Kombination mit kohlenhydratreichen Speisen erhöht Apfelessig die Insulinsensitivität. Eine Studie ergab, dass 2 EL Apfelessig zu einer kohlenhydratreichen Mahlzeit bis zu 30 Minuten nach dem Essen den Insulinspiegel senken.

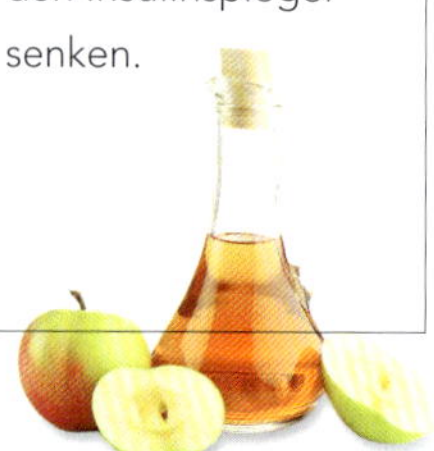

Mandeln

Pflanzliches Eiweiß und gute Fette reduzieren den Appetit, lassen den Blutzucker nur minimal ansteigen, blutzuckersenkende Hormone werden aktiviert, bekämpfen die stille Entzündung und senken die Cholesterin- und Blutdruckwerte.

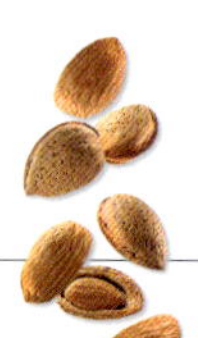

Aloe vera

Aloe vera hilft, den Nüchtern-Blutzuckerspiegel zu senken. Sie enthält antihypoglykämisch wirksame Phytosterole. Empfehlenswerte sind 2-mal täglich vor dem Mittag- und Abendessen 1 EL Aloe-vera-Gel.

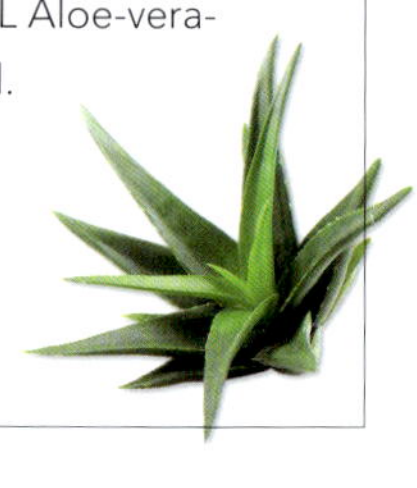

Lebensmittel	Empfehlenswert	Bitte darauf verzichten
Brot, Getreide & Beilagen wie Nudeln, Kartoffeln, Reis	in Maßen: Vollkornbrot, Vollkorngetreideprodukte insbesondere aus Hafer (Haferkleie), Gerste, Dinkel, Roggen; Haferflocken, Müsli ohne Zucker; Vollkornnudeln, Vollkornreis, Pellkartoffeln	Weißbrot, Toastbrot, Zwieback, Weizen- und Milchbrötchen, Croissant; Hartweizennudeln; geschälter Reis, Pommes, Kroketten, Kartoffelbrei, Pfannkuchen, Kartoffelpuffer; Fertiggerichte, Fast Food
Nüsse & Samen	Mandeln, Haselnüsse, Cashews, Macadamianüsse, Kürbis-, Pinien-, Sonnenblumen- und Walnusskerne	Erdnüsse und gesalzene Nüsse
Gemüse	alle Salatsorten, Bohnen, Sojabohnen, Linsen, Erbsen, Paprika, Möhren, Gurke, Tomate, Fenchel, Aubergine, Artischocken, Spinat, Zucchini, alle Kohlarten, Radieschen, Spargel, Sauerkraut, Pilze	Mais, Süßkartoffel
Obst	Apfel, Aprikosen, Brombeeren, Clementinen, Erdbeeren, Grapefruit, Heidel-, Him- und Johannisbeeren, Sauerkirschen, Kiwi, Nektarine, Papaya, Orange, Pflaumen, Pfirsiche, Stachelbeere, Wassermelone, Zwetschgen	gezuckerte Obstkonserven und Obstmus, kandiertes Trockenobst; in Maßen noch erlaubt: Banane, Kaki (Sharon), Weintrauben, Kirsche, Ananas, Mango, Honigmelone und Birne
Fett & Öle	Olivenöl, Rapsöl, Walnussöl, Leinöl und Weizenkeimöl, Butter	Schweine- und Gänseschmalz, Butterschmalz, Palmfett, Mayonnaise, Sonnenblumenöl, Distelöl
Eier, Milch & Milchprodukte	Eier in allen Variationen; Buttermilch, Kochsahne (15 % Fett), Milch (bis 3,5 % Fett), Naturjoghurt (bis 3,5 % Fett), Quark (bis 20 % Fett), saure Sahne (10 % Fett); Käse bis 45 % Fett i. Tr.: Feta, Mozzarella, Schnittkäse, Weichkäse	Crème fraîche, Fruchtbuttermilch, Fruchtjoghurt, Fruchtquark, Kakaozubereitungen, Milchreis, Pudding, Sahne, Schmand
Fisch & Meeresfrüchte	Aal, Forelle, Heilbutt, Hering, Kabeljau, Karpfen, Lachs, Makrele, Sardine/Sardelle, Scholle, Seezunge, Steinbutt, Thunfisch, Schalentiere wie Flusskrebs, Garnelen, Hummer, Krabben, Shrimps	Fisch in Mayonnaise oder Sahne eingelegt; panierter Fisch
Fleisch & Wurstwaren	Hühnerfleisch, Putenfleisch, Rinderfilet, Schweinefilet, Schweinerücken; Aspik, Corned Beef, Kassler, Koch- und Lachsschinken, Putenbrustaufschnitt, Schinkenzwiebelmettwurst	in Maßen erlaubt: Bauchspeck, Blutwurst, Bockwurst, Bratwurst, Fleischkäse, Fleischwurst, Leberkäse, Leberwurst, Mettwurst, Mortadella, Nackenfleisch, Salami, Schinkenspeck, Weißwurst; paniertes Fleisch

Übergewicht (Adipositas)

Adipositas ist eine chronische Krankheit mit einem hohen Risiko für Folgeerkrankungen. Hierzulande sind ein Viertel der Erwachsenen fettleibig und auch immer mehr Kinder.

1 2 3

Zuckerfreie Zukunft

Gegen Adipositas als Volkskrankheit könnte eine Zuckersteuer eingeführt werden, wie einige deutsche Gesundheitspolitiker mit Verweis auf die USA oder Mexiko fordern. Dort strebt man angesichts der Fettleibkeitsepidemie eine bis zu zwölfprozentige Reduzierung des Zuckerkonsums an, indem zuckerhaltige Getränke mit einer Steuer belegt werden. Auch sollte versucht werden, gesunde Ernährung schon in Kitas oder Kindergärten zu fördern und so von klein auf in den Alltag zu integrieren.

Überblick: Was ist Übergewicht?

Adipositas oder Fettleibigkeit ist kein Problem von Menschen, die sich beim Essen nicht disziplinieren können, sondern eine anerkannte chronische Erkrankung. Sie gehört zu den hormonellen Ernährungs- und Stoffwechselkrankheiten. Die Deutsche Adipositas-Gesellschaft definiert Fettleibigkeit als eine Ansammlung von Fettgewebe im Körper, die weit über das normale Maß hinausgeht. Ab einem Body-Mass-Index von 25 gilt ein Mensch nach den Richtlinien der Weltgesundheitsorganisation (WHO) als übergewichtig, ab einem BMI von 30 als adipös. Zahlreiche weitere Faktoren beeinflussen den Stoffwechsel und damit die individuelle Energiebilanz stark. Dazu gehören die ererbte Konstitution, hormonelle Ungleichgewichte oder auch die Ernährung der Mutter in der Schwangerschaft, aber auch Hormone. Ein übergewichtiger Mensch muss nicht zwangsläufig mehr essen oder sich weniger bewegen als ein schlanker. Fettleibigkeit belastet den ganzen Körper und birgt ein hohes Risiko von Folgeerkrankungen – von Diabetes über Herzinfarkt bis hin zu verschiedenen Krebserkrankungen.

Symptome: Woran erkennt man Adipositas?

Übermäßig viele Fettdepots belasten das Skelett schon allein durch das pure Gewicht, das es zusätzlich tragen muss. Und der Organismus wird überfordert, weil er auch die Fettdepots mit Sauerstoff und Nährstoffen versorgen muss. Als gesundheitlich besonders riskant gilt das Fett in der Bauchregion. Dieses viszerale Fett sammelt sich rund um die Organe. Die Körpersilhouette bei dieser Fettverteilung nennt man »Apfeltyp«. Diese Fettdepots bilden eine eigenes endokrines (hormonproduzierendes) Organ. Sie stellen Botenstoffe und Entzündungsmediatoren her, wie Angiotensinogen, Interleukine und Zytokine und beeinflussen den Stoffwechsel und andere körperliche Funktionen negativ. Je ausgeprägter das Übergewicht ist und je länger es besteht, desto größer sind in der Regel die körperlichen Beschwerden. Auch das Risiko für Folgeerkrankungen steigt:

Neben Herz und Kreislauf leidet vor allem der Bewegungsapparat. Durch die hohe Belastung wird der **Gelenkverschleiß** beschleunigt.

Die Fettspeicher im Bauchraum drücken auf die Verdauungsorgane wie etwa den Magen. Da kann die Entstehung der **Refluxkrankheit** (siehe Seite 182–185) fördern.

Häufig ist auch das **Schlafapnoe-Syndrom** (SAS) mit Atemaussetzern während des Schlafs. Das schädigt auf Dauer Herz und Gehirn und die Schlafqualität ist schlecht.

Es kommt öfter zu **Krampfadern** und einem erhöhten Risiko für **Thrombosen** (Blutgerinnsel in den Beinvenen).

Weitere Folgen sind **Gallensteine** (siehe Seite 126–129), **Gicht** (siehe Seite 130–133) und **Fettleber** (siehe Seite 114–117).

Die Stigmatisierung von Fettleibigen kann zusätzlich zahlreiche psychische Erkrankungen auslösen: Menschen mit Adipositas leiden häufiger unter **Angststörungen** und **Depressionen**.

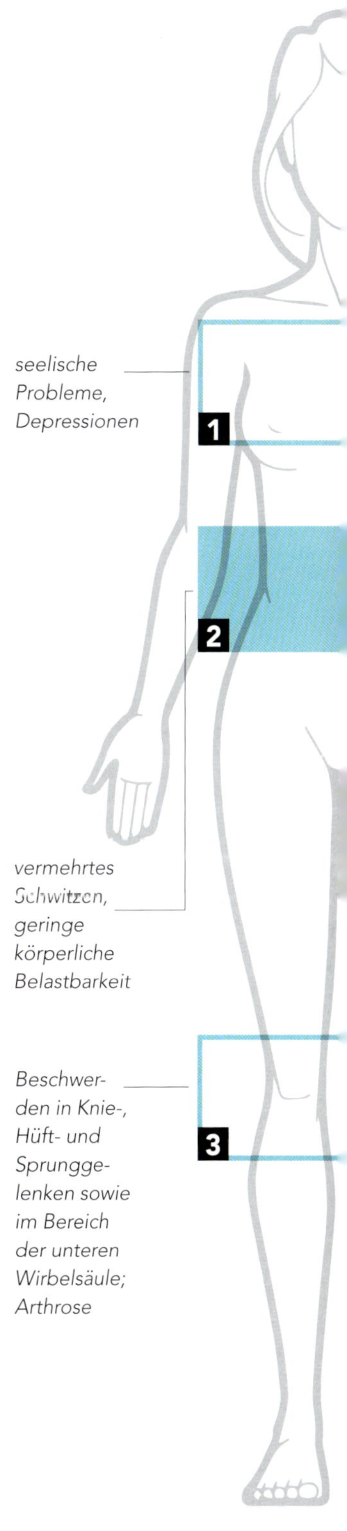

Ursachen: Wie entsteht Übergewicht?

Übergewichtig oder fettleibig wird ein Mensch, wenn er seinem Körper langfristig mehr Energie zuführt, als er verbraucht, das nennt man eine positive Energiebilanz. Die Stellschrauben, mit denen jeder von uns sein Gewicht beeinflussen kann, sind also Nahrungsaufnahme und körperliche Aktivität (hierbei wird Energie verbraucht, meist in Form von Zucker). Bei Adipositas scheinen sich zahlreiche Faktoren gegenseitig zu beeinflussen und zu verstärken. Die genauen Mechanismen sind noch nicht ganz geklärt. Trotzdem scheint sich die Krankheit zu verselbstständigen, denn je mehr Übergewicht besteht, desto stärker verteidigt der Körper die Pfunde. Dick machende Faktoren sind:

- zu häufige Mahlzeiten (Snacken ohne ausreichende Essenspausen von mindestens vier Stunden),
- zu wenig Bewegung,
- verlangsamter Stoffwechsel durch zu häufige Reduktionsdiäten,
- keine gemeinsame Esskultur im familiären Umfeld,
- genetische Ursachen,
- Erkrankungen (PCOS-Syndrom, Morbus Cushing, Schilddrüsenunterfunktion, Testosteronmangel),
- Essstörungen (Binge-Eating),
- Medikamente (etwa Antihistaminika, Psychopharmaka, Kortison).

Diagnose: Wie stellt der Arzt Übergewicht fest?

Nach der Anamnese sowie Bestimmung von BMI und Bauchumfang wird das Blut vor allem hinsichtlich der Triglyzerid- und Cholesterinwerte untersucht. Eventuell sind kardiologische Untersuchungen erforderlich.

Das kann Ihr Arzt für Sie tun

Damit eine Gewichtsreduktion langfristig erfolgreich ist, müssen tief greifende Veränderungen der Lebensgewohnheiten erfolgen. Dazu werden individuell Ernährungs-, Bewegungs- und Verhaltenstherapie kombiniert. Hilfreich ist eine Adipositas-Kur in einer spezialisierten Klinik, aber auch eine operative Magenverkleinerung (ab einem BMI von 40).

Essen wie die Profis

Optimieren Sie Ihre Ernährung wie die Profis vom *medicum Hamburg*. Verwenden Sie die Checklisten aus *Abnehmen nach dem 20:80 Prinzip* und ändern Sie Ihr Verhalten in kleinen Schritten. Wer dann noch Hilfe braucht, wendet sich an eine Schwerpunktpraxis Ernährungsmedizin (www.bdem.de).

Das können Sie selbst für sich tun

Reduzieren Sie Fett und fettreiche Lebensmittel auf maximal 60 bis 70 Gramm am Tag. Bevorzugen Sie pflanzliche Öle mit einem hohen Anteil an einfach und mehrfach ungesättigten Fettsäuren, etwa Leinöl, Olivenöl, Rapsöl oder Walnussöl. Diese enthalten wertvolle Fettsäuren, die Sie vor Herz-Kreislauf-Erkrankungen schützen.

Planen Sie nach Möglichkeit 500 Gramm Gemüse und zuckerarmes Obst am Tag ein. Gemüse ist dabei wegen seines geringen Zuckergehaltes wichtiger als Obst.

Trinken Sie mindestens zwei bis 2,5 Liter am Tag – vorzugsweise Mineralwasser. Das sättigt und hält den Kreislauf in Schwung.

Nie wieder Verbote! Auf Ihre Lieblingssüßigkeiten brauchen Sie nicht verzichten – planen Sie ruhig kleine Mengen in Ihren Alltag ein.

Regelmäßige körperliche Bewegung beschleunigt die Gewichtsabnahme und verbessert das Wohlbefinden. Geeignet sind Ausdauersportarten, die die Gelenke nicht so stark belasten, und mehr Bewegung im Alltag.

Ernährung, die heilt

Die Top-3-Lebensmittel

Chiasamen

Chia ist ballaststoffreich, aber kalorienarm. Die Samen quellen im Magen auf und tragen so zu einem lang anhaltenden Sättigungsgefühl bei. Beim Verzehr ausreichend Wasser oder ungesüßten Tee trinken.

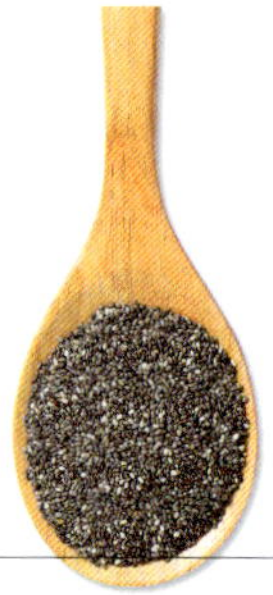

Linsen

Hülsenfrüchte wie, Bohnen, Erbsen, Kircherbsen und Linsen füllen den Magen besonders gut und bestehen aus komplexen Kohlenhydraten, die den Blutzucker nur langsam ansteigen lassen – Heißhungerattacken sind passé.

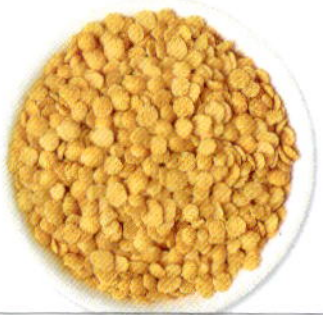

Chilischoten

Die scharfen Schoten enthalten den Wirkstoff Capsaicin, der nachweislich das Verlangen nach Süßem und Fettigem dämpft. Beim Verzehr von scharfem Essen werden zudem mehr Kalorien verbraucht und der Blutzuckerspiegel stabilisiert.

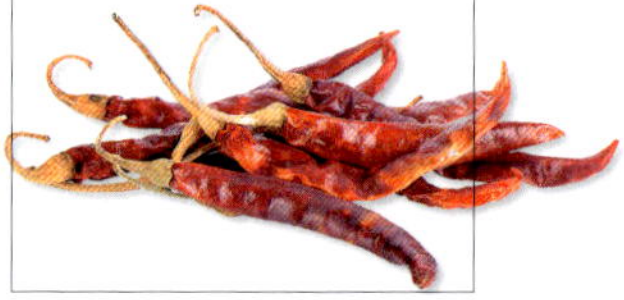

Lebensmittel	Empfehlenswert	Bitte darauf verzichten
Brot, Getreide & Beilagen wie Nudeln, Kartoffeln, Reis	in Maßen: Vollkornbrot, Vollkornknäckebrot, Vollkornbrötchen, Haferflocken, Müsli ohne Zucker; Vollkornnudeln, Vollkornreis, Pellkartoffeln, Salzbrezeln, Salzstangen, Studentenfutter	Bonbons, Croissant, Chips, Eis, Kekse, Kuchen, Schokolade, Toastbrot, Torten, Waffeln, Weißbrot, Weizenbrötchen, Zwieback; Hartweizennudeln, Kartoffelbrei, -puffer, Kroketten, Pfannkuchen, Pommes, geschälter Reis … Zucker!
Gemüse	Aubergine, Artischocken, Bohnen, Erbsen, Fenchel, Gurke, alle Kohlarten, Linsen, Möhren, Paprika, Pilze, Radieschen, alle Salatsorten, Sauerkraut, Sojabohnen, Spargel, Spinat, Tomate, Zucchini	Mais und Süßkartoffeln
Obst	Apfel, Aprikosen, Brombeere, Clementinen, Erdbeeren (frisch), Grapefruit, Heidel-, Him-, Johannisbeeren, Kiwi, Nektarine, Orange, Papaya, Pfirsiche, Pflaumen, Sauerkirschen, Stachelbeere, Wassermelone, Zwetschgen	in Maßen: Ananas, Banane, Birne, Honigmelone, Kaki (Sharon), Kirsche, Mango, Weintrauben; ungeeignet: gezuckerte Obstkonserven und Obstmus, kandiertes Trockenobst
Brotaufstrich	Honig, Konfitüre, Marmelade	Nussmus, Nuss-Nougat-Creme
Fette & Öle	Leinöl; Olivenöl, Rapsol, Walnussöl; in Maßen: Butter und Kaltpressölmargarine	Butter, Distelöl, Margarine, Mayonnaise, Palmfett, Schmalz, Sonnenblumenöl
Eier, Milch- & Milchprodukte	Buttermilch, Eier; Milch 1,5 % Fett, Naturjoghurt 1,5 % Fett, Speisequark bis 20 % Fett; Käse bis 45 % Fett i. Tr.: Fetakäse, körniger Frischkäse, Harzer Käse, Mozzarella, Schnittkäse, Weichkäse	Crème fraîche, Fruchtbuttermilch, Fruchtjoghurt, Fruchtquark, Kakaozubereitungen Mayonnaise, Milchreis, Pudding, Sahne, Schmand
Aufschnitt, Wurst & Schinken	Bratenaufschnitt, Corned Beef, Geflügelwurst, Lachsschinken, Putenbrust, gekochter/geräucherter Schinken (ohne Fettrand), magere Sülzwurst,	Blutwurst, Fleischwurst, Gänseleberpastete, Krakauer, Leberwurst, Mettwurst, Mortadella, Plockwurst, Salami, Speck
Fleisch	magerer Aufschnitt wie Corned Beef, geräucherte Putenbrust, Koch- und Lachsschinken, Kassler, Schinkenzwiebelmettwurst, Aspik, Hühnerfleisch, Putenfleisch, Schweinefilet, Schweinerücken, Rinderfilet	Bauchspeck, Blutwurst, Bockwurst, Bratwurst, Fleischkäse, Fleischwurst, Leberkäse, Leberwurst, Mettwurst, Mortadella, Nackenfleisch, Salami, Schinkenspeck, Weißwurst
Fisch & Meeresfrüchte	Aal, Flusskrebs, Forelle, Garnelen, Heilbutt, Hering, Hummer, Kabeljau, Karpfen, Krabben, Lachs, Makrele, Sardinen, Scholle, Seezunge, Shrimps, Steinbutt, Thunfisch	panierter Fisch, Fischkonserven, Fischstäbchen, Fisch in Sahnesoße

Unfruchtbarkeit (PCO-Syndrom)

Das polyzystische Ovarialsyndrom, kurz PCO-Syndrom, beruht auf einer hormonellen Störung. Fast jede zehnte gebärfähige Frau ist davon betroffen.

1 2 3

Nach zehn Jahren endlich schwanger

»Zehn Jahre lang habe ich vergeblich versucht, ein Kind zu bekommen, doch das war aufgrund meiner Krankheit, des polyzistischen Ovarialsyndroms, fast unmöglich. Knapp ein Jahr vor meiner Schwangerschaft hatte ich mit einer Ernährungstherapie begonnen, gegen meine Insulinresistenz, die das PCO-Syndrom oft begleitet. Das hieß: kaum Süßes, mehr Eiweiß, viel Gemüse. Hart! Aber es hat sich ausgezahlt: Ich nahm drei Kilo ab – und drei Monate nach Ende der Therapie war ich schwanger. Für mich ist das bis heute ein Wunder!« *Caroline Guse (34)* wurde nach erfolgreicher Therapie schwanger.

Überblick: Was ist das PCO-Syndrom?

PCO liegt vor, wenn mindestens drei der folgenden Symptome auftreten:

- Die Abstände zwischen den Regelblutungen vergrößern sich oder die Menstruation bleibt ganz aus, weil die Eisprünge ausbleiben.
- Die Konzentration männlicher Sexualhormone (zum Beispiel Testosteron) ist erhöht. Manchmal weisen bestimmte körperliche Veränderungen (wie etwa verstärkter Haarwuchs am Körper und im Gesicht, Haarausfall auf dem Kopf oder fettige und zu Entzündungen neigende Haut) auf einen Überschuss hin.
- In den Eierstöcken bilden sich Zysten (polyzystische Ovarien).

Die Menstruationsstörungen sind zunächst nicht gefährlich. Allerdings verursachen die hormonellen Veränderungen, die zu den Symptomen führen, oft ernst zu nehmende gesundheitliche Beschwerden: Viele Frauen mit PCO können nicht schwanger werden. Mehr als die Hälfte von ihnen hat Übergewicht oder Adipositas (Fettleibigkeit) und infolgedessen Stoffwechselerkrankungen wie Typ-2-Diabetes. Ein Drittel der betroffenen Frauen ist schlank. Das Risiko für Herz- und Kreislauferkrankungen, Akne und Typ-2-Diabetes ist erhöht. Schwangere PCO-Patientinnen erkranken leichter an Schwangerschaftsdiabetes.

Ursachen: Wie entsteht das PCO-Syndrom?

Durch eine Täuschung produziert die Hypophyse im Gehirn zu wenig follikelstimulierendes Hormon (FSH). Das luteinisierende Hormon (LH), das im Eierstock verstärkt die Bildung von Testosteron ankurbelt, überwiegt dann. Allerdings leiden auch Frauen ohne diesen gynäkologischen Befund unter dem polyzystischen Ovarialsyndrom, denn dahinter verbirgt sich etwas ganz anders, nämlich eine Stoffwechselproblematik.

Heute weiß man, dass das Stoffwechselhormon Insulin im Krankheitsgeschehen eine zentrale Rolle spielt. Verantwortlich für die hormonellen Entgleisungen im menschlichen Körper sind jahrelang überhöhte Insulinspiegel durch eine zu zuckerhaltige Ernährung, die gleichzeitig zu eiweißarm ist und auch zu wenig gesunde Fette beinhaltet. Kurz: Nicht artgerechte Ernährung fördert Unfruchtbarkeit. Übrigens gilt falsche Ernährung als die wichtigste Einzelursache für Unfruchtbarkeit – bei beiden Geschlechtern!

Dabei spielt das Stoffwechselhormon Insulin eine Rolle, das auch im Gehirn wirksam ist. Überzuckerung im Blut (Hyperinsulinämie) führt auf Dauer zur Insulinresistenz. Das heißt, das Hormon kann seine Funktion nicht mehr erfüllen: Normalerweise wirkt es wie ein Schlüssel an den Zellen und hilft so dabei, Nähstoffe – allen voran Zucker – in die Zellen zu schleusen. Durch Dauerüberflutung machen die Zellen jedoch ihre Schlösser dicht und es kommt zu einer Resistenz. Der Zucker aus der Nahrung verbleibt dann im Blut und schädigt hier die Gefäße. Weitere Ursachen für eine Insulinresistenz können sein: Dauerstress, erbliche Veranlagung oder bestimmte hormonbildende Tumoren.

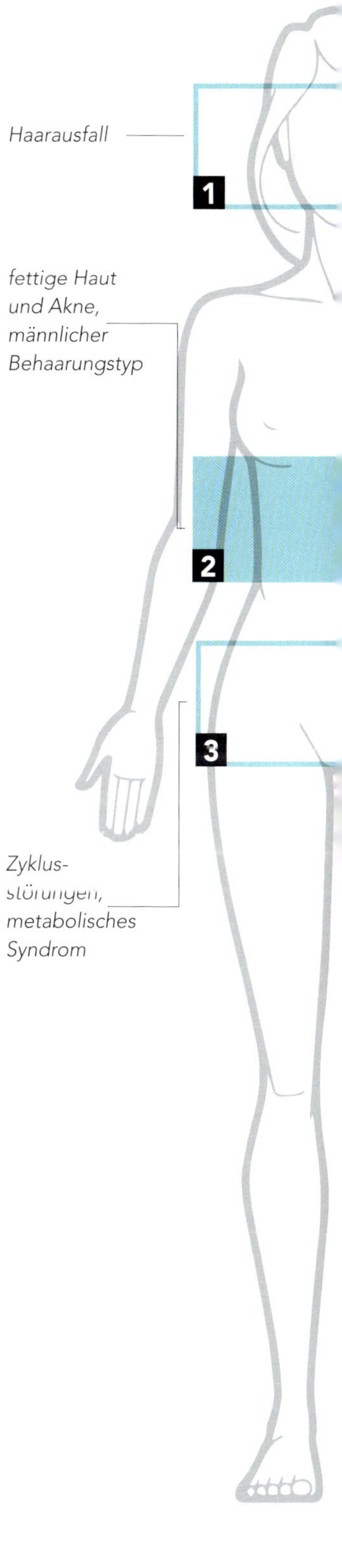

Diagnose: Wie stellt der Arzt das PCO-Syndrom fest?

Durch einen oralen Glukosetoleranztest. Zunächst wird der Nüchternblutzucker bestimmt, danach trinkt die Patientin eine zuckerhaltige Flüssigkeit. Nach einer Stunde und nach zwei Stunden nimmt der Arzt noch einmal Blut ab, um zu sehen, wie sich der Blutzuckerspiegel entwickelt. Bleibt er erhöht, ist das ein Zeichen für eine Insulinresistenz. Typisch für PCO sind außerdem erhöhte Konzentrationen des luteinisierenden Hormons (LH), einzelner oder aller männlicher Hormone (Testosteron, Androstendion, DHEA und/oder DHEAS) und des milchbildenden Hormons Prolaktin.

Das kann Ihr Arzt für Sie tun

Bei Patientinnen ohne Kinderwunsch können Medikamente die Beschwerden lindern: Hormonpräparate wie die Antibabypille wirken dem Überschuss männlicher Hormone entgegen und helfen auf diese Weise gegen die Hautprobleme und den verstärkten Haarwuchs.

Bei Patientinnen mit Kinderwunsch ist die Antibabypille nicht geeignet. Ihnen kann der Arzt das Mittel Clomifen verordnen, es regt den Eisprung an. Bleibt die Clomifen-Therapie erfolglos, kann der Arzt der Patientin auch andere Hormone spritzen, sogenannte Gonadotropine. Allerdings ist diese Behandlung mit einem erhöhten Risiko für eine plötzliche, übermäßige Bildung von Eibläschen verbunden. Dadurch erhöht sich die Wahrscheinlichkeit von Mehrlingsgeburten.

Patientinnen mit Insulinresistenz oder Typ-2-Diabetes kann der Wirkstoff Metformin helfen. Er senkt den Blutzuckerspiegel und regt – ebenso wie Clomifen – den Eisprung und die Follikelbildung an. Metformin ist eigentlich ein Wirkstoff gegen Typ-2-Diabetes und in Deutschland nicht zur Therapie des PCO-Syndroms zugelassen. Der Arzt kann es aber verschreiben, wenn er die Patientin entsprechend aufklärt.

Am besten ist immer eine **ursächliche Therapie**. Wenn eine falsche Ernährung das Problem ist, dann sollte auch hier angesetzt werden.

PCO bei Normalgewicht

Bei schlanken Frauen ohne Insulinresistenz normalisiert sich der gestörte Hormonhaushalt allerdings leider meist nicht auf natürliche Weise. Um ihre Beschwerden langfristig in den Griff zu bekommen, müssen sie oft dauerhaft Hormone einnehmen.

Das können Sie selbst für sich tun

Bei Übergewicht, Insulinresistenz oder Typ-2-Diabetes, kann sich der Hormonhaushalt normalisieren, wenn Sie abnehmen und sich bewegen. Wenn Sie dann noch Hilfe brauchen, wenden Sie sich an ein eine Schwerpunktpraxis Ernährungsmedizin (www.bdem.de).

Frühstücken Sie! Ein gesundes Frühstück, etwa Porridge, bringt die Prozesse ins Gleichgewicht und sorgt für einen langsamen Blutzuckeranstieg und ein anhaltendes Sättigungsgefühl. Das macht die notwendigen größeren Pausen zwischen den Mahlzeiten möglich. Der Butzuckerspiegel muss möglichst lange auf niedrigem Niveau bleiben.

Eiweiß auf den Tisch! Proteine aus Fleisch, Fisch, Eiern, Milch- und Milchprodukten sowie Hülsenfrüchten sättigen gut. Etwa 30 Gramm pro Mahlzeit sind ideal.

Essenspausen! Verzichten Sie auf (Kohlenhydrat-)Snacks, die den Blutzucker zwischen zwei Hauptmahlzeiten unnötig stressen und schnell wieder Hunger machen.

Seien Sie aktiv! Und zwar sooft wie möglich. Ihre Muskeln verbrauchen dann den Zucker aus dem Blut und der Grundumsatz steigt, also die Energie, die man im Ruhezustand verbraucht.

Ernährung, die heilt

Die Top-3-Lebensmittel

Brokkoli

Das grüne Gemüse enthält neben Kalzium und Vitamin C den Pflanzenstoff Sulphoraphan, der laut Studie positiv bei Insulinresistenz wirkt. Vor allem Brokkolisprossen sind noch 20-mal wirkungsvoller als der Kohl selbst.

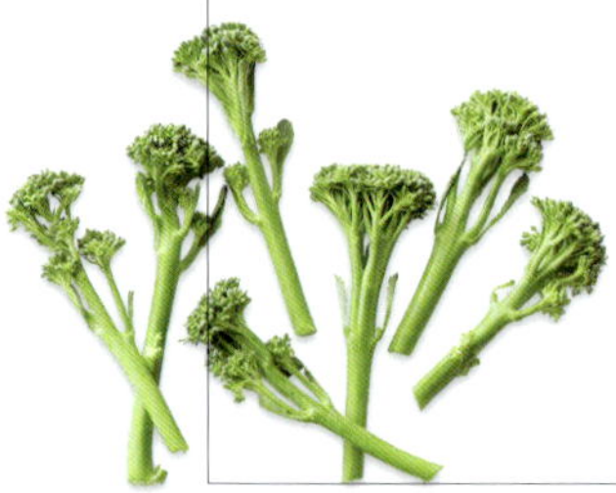

Quinoa

Vollkornprodukte gelten als gute Option bei Insulinresistenz. Quinoa ist ein nahrhafter Samen mit einem hohen Anteil an komplexen Kohlenhydraten und reichlich Eiweiß. So steigt der Blutzuckerspiegel nur langsam an.

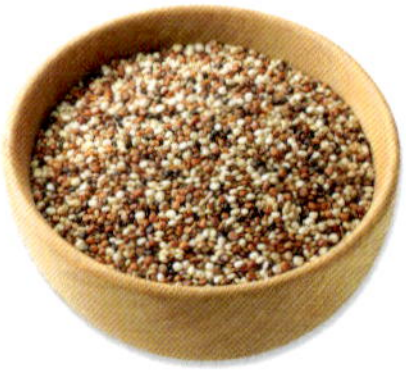

Brunnenkresse

Ein Teelöffel Kresse am Tag senkt den Glukosespiegel im Blut. Denn das darin enthaltene Chrom verbessert den Transport von Zucker in die Zellen. Übrigens reguliert das Spurenelement ganz nebenbei auch die Cholesterinwerte.

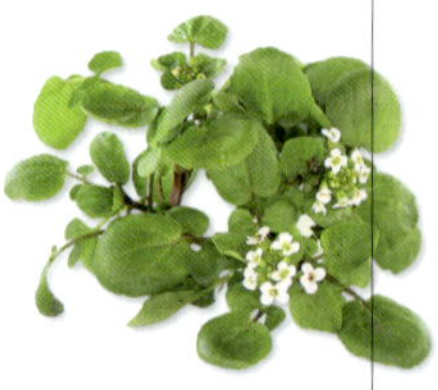

Lebensmittel	Empfehlenswert	Bitte darauf verzichten
Brot, Getreide & Beilagen wie Nudeln, Kartoffeln, Reis	in Maßen: Haferflocken, Haferkleie, Müsli (ohne Zucker), Pellkartoffeln Vollkornbrot, -nudeln (aus Dinkel, Gerste, Roggen), Vollkornreis	
Nüsse & Samen	Cashews, Haselnüsse, Kürbiskerne, Macademianüsse, Pinienkerne, Sonnenblumen- und Walnusskerne	Erdnüsse
Gemüse	Auberginen, Artischocken, Bohnen., Erbsen, Fenchel, Gurken, alle Kohlarten, Linsen, Möhren, Paprikaschoten, alle Pilze, Radieschen, alle Salatsorten, Sauerkraut, Sojabohnen (Tofu), Spargel, Spinat, Tomaten, Zucchini	Mais, Süßkartoffeln
Obst	Äpfel, Aprikosen, Brombeeren, Erdbeeren, Grapefruits, Heidelbeeren. Himbeeren, Johannisbeeren, Mandarinen, Kiwis, Orangen, Papaya, Pflaumen, Pfirsiche, Sauerkirschen, Stachelbeeren, Wassermelone	Obstkonserven mit Zucker, Obstmus, Trockenobst; in Maßen: Ananas, Bananen, Birnen, Honigmelone, Mangos, Süßkirschen, Weintrauben
Fette & Öle	Butter, Lein-, Oliven-, Raps- und Walnussöl	Distelöl, Mayonnaise, Palmfett, Schmalz (Butter-, Gänse und Schweineschmalz), Sonnenblumenöl
Milch- & Milchprodukte, Eier	Bis zu 5 Eier die Woche: Kochsahne (15 % Fett), saure Sahne (10 % Fett), Milch (bis 3,5 % Fett), Buttermilch, Quark (bis zu 20 % Fett), Naturjoghurt (bis zu 3,5 % Fett), Käse (bis zu 45 % Fett i. Tr.)	Crème fraîche, Fruchtbuttermilch, Fruchtjoghurt, Fruchtquark, Kakaozubereitungen, Milchreis, Pudding, Sahne, Schmand
Fleisch & Fisch	Aspik, Corned Beef, frischer Fisch, Hähnchen, Kassler, Koch- und Lachsschinken, Meeresfrüchte, Pute, Putenbrustaufschnitt, Rinderfilet, Schweinefilet und -rücken	panierter oder in Sahne eingelegter Fisch; nur in Maßen: fette Wurst und fettes Fleisch (Bauchspeck, Bratwurst, Leberkäse, Nackenfleisch, Salami, paniertes Fleisch)

Zöliakie (Glutenunverträglichkeit)

Die Erkrankung der Dünndarmschleimhaut beruht auf einer fehlgeleiteten Immunreaktion auf das vor allem in Weizen, Roggen und Gerste vorkommende Gluteneiweiß.

1 2 3

Überblick: Was ist Zöliakie?

Die Zöliakie, bei der sich der Dünndarm entzündet, umfasst Elemente einer Allergie wie auch einer Autoimmunerkrankung. Mit der Zeit wird die Schleimhaut durch die chronische Entzündung so stark geschädigt, dass die im Stoffwechsel aufgespaltenen Nährstoffe nicht mehr über den Darm in die Blutbahn aufgenommen werden können.

Die Antikörper, die das Immunsystem im Darm gegen den Bestandteil Gliadin im Gluten bildet, richten sich in der Folge auch gegen die eigene Darmschleimhaut. Das führt schließlich zu einem Verlust der Darmzotten, also einer Schädigung der Darmschleimhaut, sodass die Nahrungsbestandteile nicht mehr ausreichend aufgenommen werden können.

Symptome: Woran erkennt man Zöliakie?

Bis eine Zöliakie erkannt wird, machen viele Patientinnen und Patienten einen langen Leidensweg durch, denn die Symptome werden oft nicht richtig eingeordnet: ein stark aufgetriebener Bauch, Durchfall und fettglänzende Stühle, Bauchschmerzen, häufiges Erbrechen, Muskelschwäche, Übellaunigkeit, Gewichtsabnahme und Müdigkeit.

Die Krankheitszeichen der Zöliakie treten meist zwischen dem sechsten Lebensmonat und dem zweiten Lebensjahr auf. Bei vielen Kindern erkennt man die Erkrankung allerdings auch erst im Schulalter. Sie fallen durch Minderwuchs, Blässe und Appetitlosigkeit auf.

Zöliakie kann aber auch zum ersten Mal zwischen dem 30. und 40. Lebensjahr, aber auch später auftreten. Oft vergehen Jahre, bis die Diagnose eindeutig gestellt wird. Die Krankheitszeichen sind meist weniger stark ausgeprägt und deshalb schwieriger einzuordnen als bei Kindern. Sie sind auch nicht bei jedem gleich. Zu Krankheitsanzeichen wie Durchfall oder Blähungen führt die Entzündung im Darm. Gewichtsabnahme und Müdigkeit sind Folge der schlechten Nährstoffverwertung. Bei lange bestehender Zöliakie kann es wegen der Schädigung der Darmschleimhaut auch zu einer Laktoseintoleranz (siehe Seite 146–149) kommen.

Begleitsymptom Kopfschmerz

In einer Studie der Universität von Sheffield vom September 2018 konnte gezeigt werden, dass bei Menschen mit migräneähnlichem Kopfschmerz häufig auch eine Zöliakie besteht. Daher sollten Kopfschmerzpatienten immer auch auf Zöliakie untersucht werden. Die Studie zeigte auch, dass eine glutenfreie Ernährung eine wirksame Therapie bei Kopfschmerzen im Zusammenhang mit Zöliakie zu sein scheint; bei bis zu 75 Prozent der Patienten führte die Ernährungsform zu einer vollständigen Besserung der Kopfschmerzen.

Bei einigen Patienten zeigt sich die Glutenunverträglichkeit auch mit atypischen Symptomen, das heißt:

- teils leicht erhöhten Leberwerten,
- Hautentzündung mit juckenden Bläschen,
- Eisenmangelanämie,
- Osteoporose, Muskelschwäche, Knochenschmerzen (Kalziummangel),
- Schilddrüsenfunktionsstörungen,
- Gelenkbeschwerden,
- Depressionen,
- Nervenstörungen.

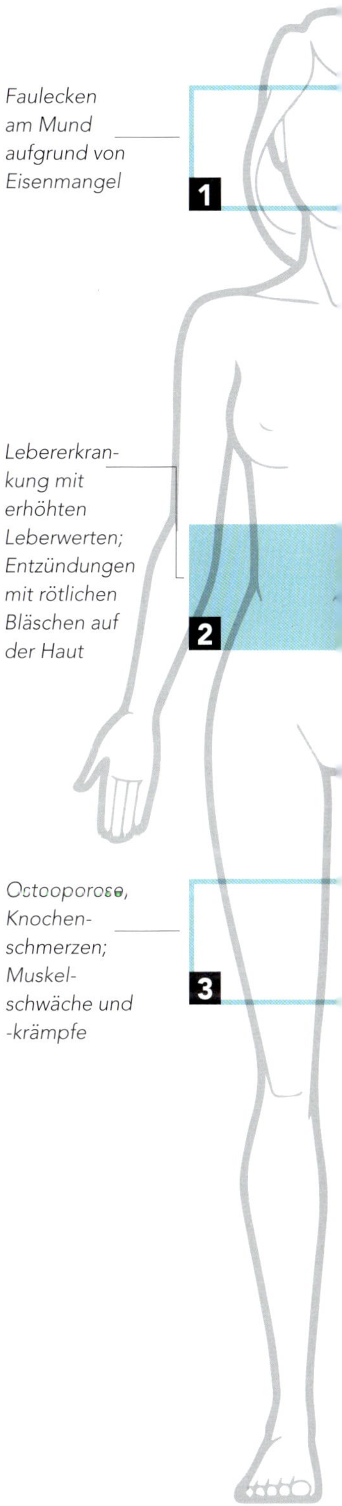

Ursachen: Wie entsteht Zöliakie?

Die Mechanismen, die bei einer Zöliakie im Körper ablaufen, sind bekannt. Die Ursachen, warum es zu der Erkrankung kommt, sind jedoch noch nicht ganz geklärt. Man geht von genetischen Faktoren aus. Da aber nicht alle Menschen mit einer solchen Veranlagung auch an Zöliakie erkranken, muss es noch weitere Einflussfaktoren geben. Man vermutet daher Ernährung und andere Umwelteinflüsse. Als mögliche Risikofaktoren werden auch Infektionen mit Darmviren oder eine veränderte Darmflora diskutiert. Zöliakie tritt oft mit anderen Erkrankungen auf. Menschen mit IgA-Mangel, Typ-1-Diabetes und anderen Autoimmunkrankheiten wie Hashimoto-Thyreoiditis entwickeln häufiger eine Glutenunverträglichkeit.

Diagnose: Wie stellt der Arzt Zöliakie fest?

Ein Zöliakietest bestimmt Antikörper im Blutserum, die für eine Glutenunverträglichkeit typisch sind. Hierbei wird bestimmt, ob Antikörper gegen Gliadin (Bestandteil von Gluten) oder gegen endomysiale Antigene vorhanden sind. Für eine Biopsie werden während einer Magen-Darm-Spiegelung winzige Gewebeteile der Schleimhaut entnommen und anschließend feingeweblich untersucht.

Das kann Ihr Arzt für Sie tun

Wer Zöliakie bekommt, den begleitet die Krankheit ein Leben lang. Bisher gibt es keine Heilung. Betroffene müssen sich dauerhaft glutenfrei ernähren. Wird dies konsequent durchgeführt, bilden sich die Beschwerden aber fast immer vollkommen zurück. Im Rahmen der Zöliakiebehandlung werden zudem eventuell bestehende Mangelzustände ausgeglichen – bis der angegriffene Darm sich normalisiert hat.

Auch wenn manche Zöliakiepatienten nach der Regeneration der Darmzotten Gluten in Maßen vertragen, raten wir dringend dazu, die glutenfreie Diät genau einzuhalten. Eine Nahrungsumstellung ist auch deshalb notwendig, weil eine unbehandelte Zöliakie mit einem erhöhten Risiko für Darmkrebs und Lymphdrüsenkrebs einhergeht.

Wichtig: Küchenhygiene

Arbeitsflächen gründlich reinigen und keine Küchengeräte benutzen, die mit glutenhaltigen Speisen in Kontakt gekommen sind!

Das können Sie selbst für sich tun

Bisher beschränkt sich die Therapie hauptsächlich auf eine lebenslange glutenfreie Ernährung.

Wenn Sie unterwegs essen, sollten Sie über Ihre Glutenunverträglichkeit informieren. So kann man Ihnen bei der Essensauswahl behilflich sein. Aus der Speisekarte wählen Sie am besten Gerichte, die naturbelassen sind: zum Beispiel Fleisch oder Fisch ohne Panade, Gemüsesuppen und Gemüse sowie Salate, angemacht mit Essig und Öl. Im Zweifelsfall fragen Sie jedoch lieber nochmals nach der Zubereitung.

Achten Sie auch auf Glutenfreiheit bei der Medikamenteneinnahme sowie bei der Verwendung von Kosmetika und Zahnpflegemitteln.

Im Reformhaus, in Bioläden und Supermärkten finden Sie eine große Auswahl an glutenfreien Lebensmitteln. Sie können sich glutenfreie Nahrungsmittel wie Brot, Pizzaböden, Nudeln und Kekse oft auch vom Hersteller zuschicken lassen. Auf den Lebensmittelverpackungen ist als Symbol für Glutenfreiheit eine durchgestrichene Ähre abgebildet.

Ernährung, die heilt

Die Top-3-Lebensmittel

Hirse

Hirse gehört zur Familie der Süßgräser. Das glutenfreie Getreide enthält viele wichtige Mineralstoffe und Spurenelemente. Dazu zählen Eisen, Silizium, Magnesium und Kalzium. Vor dem Verzehr 1–2 Stunden in Wasser einweichen und dann garen.

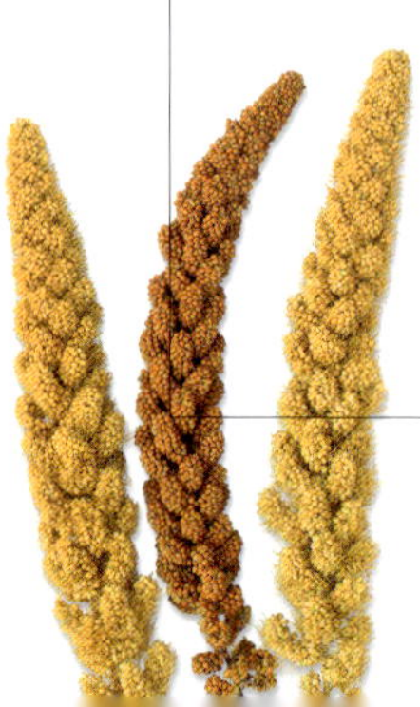

Amarant

Das glutenfreie Inka-Korn ist reich an wertvollen Omega-3-Fettsäuren und Lecithin, was gut für Nerven, Gehirnfunktion und den Fettstoffwechsel ist. Sein Eiweißgehalt schlägt sogar Milch und Soja.

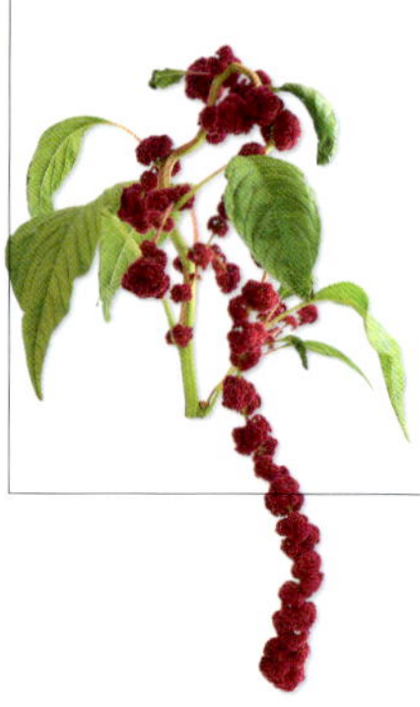

Buchweizen

Das glutenfreie Getreide ist nicht so eiweißreich wie Weizen, dafür sind die in ihm enthaltenen essenziellen Aminosäuren (Eiweißbausteine) besser für den Körper verwertbar. Nicht zu vergessen sein hoher Lezithingehalt und die B-Vitamine.

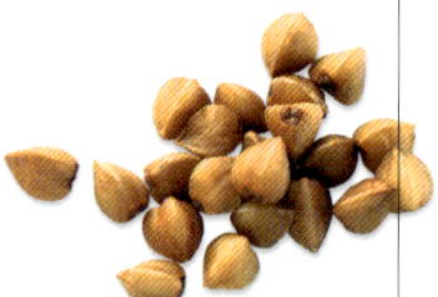

Lebensmittel	Empfehlenswert	Bitte darauf verzichten
Brot, Getreide & Beilagen wie Nudeln, Kartoffeln, Reis	glutenfreie Backwaren, Brotsorten und Nudeln; Buchweizen, Graupen, Gries, Hirse, Mais, Popcorn, Quinoa; Kartoffeln und Kartoffelmehl, Süßkartoffeln; Reis, Reisflocken	Getreide: Dinkel, Gerste, Grünkern, Hafer, Roggen, Weizen; Brot, Brötchen und Backwaren und Nudeln aus o.g. Getreidesorten; Gries, Graupen, Grütze, Keime, Schrot
Nüsse & Samen	Cashews, Erdnüsse, Esskastanien, Haselnüsse, Kokosnuss, Leinsamen, Mandeln, Mohn, Paranüsse, Sesam, Sonnenblumen- und Walnusskerne	es sind keine Nüsse oder Samen bekannt, die nicht vertragen werden
Gemüse	alle Gemüsesorten (frisch, gefroren, oder getrocknet), Dosengemüse ist dann unbedenklich, wenn keine Emulgatoren, Konservierungsstoffe, Verdickungsmittel, Stabilisatoren oder Stärke enthalten sind; Hülsenfrüchte: Tapioka, Bohnen, Erbsen, Esskastanien, Linsen, Sojabohnen	bei gefrorenem Gemüse und Gemüsekonserven auf die Zutatenliste schauen
Obst	alle frischen, gefrorenen und getrockneten Obstsorten, Obstkonserven nur ohne Zusätze oder Konservierungsstoffe	Obstbreie und Fruchtfüllungen enthalten oft Verdickungsmittel und Stärke, Vosicht bei geschwefelten Trockenfrüchten
Fette & Öle	Olivenöl, Sonnenblumenöl, Maiskeimöl, Rapsöl, Butter, Schmalz, Erdnussbutter, reine Mayonnaise (kann Verdickungsmittel enthalten, Zutatenliste!)	Margarine und pflanzliche Öle müssen auf Zusätze hin überprüft werden
Eier, Milch & Milchprodukte	gekochte und gebratene Eier, Pfannkuchen und Waffeln aus Spezialmehlen, Kartoffelstärke oder Buchweizenmehl; Milch, Quark, Naturjoghurt, Sahne, Hartkäse, Kefir, Dickmilch, Molke (sofern sie keine Verdickungsmittel enthalten!)	Käseaufstriche und Schmelzkäse, die Verdickungsmittel und Stärke enthalten können; auch Dickmilch, Hüttenkäse, Joghurt, Ricottakäse und Roquefort können Verdickungsmittel enthalten!
Fisch & Meeresfrüchte	Frische oder geräucherte Fische, nicht paniert, Krustentiere	Fischerzeugnisse, Fischkonserven, Bratheringe, Bratrollmöpse
Fleisch & Wurst	alle Arten von Fleisch, Geflügel und Wild, Bratenaufschnitt, gekochter und roher Schinken	Wurst, Pasteten und Würstchen sind zu meiden, da sie nicht sicher glutenfrei sind

SACHREGISTER

EMPFOHLENE LEBENSMITTEL

REZEPTREGISTER

BÜCHER, DIE WEITERHELFEN

Weitere Bücher der Autoren

DR. MED. MATTHIAS RIEDL

Abnehmen nach dem 20:80-Prizip, GU 2017
Abnehmen nach dem 20:80-Prinzip für Berufstätige, GU 2018
Das 20:80-Kochbuch für Berufstätige, GU 2018
Diabetes-Kochbuch: Genussvoll den Blutzucker im Griff, GU 2015
Die Ernährungs-Docs – Diabetes: mit der richtigen Ernährung Diabetes vorbeugen und heilen, ZS 2017
Die Ernährungs-Docs – Starke Gelenke: Die besten Ernährungsstrategien, ZS 2018
Die Ernährungs-Docs – Wie Sie mit der richtigen Ernährung Krankheiten vorbeugen und heilen, ZS 2016
Express-Kochen Diabetes: Schnelle Genussrezepte für jeden Tag, GU 2017
Fit im Alter (mit Prof. Ingo Froböse, Prof. Johannes Pantel, Anna Cavelius), GU 2017
Iss dich gesund. Mein Ernährungswissen und 150 Rezepte für ein gutes, langes Leben, GU 2017

ANNA CAVELIUS

Diabetes – Vorsicht, Insulinfalle! (mit Dr. med. Detlef Pape), GU 2016
Die 4 Kräfte der Selbstheilung (mit Dr. med. Kurt Mosetter, Dr. med. Detlef Pape), GU 2012
Die 8 Anti-Krebs-Regeln (mit Dr. rer nat. Johannes F. Coy, Dr. med. Freerk T. Baumann, Prof. Dr. med. Jörg Spitz), GU 2011
Die Fructose-Falle (mit Dr. Detlef Pape), Goldmann 2016
Kindgerechte Ernährung bei ADHS (mit Dr. med. Kurt Mosetter, Martina Kittler), GU 2013
Zucker, der heimliche Killer (mit Dr. med. Kurt Mosetter, Dr. Wolfgang A. Simon, Angelika Ilies), GU 2016
Zuckerkrankheit Alzheimer (mit Dr. med. Kurt Mosetter), Riemann 2016

Bücher aus dem GU-Verlag

ACHTSAMKEIT & MEDITATION

Achtsamkeit. Über 100 Übungen und Meditationen für mehr Gelassenheit und Lebensfreude
Hainbuch, Friedrich: **Progressive Muskelentspannung (mit Audio-CD)**
Schneider, Maren: **Heilende Meditationen. Hilfe bei Erschöpfung, Schmerzen und chronischen Erkrankungen (mit Audio-CD)**
Trökes, Anna: **Yoga-Hausapotheke. Die besten Übungen gegen die häufigsten Alltagsbeschwerden.**
Wangerin, Imke: **Stressfrei. Mein Übungsbuch für mehr Gelassenheit und Ent spannung**

BEWEGUNG

Froböse, Ingo Prof. Dr.: **Das Fitness-Minimalprogramm. Kleiner Aufwand – große Wirkung**
Halle, Martin Prof. Dr.; Berling-Ernst, Anika: **Lauf dem Krebs davon. Die Kraft des Sports zur Genesung nutzen**

ERNÄHRUNGSWISSEN

Bracht, Petra Dr.: **Intervallfasten. Für ein langes Leben – schlank und gesund**
Coy, Johannes, Dr.: **Die neue Anti-Krebs-Ernährung. Wie Sie das Krebs-Gen stoppen**
Elmadfa, Ibrahim Prof. Dr.; Meyer, Alexa

Leonie Dr.: **Vielkönner Ballaststoffe. Fitter Darm, starkes Immunsystem, Topfigur**
Kirschner-Brouns, Suzann Dr.; Kruis, Wolfgang Dr.; König, Ira: **Abnehmen mit dem Darm. Die sensationelle Mikrobiom-Diät**
Kraske Eva-Maria: **Säure-Basen-Balance. Der Schlüssel zu mehr Wohlbefinden**
Pfannebecker, Inga: **Linsen, Kichererbsen & Co.**
Stanitzok, Nico; Vorman, Jürgen Prof. Dr.: **Low Carb High Fat**
Vormann, Jürgen Prof. Dr.; Kerner, Maiko: **Low Carb High Fat für Einsteiger. In 4 Wochen abnehmen mit der Keto-Diät**
Vormann, Jürgen Prof. Dr.; Tiedemann, Klaus Dr.: **Die Anti-Alzheimer-Formel. Essen gegen das Vergessen**

GESUNDHEIT

Bieger, Wilfried Dr.; Schaenzler, Nicole Dr.: **Laborwerte. Alles über Normbereiche, Befunde & Co.**
Bopp, Annette; Breitkreuz, Thomas Dr.: **Bluthochdruck senken**
Elmadfa, Ibrahim Prof. Dr.; Meyer, Alexa Leonie Dr.: **Die richtige Ernährung bei Gicht**
Fritsche, Doris: **STOPP! Nahrungsmittelunverträglichkeiten.**
dies.: **Histamin-Intoleranz**
dies.: **Fruktose-Inverträglichkeit. Beschwerdefrei mit dem 3-Phasen-Programm**
Kamp, Anne: **Laktose-Intoleranz. Genussvoll kochen ohne Milchzucker**
Miehlke, Stephan Prof. Sr.; Frohn, Birgit: **Faszination Darm, Funktionen verstehen, Probleme erkennen, Beschwerden behandeln**
Pöppel, Ernst Prof. Dr.; Wagner, Beatrice Dr.: **Je älter, desto besser. Überraschende Erkenntnisse aus der Hirnforschung**
Schaenzler, Nicole Dr.: **Magen und Darm natürlich behandeln**
dies.: **Risiko Bauchfett. Was es so gefährlich macht und wie Sie es schnell loswerden**
Waller, Stefan Dr.: **Der Dr. Heart Herzcoach**

ADRESSEN, DIE WEITERHELFEN

Schwerpunktpraxen in Ihrer Nähe über:

Bundesverband Deutscher Ernährungsmediziner e.V. (BDEM)
www.bdem.de

Österreichisches Akademisches Institut für Ernährungsmedizin (OAIE)
www.oeaie.org

Schweizerische Gesellschaft für Ernährung (SGE)
www.sge-ssn.ch

Berufsverband Ökotrophologie e.V. (VDOE)
www.vdoe.de

Verband der Diätassistenten – Deutscher Bundesverband e.V. (VDD)
www.vdd.de/dietassistenten

NIK e.V. – Das Netzwerk autoimmunerkrankter Menschen in Deutschland
www.nik-ev.de

medicum Hamburg MVZ GmbH
Beim Strohhause 2
D-20097 Hamburg
www.medicum-hamburg.de

Wichtiger Hinweis

Die Gedanken, Methoden und Anregungen in diesem Buch stellen die Meinung bzw. Erfahrung des Autors dar. Sie wurden von ihm nach bestem Wissen erstellt und mit größtmöglicher Sorgfalt geprüft. Sie bieten jedoch keinen Ersatz für persönlichen kompetenten medizinischen Rat. Jede Leserin, jeder Leser ist für das eigene Tun und Lassen weiterhin selbst verantwortlich. Weder Autor noch Verlag können für eventuelle Nachteile oder Schäden, die aus den im Buch gegebenen praktischen Hinweisen resultieren, eine Haftung übernehmen.

Impressum

Projektleitung:
Silvia Herzog, Nadine Widl
Lektorat: wortundart,
Janette Schroeder, Berlin
Text: Anna Cavelius
Bildredaktion: Nadia Gasmi
Korrektorat:
Susanne Schneider
Umschlaggestaltung & Layout: independent Medien-Design, Horst Moser, München
Herstellung: Petra Roth
Satz und Repro:
Longo AG, Bozen
Druck und Bindung:
F+ W Druck- und Mediencenter, Kienberg
Printed in Germany

ISBN 978-3-8338-6833-7

3. Auflage 2019

Die GU-Homepage finden Sie unter www.gu.de

Bildnachweis
Cover: Andreas Achmann (Covermotiv), Andreas Sibler (Autorenfoto);
Adobe Stock: S. 2, 3, 31, 32, 33, 37, 38, 39, 40, 43, 45, 47, 49, 50, 51, 52, 55, 56, 57, 61, 62, 63, 65, 67, 69, 71, 73, 74, 77, 79, 81, 85, 86, 92, 96, 100, 104, 108, 112, 116, 120, 124, 132, 136, 140, 148, 156, 164, 168, 176, 180, 184, 192, 200, 204, 208, Innenklappe vorne; Innenklappe hinten; Anzensberger Agency: S.22; DDP Images: S. 188, Innenklappe hinten; DPA Picture Alliance: S. 21; Dreamstime: S. 55; Getty Images: S. 8, 34, 37, 64, 70, 82, 120; Huber Images: S. 58; Imago stock & people: S. 44; iStock: S. 2, 3, 11, 13, 31, 37, 39, 43, 45, 49, 55, 61, 68, 69, 79, 80, 85, 91, 92, 95, 100, 103, 104, 108, 111, 112, 115, 119, 120, 123, 127, 128, 131, 132, 135, 136, 139, 143, 147, 151, 152, 155, 156, 159, 160, 163, 164, 167, 168, 172, 175, 179, 180, 183, 184, 187, 191, 195, 199, 200, 203, 204, 207, 208, Innenklappe vorne; Innenklappe hinten; Laif: S. 2, 27, 28, 46; Mauritius Images: S. 18, 46, 184; Matthieu Paley @ paleyphoto: S. 12; Shutterstock: S. 29, 31, 35, 37, 41, 51, 53, 55, 61, 67, 73, 79, 83, 87, 96, 104, 108, 112, 116, 140, 144, 148, 152, 160, 172, 176, 188, 192, 196, 200, Innenklappe vorne, U4; Andreas Sibler: Außenklappe hinten; S. 4, 15, 89; Stockfood: S. 73, 85, 108; Stocksy United: S. 7, 76; Wolfgang Schardt/GU Archiv: S. 63

Syndication:
www.seasons.agency

Umwelthinweis
Dieses Buch wurde auf PEFC-zertifiziertem Papier aus nachhaltiger Waldwirtschaft gedruckt.

QUALITÄTS GARANTIE G|U

LIEBE LESERINNEN UND LESER,
wir wollen Ihnen mit diesem Buch Informationen und Anregungen geben, um Ihnen das Leben zu erleichtern oder Sie zu inspirieren, Neues auszuprobieren. Wir achten bei der Erstellung unserer Bücher auf Aktualität und stellen höchste Ansprüche an Inhalt und Gestaltung. Alle Anleitungen und Rezepte werden von unseren Autoren, jeweils Experten auf ihren Gebieten, gewissenhaft erstellt und von unseren Redakteuren/innen mit größter Sorgfalt ausgewählt und geprüft.

Haben wir Ihre Erwartungen erfüllt? Sind Sie mit diesem Buch und seinen Inhalten zufrieden? Haben Sie weitere Fragen zu diesem Thema? Wir freuen uns auf Ihre Rückmeldung, auf Lob, Kritik und Anregungen, damit wir für Sie immer besser werden können. Und wir freuen uns, wenn Sie diesen Titel weiterempfehlen, in Ihrem Freundeskreis oder bei Ihrem online-Kauf.

Sollten wir Ihre Erwartungen so gar nicht erfüllt haben, tauschen wir Ihnen Ihr Buch jederzeit gegen ein gleichwertiges zum gleichen oder ähnlichen Thema um.

KONTAKT
GRÄFE UND UNZER VERLAG
Leserservice
Postfach 86 03 13
81630 München
E-Mail: leserservice@graefe-und-unzer.de

Telefon: 00800 / 72 37 33 33*
Telefax: 00800 / 50 12 05 44*
Mo–Do: 9.00–17.00 Uhr
Fr: 9.00–16.00 Uhr
(*gebührenfrei in D,A,CH)

GRÄFE UND UNZER
Ein Unternehmen der
GANSKE VERLAGSGRUPPE

www.facebook.com/gu.verlag